U0203407

第十一卷

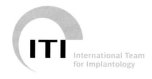

国际口腔种植学会（ITI）口腔种植临床指南
——牙种植学的数字化工作流程

ITI Treatment Guide
Digital Workflows in Implant Dentistry

丛书主编　（荷）丹尼尔·维斯梅耶（Daniel Wismeijer）

（英）斯蒂芬·巴特（Stephen Barter）

（英）尼古拉斯·多诺斯（Nikolaos Donos）

主　　编　（美）杰曼·O.加卢奇（German O. Gallucci）

（澳大利亚）克里斯托弗·埃文斯（Christopher Evans）

（荷）阿里·塔马塞布（Ali Tahmaseb）

主　译　宿玉成

译　者　戈　怡　刘　洋　刘　倩

张立强　陈德平　舒倩怡

北方联合出版传媒（集团）股份有限公司

辽宁科学技术出版社

沈　阳

图文编辑

杨 帆 刘 娜 张 浩 刘玉卿 肖 艳 刘 菲 康 鹤 王静雅 纪凤薇 杨 洋

This is a translation edition of Digital Workflows in Implant Dentistry, ITI Treatment Guide Series, Volume 11, ISBN: 978-3-86867-385-2
Edited by Daniel Wismeijer, Stephen Barter, Nikolaos Donos, German O. Gallucci, Christopher Evans, Ali Tahmaseb
© 2019 Quintessence Publishing Co., Inc

©2022，辽宁科学技术出版社。
著作权合同登记号：06–2020第39号。

图书在版编目（CIP）数据

牙种植学的数字化工作流程 /（美）杰曼·O.加卢奇（German O. Gallucci），（澳大利亚）克里斯托弗·埃文斯（Christopher Evans），（荷）阿里·塔马塞布（Ali Tahmaseb）主编；宿玉成主译. —沈阳：辽宁科学技术出版社，2022.9

　　ISBN 978–7–5591–2537–8

　　Ⅰ.①牙… Ⅱ.①杰…②克…③阿…④宿… Ⅲ.①数字化—种植牙—口腔外科学 Ⅳ.①R782.12

中国版本图书馆CIP数据核字（2022）第083490号

出版发行：辽宁科学技术出版社
　　　　　（地址：沈阳市和平区十一纬路25号　邮编：110003）
印 刷 者：凸版艺彩（东莞）印刷有限公司
经 销 者：各地新华书店
幅面尺寸：210mm×280mm
印　　张：20
插　　页：4
字　　数：400千字
出版时间：2022年9月第1版
印刷时间：2022年9月第1次印刷
策划编辑：陈　刚
责任编辑：金　烁
封面设计：袁　舒
版式设计：袁　舒
责任校对：李　霞

书　　号：ISBN 978–7–5591–2537–8
定　　价：360.00元

投稿热线：024–23280336
邮购热线：024–23280336
E–mail:cyclonechen@126.com
http://www.lnkj.com.cn

国际口腔种植学会（ITI）口腔种植临床指南
第十一卷

ITI Treatment Guide

丛书主编：

（荷）丹尼尔·维斯梅耶（Daniel Wismeijer）

（英）斯蒂芬·巴特（Stephen Barter）

（英）尼古拉斯·多诺斯（Nikolaos Donos）

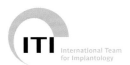

ITI International Team for Implantology

主编：

（美）杰曼·O. 加卢奇（German O. Gallucci）
（澳大利亚）克里斯托弗·埃文斯（Christopher Evans）
（荷）阿里·塔马塞布（Ali Tahmaseb）

主译：
宿玉成

译者：
戈 怡 刘 洋 刘 倩 张立强 陈德平 舒倩怡

第十一卷

牙种植学的数字化工作流程

Quintessence Publishing Co, Ltd
Beijing, Berlin, Barcelona, Chicago, Istanbul,
London, Milan, New Delhi, Paris, Prague, São Paulo,
Seoul, Singapore, Tokyo, Warsaw

本书说明

本书所提供的资料仅仅是用于教学目的，为特殊和疑难病例推荐的序列临床治疗指南。本书所提出的观点是基于国际口腔种植学会（ITI）共识研讨会（ITI Consensus Conference）的一致性意见。严格说来，这些建议与国际口腔种植学会（ITI）的理念相同，也代表了作者的观点。国际口腔种植学会（ITI）以及作者、编者和出版商并没有说明或保证书中内容的完美性或准确性，对使用本书中信息所引起的损害（包括直接、间接和特殊的损害，意外性损害，经济损失等）所产生的后果，不负有任何责任。本书的资料并不能取代医生对患者的个体评价，因此，将其用于治疗患者时，后果由医生本人负责。

本书中叙述到产品、方法和技术时，使用和参考到的特殊产品、方法、技术和材料，并不代表我们推荐和认可其价值、特点或厂商的观点。

版权所有，尤其是本书所发表的资料，未经出版商事先书面授权，不得翻印本书的全部或部分内容。本书发表资料中所包含的信息，还受到知识产权的保护。在未经相关知识产权所有者事先书面授权时，不得使用这些信息。

本书中提到的某些生产商和产品的名字可能是注册的商标或所有者的名称，即便是未进行特别注释。因此，在本书出现未带专利标记的名称，也不能理解为出版商认为不受专利权保护。

本书使用了FDI世界牙科联盟（FDI World Dental Federation）的牙位编码系统。

国际口腔种植学会（ITI）的愿景：

"……服务于牙科专业，通过有益于患者的全面高质量的教育和创新性的研究，提供成长性的全球化网络，使牙科种植领域从业者终身受益。"

译者序

无疑，牙种植已经成为牙缺失的理想修复方法。

大体上，口腔种植的发展经历了三个历史阶段：第一阶段是以实验结果为基础的种植发展阶段，其主要成就为骨结合理论的诞生和种植材料学的突破，开启了现代口腔种植的新时代；第二阶段是以扩大适应证为动力的种植发展阶段，其主要成就为引导骨再生技术的确立和种植系统设计的完善；第三阶段是以临床证据为依据的种植发展阶段，或称之为以循证医学研究为特点的种植发展阶段，其主要成就为种植理念的形成和临床原则的逐步确定。显然，这是口腔种植由初级向高级逐步发展的一个过程。在这一进程中，根据临床医生的建议不断进行种植体及上部结构的研发和改进，在积累了几十年的临床经验后，开始依据治疗效果回顾并审视各种治疗方案和治疗技术。

为此，国际口腔种植学会（ITI）教育委员会基于共识研讨会（ITI Consensus Conference），对牙种植的各个临床方面形成了共识性论述，并且开始出版"国际口腔种植学会（ITI）口腔种植临床指南"系列丛书。本书为该系列丛书的第十一卷，2018年在阿姆斯特丹举行的第六次国际口腔种植学会（ITI）共识研讨会上，工作组评估了数字化技术的进展，特别关注了计算机辅助种植外科、种植印模技术、CBCT线性测量的精准性和静态计算机辅助种植治疗的精准性。本书详细展示了目前各种数字化技术、操作步骤和方法，以及各类建议和正在实施中的新进展，是目前数字化种植治疗的指导性著作。

尽管本书英文版目前已经由多种文字翻译出版。国际口腔种植学会（ITI）和国际精萃出版集团要求包括中文在内的各种文字翻译版本必须和原英文版本完全一致。换句话说，本书除了将英文翻译成中文外，版式、纸张、页码、图片以及中文的排版位置等与原书完全一致。这也体现了目前本书在学术界与出版界中的重要位置。

由于本书出现了许多新的名词、定义和概念，因此在翻译过程中，译者与种植领域许多专家数次关于本书进行讨论，专家们给予了许多建议，在此深表谢意。同时，也感谢我的同事们花费了大量的时间校正译稿中的不妥和错误。

尽管译者努力坚持"信、达、雅"的翻译原则，尽量忠实于原文、原意，但由于翻译水平有限，难免出现不妥和错误之处，请同道批评指正。

至此，我们已经将"国际口腔种植学会（ITI）口腔种植临床指南"系列丛书的第一卷（《美学区种植治疗：单颗牙缺失的种植修复》，2007年出版）、第二卷（《牙种植学的负荷方案：牙列缺损的负荷方案》，2008年出版）、第三卷（《拔牙位点种植：各种治疗方案》，2008年出版）、第四卷（《牙种植学的负荷方案：牙列缺失的负荷方案》，2010年出版）、第五卷（《上颌窦底提升的临床程序》，2011年出版）、第六卷（《美学区连续多颗牙缺失间隙的种植修复》，2012年出版）、第七卷（《口腔种植的牙槽嵴骨增量程序：分阶段方案》，2014年出版）、第八卷（《口腔种植生物学和硬件并发症》，2015年出版）、第九卷（《老

年患者口腔种植治疗》，2018年出版）、第十卷（《美学区种植治疗：单颗牙种植的最新治疗方法与材料》，2020年出版）、第十一卷（《牙种植学的数字化工作流程》，2022年出版）以及牙种植学的SAC分类（2009年出版）的中文译本全部奉献给读者。感谢读者与我们共同分享"国际口腔种植学会（ITI）口腔种植临床指南"系列丛书的精华，服务和惠顾于牙列缺损与牙列缺失的患者。

"国际口腔种植学会（ITI）口腔种植临床指南"系列丛书是牙种植学领域的巨著和丰碑。它将持续不断地向读者推出牙种植学各个领域的经典著作。

最后，也感谢国际口腔种植学会（ITI）、国际精萃出版集团和辽宁科学技术出版社对译者的信任，感谢辽宁科学技术出版社在本系列丛书中译本出版过程中的合作与贡献。

前　言

从2007年"国际口腔种植学会（ITI）口腔种植临床指南"系列丛书第一卷问世以来，牙种植领域在种植体设计、治疗技术、材料，以及基台设计和修复材料上有显著的发展。但是，近几年为牙种植学带来深远影响的改变之一是数字化工作流程的引入——对从业者来说，既带来益处又颇具挑战。

2018年在阿姆斯特丹举行的第六次国际口腔种植学会（ITI）共识研讨会上，工作组评估了数字化技术的进展，特别关注了计算机辅助种植外科、种植印模技术、CBCT线性测量的精准性和静态计算机辅助种植治疗的精准性。

这些讨论的成果已经收集在本书中。本书共14个章节，包括13个临床病例，讲述了各种数字化技术、操作步骤和方法，以及各类建议和正在实施中的新进展。

S. Barter   N. Donos   D. Wismeijer

致　谢

　　特别感谢Dr. Friedrich Buck在本书治疗指导的准备和协调中给予的极大支持。也特别感谢Ute Drewes女士的精美插图，Juliane Richter女士（精萃出版社）在排版和协调出版流程中做出的贡献；感谢Per N. Döhler先生帮助校订，还有Stephen Barter先生额外的编辑工作。

丛书主编、主编和译者

丛书主编：

Daniel Wismeijer
    DMD, Professor
    Head of the Department of Oral Implantology and
    Prosthetic Dentistry
    Section of Implantology and Prosthetic Dentistry
    Academic Center for Dentistry Amsterdam (ACTA)
    Free University
    Gustav Mahlerlaan 3004
    1081 LA Amsterdam
    Netherlands
    Email: d.wismeijer@acta.nl

Stephen Barter
    BDS, MSurgDent RCS
    Specialist in Oral Surgery
    Hon Senior Clinical Lecturer/Consultant Oral Surgeon
    Centre for Oral Clinical Research
    Institute of Dentistry
    Barts and The London School of Medicine and
    Dentistry, Queen Mary University of London (QMUL)
    Turner Street
    London E1 2AD
    United Kingdom
    Email: s.barter@gmx.com

Nikolaos Donos
    DDS, MS, FHEA, FDSRC, PhD
    Professor, Head and Chair, Periodontology and
    Implant Dentistry,
    Head of Clinical Research
    Institute of Dentistry, Queen Mary University of
    London,
    Institute of Dentistry, Barts and The London School
    of Medicine and Dentistry
    Turner Street
    London E1 2AD
    United Kingdom
    Email: n.donos@qmul.ac.uk

主编：

German O. Gallucci
    DDS, Dr med dent (DMSc), PhD
    Raymond J. and Elva Pomfret Nagle Associate
    Professor of Restorative Dentistry
    Chair, Department of Restorative Sciences and
    Biomaterial Sciences
    Harvard School of Dental Medicine
    188 Longwood Avenue
    Boston, MA 02115
    USA
    Email: german_gallucci@hsdm.harvard.edu

Christopher Evans
    BDSc Hons (Qld), MDSc (Melb); MRACDS (Pros), FPFA
    Suite 4, 1st Floor, 232 Bay St
    Brighton, VIC 3186
    Australia
    Email: chris@evansprosthodontics.com

Ali Tahmaseb
    DDS, PhD
    Associate Professor
    Academic Centre for Dentistry Amsterdam (ACTA)
    Field of Oral Implantology and Prosthodontics
    Gustav Mahlerlaan 3004
    1081 LA Amsterdam
    Netherlands
    -and-
    Associate Professor
    Department of Oral and Maxillofacial Surgery
    Erasmus MC
    P.O. Box 2040
    3000 CA Rotterdam
    Netherlands
    Email: ali@tahmaseb.eu

主译：

宿玉成　医学博士，教授
中国医学科学院北京协和医院口腔种植中心主任、
首席专家
中华人民共和国北京市西城区大木仓胡同41号，
100032
E-mail: yuchengsu@163.com

译者：

戈　怡　刘　洋　刘　倩　张立强　陈德平　舒倩怡

其他参编作者

Nawal Alharbi
BDS, MSc, PhD
Department of Prosthetic Dental Science
King Saud University
Riyadh 4545, Saudi Arabia
Email: nalharbi@ksu.edu.sa

Orlando Álvarez del Canto
DDS, MS
Oral Implantology
Av. Presidente Kennedy 7100 Of. 601
Vitacura, Santiago, 7650618, Chile
Email: dr.alvarez@oseointegracion.cl

Jyme Charette
DMD, MSD
Renew Institute: Beyond Dentistry
4938 Brownsboro Road, Suite 205
Louisville, KY 40222, USA
Email: jyme@renew-institute.com

Krzysztof Chmielewski
MSc
SmileClinic
Karola Szymanowskiego 2
80-280 Gdańsk, Poland
Email: krischmielewski@me.com

André Barbisan de Souza
DDS, MSc
Department of Prosthodontics
Tufts University School of Dental Medicine (TUSDM)
One Kneeland Street, DHS-1242
Boston, MA 02111, USA
Email: andre.de_souza@tufts.edu

Wiebe Derksen
DDS, MSc
Academic Centre for Dentistry Amsterdam (ACTA)
Oral Implantology and Restorative Dentistry
Gustav Mahlerlaan 3004

1081 LA Amsterdam, Netherlands
Email: w.derksen@acta.nl

Simon Doliveux
DDS, MMSc
Department of Restorative Dentistry and
Biomaterial Sciences
Harvard School of Dental Medicine
188 Longwood Avenue
Boston, MA 02130, USA
Email: simon_doliveux@hsdm.harvard.edu

Christianne Fijnheer
MSc, MSc
Academic Centre for Dentistry Amsterdam (ACTA)
Oral Implantology and Restorative Dentistry
Gustav Mahlerlaan 3004
1081 LA Amsterdam, Netherlands
Email: christianne.fijnheer@dentalclinics.nl

Gary Finelle
DDS
Dental7paris
59 Avenue de la Bourdonnais
75007 Paris, France
Email: gary.finelle@dental7paris.com

Adam Hamilton
BDSc, FRACDS, DCD
Harvard School of Dental Medicine
Restorative Dentistry and Biomaterials Sciences
Division of Regenerative and Implant Sciences
188 Longwood Avenue
Boston, MA 02115, USA
Email: adam_hamilton@hsdm.harvard.edu

Bassam Hassan
DDS, MSc, PhD
Prosthodontist
Acibadem International Medical Centre
Arlandaweg 10

1043 HP Amsterdam, Netherlands
Email: nassam.hassan@acibademimc.com

Tim Joda
Prof Dr med dent, DMD, MSc, PhD
University of Basel
Reconstructive Dentistry
University Center for Dental Medicine Basel (UZB)
Hebelstrasse 3
4056 Basel, Switzerland
Email: tim.joda@unibas.ch

Ali Murat Kökat
DDS, PhD
Prosthodontist
Professor, Istanbul Okan University
Faculty of Dentistry
Akfirat
Istanbul 34359, Turkey
Email: alimurat@outlook.com

Alejandro Lanis
DDS, MS
Oral Implantology
Assistant Professor, School of Dentistry
Pontificia Universidad Católica de Chile
Private Practice
Av. Presidente Kennedy 7100 Of. 601, Vitacura
Santiago, 7650618, Chile
Email: dr.alejandrolanis@gmail.com

Wei-Shao Lin
DDS, FACP
Diplomate of the American Board of Prosthodontics
Associate Professor, Indiana University School of
Dentistry, Department of Prosthodontics
1121 W Michigan Street, DS-S406
Indianapolis, IN 46202, USA
Email: weislin@iu.edu

Dean Morton
BDS, MS, FACP
Indiana Dental Association Professor and Chair
Department of Prosthodontics
Director, Center for Implant, Esthetic and
Innovative Dentistry
Indiana University School of Dentistry
1121 W. Michigan Street, DS-S316
Indianapolis, IN 46202, USA
Email: deamorto@iu.edu

Panos Papaspyridakos
DDS, MS, PhD
Tufts University School of Dental Medicine
Division of Postgraduate Prosthodontics
1 Kneeland Street

Boston, MA 02111, USA
Email: panpapaspyridakos@gmail.com

Waldemar D. Polido
DDS, MS, PhD
Clinical Professor and Program Director, Predoctoral
Oral and Maxillofacial Surgery
Co-Director, Center for Implant, Esthetic and
Innovative Dentistry, Indiana University School of
Dentistry
1050 Wishard Boulevard, Room 2200
Indianapolis, IN 46202, USA
Email: wdpolido@iu.edu

Gerry Raghoebar
DDS, MD, PhD
Professor
University Medical Center Groningen
Hanzeplein 1
9700 RB Groningen, Netherlands
Email: g.m.raghoebar@umcg.nl

R. H. Schepers
DDS, MD, PhD
Assistant Professor
University Medical Center Groningen
Hanzeplein 1
9700 RB Groningen, Netherlands
Email: r.h.schepers@umcg.nl

Newton Sesma
DDS, MSD, PhD
University of São Paulo School of Dentistry
Av. Prof. Lineu Prestes, 2227
São Paulo – SP, 05508-000, Brazil
Email: sesma@usp.br

Arjan Vissink
DDS, MD, PhD
Professor
University Medical Center Groningen
Hanzeplein 1
9700 RB Groningen, Netherlands
Email: a.vissink@umcg.nl

M. J. H. Witjes
DDS, MD, PhD
Associate Professor
University Medical Center Groningen
Hanzeplein 1
9700 RB Groningen, Netherlands
Email: m.j.h.witjes@umcg.nl

目 录

1 导 言

G. O. Gallucci

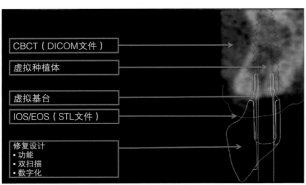

图1 用于种植修复设计的数字数据集。CBCT：锥束计算机断层扫描。DICOM：医学数字成像和通信。IOS：口内扫描。EOS：口外扫描。STL：标准细分曲面语言（曾被称为立体光固化成型语言）

"国际口腔种植学会（ITI）临床指南"第十一卷探讨了数字牙科技术（DDT）的进展。在这一背景下，本书重新审视当前种植修复方案以适应现代技术和工艺。

本书首先介绍了将DDT纳入数字化工作流程所需的技术和必要工具，以及数据采集所需的临床步骤。这包括锥束CT（CBCT）、口内扫描（IOS）、口外扫描（EOS）和面部扫描（FS）成像。然后介绍了处理这些数据的多种软件工具。本书还有一节致力于将DDT整合到患者护理中，方法是合并不同的数据集，以虚拟重建患者的口面部解剖结构。

如图1所示，DDT中用于虚拟种植设计的示例数据集结合了几种数字元素。该数据集的两个主要方面是用于以数字格式捕获口面部结构的技术和用于操作这些数字文件以便执行虚拟治疗计划或使用计算机辅助设计/计算机辅助制造（CAD/CAM）软件。

1.1 采集数字数据

可以使用不同的技术以数字格式捕捉口面部结构。例如，CBCT设备可用于获得所选解剖区域的数字3D渲染图形。

第2章详细描述了CBCT用于牙科种植的成像技术和规格参数。虽然CBCT能够捕获大部分口面部结构，但它主要用于数字化复制高密度结构，如骨和牙齿。CBCT将生成一个格式为DICOM（医学数字成像和通信）格式的文件，这是医学中普遍使用的标准格式。

CBCT图像通常与表面扫描仪获得的IOS或EOS图像合并。这些类型的扫描仪通常生成STL格式的文件（以前称为立体光固化成型语言格式，现在称为标准细分曲面语言格式）。STL文件是3D系统使用的CAD软件生成的原始文件。与DICOM文件不同，表面扫描仪生成的是代表扫描对象表面特征的3D文件。为此，当STL文件与DICOM文件匹配使用时，可以获得表征解剖结构的更详细的3D文件。

第3章介绍了数字化IOS和EOS技术及其他相关技术。除了IOS和EOS，面部组织可由面部扫描（FS）获得，生成可与DICOM和IOS/EOS STL文件合并的附加数据，目的是完整地虚拟表现患者情况。

第4章概述性地介绍了面部扫描的现状和当前可用的技术。

1.2 处理数字数据

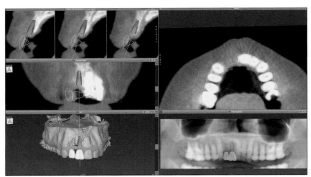

图2 虚拟种植修复设计软件。灰色：DICOM。绿色：STL。红色：设计的种植体。白色：数字化排牙。左上角窗口：截面视图。右上角窗口：水平向视图。左中窗口：切向视图。左下角窗口：3D重建。右下角窗口：全景视图

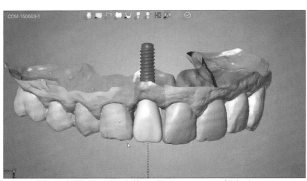

图3 种植修复体CAD软件截图（Chris Evans提供）

可使用不同的软件包处理DICOM和STL等数字文件，用于种植体植入的虚拟设计、手术导板的数字化设计或种植体支持式修复体数字化制造。这些软件包主要分为两大类：①虚拟种植修复设计软件；②CAD/CAM软件。这两个数字平台也可以集成在一起，以方便数字信息的自由交换。

虚拟种植修复设计软件用于选择理想的种植体类型，并根据患者的解剖结构和预期的种植体–修复体设计来规划种植体的位置。如图2所示的虚拟设计软件已经用于实际的种植病例。

在该平台上执行以下几个步骤：

1. 导入，分割与对齐DICOM文件。
2. 设置全景曲线。
3. 匹配DICOM与STL文件。
4. 数字化试排牙（修复设计）。
5. 虚拟种植体的选择与设计。
6. 虚拟基台的选择与设计。
7. 虚拟骨增量设计。
8. 引导种植体植入手术导板的数字化设计。
9. 生成手术方案。
10. 连接CAD/CAM软件。

这些步骤在**第5章 ~ 第9章**中有详细的描述。

在牙科学中，CAD/CAM软件通常用于数字化修复。这里使用的主要格式文件是通过IOS或EOS设备获得的STL文件。最初，使用CAD软件来处理STL文件以设计诊断模型、种植体基台、种植体支

持式临时修复体和种植体支持式永久修复体（图3）。

对于种植体支持式修复体，借助于扫描体（用于数字化表面扫描的印模帽）的使用，种植体的位置可以通过工作模型的IOS或EOS图像来获取。扫描体是尺寸已知的几何物体（图4），它们连接于牙种植体取代常规的印模帽。扫描体通常由PEEK材料制造，并且具有CAD软件可以识别的尺寸。基于扫描体，CAD软件识别种植体的类型和空间方位，以便随后设计种植修复体。CAD软件包提供了种植修复体虚拟设计所必需的一系列的工具和命令。

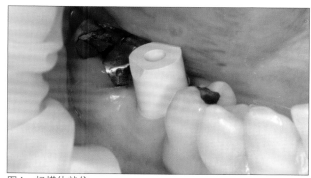

图4　扫描体就位

CAD过程完成后，可以将新的STL文件导入各种类型的硬件上，以执行CAM过程。种植体支持式修复体的制作有两种主要工艺：增材制造或减材制造。这些步骤在**第10章**和**第11章**中有详细描述。

增材制造（AM）是利用3D模型数据，融合材料以制造物体的过程，通常是逐层打印。增材3D打印/制造的技术包括：

1. 液池光固化聚合技术（数字光处理）。
2. 粉床熔融（激光烧结）。
3. 粘接剂喷射（粉床与喷射3D打印机）。
4. 材料喷射（多射流成型）。
5. 薄片叠层（选择性沉积叠层）。
6. 材料挤压（熔丝制造）。
7. 直接能量沉积（激光金属沉积）。

减材制造是通过从实体材料块中连续切割材料来制作3D实体的过程，也称为铣削或机加工。

DDT在牙种植学的临床实施中，应通过简化治疗来优化患者护理，同时保持或提高效果的可预期性。**第13章**通过系列的临床病例展示，读者将能够了解获取和处理数字信息以及实施适当治疗方案中所需的技术，进而将数字化方案集成到他们的临床实践中。

本书中各章的排序是按照逻辑顺序仔细构思形成的，以展示临床的工作流程。该工作流程在DDT应用中至关重要，因为它会影响治疗流程。**第7章**阐述了应用于患者护理的数字化工作流程，将技术、工艺和治疗流程与DDT结合起来，以提高对患者的安全性和治疗的可重复性。

本书编者们提供了临床建议，评估了未来发展，并讨论了与采用新兴技术相关的学习曲线，以及相关的风险和收益。DDT是一个飞速发展的领域，这一领域的变化速度超过了从业者在临床实践中的吸收速度。也因为发展速度极快，使任何的出版科学文献都无法长时间保持最新信息。

2 表面扫描

C. Evans

2.1 引言

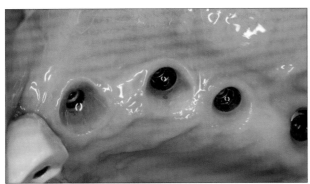

图1 种植体周组织、前庭黏膜和系带附着的可移动性可能使种植体和相关结构的精确复制复杂化

在实施牙种植治疗时，需要对天然牙/种植体和周围组织进行精准的复制，以便制订治疗计划和制作修复体。过去，这些复制品都是以物理石膏模型或工作模型的形式出现，这种模型是用口腔印模制造的。口腔结构的精确复制受到多种因素的影响，如由于牙齿形态和轴向倾斜的变化所导致的多个倒凹面、固定和活动的软组织、系带附着和下方肌肉的存在（图1）。由于唾液和龈沟液体的存在，口腔本身也是一个湿润的环境，这会影响形状和轮廓的精准捕捉，但并不会产生形变。印模材料的不同性质以及托盘结构和刚性，或患者的依从性和移动也可能导致误差。

传统的印模材料通常具有亲水性以适应湿度，还具有弹性，以便从口内取出过程中产生可逆的形变。待捕获的表面范围由设计的修复体类型确定。对于可摘修复体，有必要对印模进行全边缘伸展，以避免修复体过度延伸至可移动组织内。

然后使用3型或4型牙科石膏灌注印模，以生成实体模型。模型制作中也可能出现误差的情况。当对不可动的结构（例如，牙种植体）进行修复重建时，由于上述因素导致的模型误差可能会使修复体支架无法正确就位。这些又会导致疗程的延误、额外的费用、牙医的挫折感以及患者的不满。

1973年，François Duret在法国里昂Université Claude Bernard、Faculté d'Odontologie发表题为"Empreinte Optique（光学印模）"的论文，首次介绍了计算机辅助设计/计算机辅助制造（CAD/CAM）概念，用来取代传统的印模/模型技术。Duret能够使用两个摄像头、两台激光器和一束光纤完成口内扫描，从而将信息传输到一个大型牙科技工室，然后由该技工室制造一个CAD/CAM修复体。这项技术后来在20世纪80年代由Werner Mörmann和Marco Brandestini在苏黎世大学改进，用于口腔修复，并在1987年作为用于牙科修复的CAD/CAM系统投入商业使用（Cerec；Dentsply Sirona，Bensheim，Germany）。这是第一个光学非接触式口内直接扫描系统。

随着CAD/CAM技术在口腔修复中的引入，获得口腔的数字化表征成了工作流程的第一步。通过表面扫描对重要结构进行数字化表征被认为是比传统印模更直接的技术，且其可变性更少（图2和图3）。

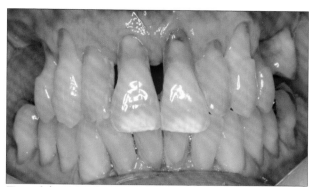

图2　重度牙龈退缩临床病例

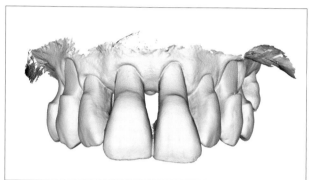

图3　对图2病例进行表面扫描

2.2 替代体印模

多年来，传统印模一直被用于捕捉牙种植体的位置。这需要在牙种植体上放置一个印模帽，并将黏性印模材料放置于患者的口内，这些材料需要具有非常高的尺寸精度才能精确地复制种植体的位置（图4），而且这些材料并非没有限制（Hamalian等，2011）。

2.2.1 材料精度

传统上，可以根据预期牙科程序所需的精度来选择不同类型的印模材料（Hamalian等，2011）。印模材料的精度可能会受到以下因素的影响：

- 存储条件。
- 温度。
- 混合剂量与混合时间错误。
- 托盘刚度及在口内的位置。
- 临床技术。
- 患者移动。

- 凝固时间。
- 初凝后的持续化学反应。

在印模就位时，精准的表面细节对于避免咬合误差至关重要。首先将可注射低黏度材料注射至表面，以减少空隙，然后将更高黏度的材料放入印模托盘中，使其对目标结构周边的材料起到支撑作用。根据材料的性质不同，凝固时间会有所不同。印模内的空隙或气泡可能会进一步降低印模的精度。

2.2.2 患者舒适度

印模材料通常需要超过4分钟的凝固时间。虽然许多患者能够忍受传统的印模技术，但也有些患者认为该过程令人不快，会有恶心的感觉。另外，唾液分泌过多、长时间张口造成颞下颌关节疼痛、合适尺寸托盘的选择有限、呼吸困难或有令人不适的味道等也会影响患者舒适度。

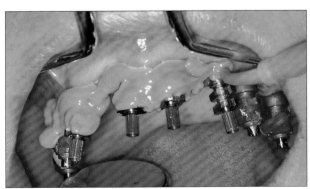

图4 在印模帽周围注射传统印模材料

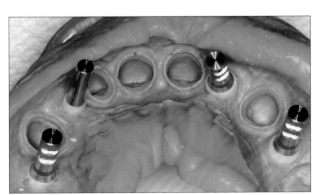

图5 印模

2.2.3 模型制造

当印模材料从口腔中取出时，会产生相关解剖结构的"阴模"，需要灌注合适的牙科石膏以形成口腔结构的复制品。从患者口腔取出后，需要将相应的技工室替代体连接于印模内的印模帽上（图5）。通常来说，先将可拆卸的人工牙龈材料放置于种植体替代体周围，以复制种植体周软组织，然后浇注石膏（图6和图7）。由于牙科石膏需要时间来凝固，因此取出模型会有延迟。模型本身容易产生尺寸误差，其原因包括：

- 牙科石膏的混配比。
- 牙科技师的处理。
- 表面磨损和损坏，如碎屑和开裂。
- 此外，气泡形成会导致接触点精度误差和咬合误差（图8）。

（Buzayan等，2013；Holst等，2007）

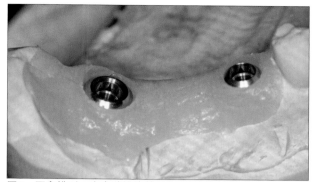

图6 石膏模型，内含种植体替代体，人工牙龈就位

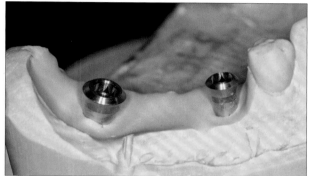

图7 石膏模型，内含种植体替代体，取下人工牙龈

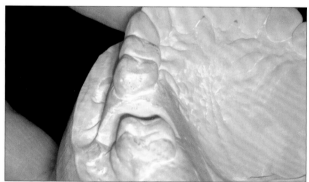

图8 石膏模型上的空泡和石膏瘤，接触点磨损和咬合产生的石膏残留。所有这些都降低了模型质量

2.3 数字化"印模"——口腔数字化

传统的印模技术获取连接在牙种植体上的印模帽。CAD/CAM牙科修复体的生产，首先需要口腔内相关结构的数字化，然后将数据或"虚拟"工作模型用于计算机辅助过程。

在扫描牙种植体时，在种植体上连接已知尺寸的几何物体，即扫描体（图10），而非连接传统的印模帽。扫描体通常由PEEK材料制成，并且具有CAD软件可识别的尺寸。然后用专门的硬件获得临床情况的表面扫描数据，生成一个数字文件，该文件可以导入CAD/CAM软件中。

2.3.1 文件格式

口内扫描仪的标准文件格式是STL文件（标准细分曲面语言格式）。这个文件用二进制码通过三角剖分描述3D物体的表面几何形状。STL文件格式是由3D Systems公司（Rock Hill, SC, USA）于1987年创建的，当时他们首次开发了立体光固化成型工艺（Wong和Hernandez，2012；Joda等，2017）。

口腔的数字化产生"点云"数据。这是3D坐标系中的一组数据点，通常是XYZ坐标，用于代表物体的外表面。"点云"通常是多边形或三角形网格模型，通过表面重建的过程转换以形成STL文件（图9）。

创建STL文件的过程是将小三角形连续链接在一起形成所需的形状。如果三角形网格的尺寸太大就无法匹配所需形状的轮廓，则会使此文件创建过程存在误差；在这种情况下，就会出现信息丢失。较小的三角形可生成更逼真的对象物体。由于三角形的几何形状具有锋利的边缘，因此有时会对整体轮廓添加额外的边缘，而后再对其进行调整以适应最终的形状。此过程也存在误差，因为算法会替换连续轮廓，从而在表面轮廓中形成不连续的台阶。

其他文件类型也可用于存储数字化扫描的数据；有些是制造商的专有系统，只能与相应软件（"封闭系统"）一起使用；而另一些则可以与多个软件包（"开放系统"）一起使用。例如：

.PLY	多边形文件格式（也称为斯坦福三角形格式）（Carestream；Rochester, NY, USA）
.OBJ	True Definition扫描仪（3M ESPE；St. Paul, MN, USA）使用的简单数据格式；该文件格式是开放的，已被许多3D图形应用程序采用

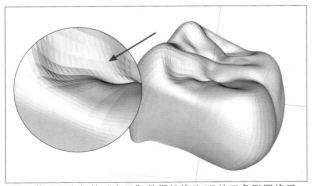

图9 将XYZ坐标的"点云"数据转换为3D的三角形网格后，呈现出最终轮廓。注意三角形网格几何形状的离散性外观

.DCM/.3OXZ　　封闭与开放格式都存在
　　　　　　　　（3shape；Copenhagen,
　　　　　　　　Denmark）

.RST/.DXD　　（Cerec；Dentsply Sirona,
　　　　　　　　Bensheim, Germany）

与STL文件格式相比，这些替代文件类型的优点包括可以存储额外的信息，如颜色、纹理和边缘线数据等。虽然许多不同的制造商采用不同的文件系统，但开放系统通常比封闭系统更受欢迎：开放系统允许在任何CAD软件程序中使用表面扫描文件，无须进行文件转换；而对于封闭系统这些文件会受到许可信息的限制和约束，还存在有与文件转换有关的数据丢失或数据损坏的风险。

复杂口内形态的数字化可以通过3个不同的过程来实现：

- 使用口外扫描仪扫描传统印模技术制作的石膏模型并将其数字化。
- 使用口外扫描仪扫描传统印模并将其数字化。
- 使用口内扫描仪执行非接触式光学扫描，直接获得数字化口腔结构。

2.3.2　口外扫描系统

在传统石膏模型的制作过程中，埋入种植体替代体，并有可拆卸人工牙龈，牙科技师使用台式技工室扫描仪扫描模型。早期的扫描仪需要一个接触探头来追踪石膏模型的轮廓并生成数字文件。现已几乎被非接触式光学扫描仪所取代，它消除了探头因其物理尺寸而无法接触某些区域的限制。技工室扫描仪使用一个模型支架，该支架能够使模型在发光装置的扫描路径上移动。早期的扫描仪将模型放置于橡皮泥支撑的底座上，并要求模型在扫描精度区域内，但现在大多数扫描仪使用旋转模型支撑，以实现表面和倒凹区的完全可视化。

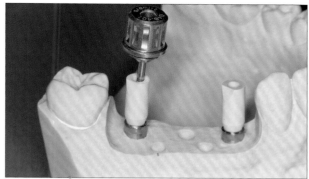
图10　扫描体连接

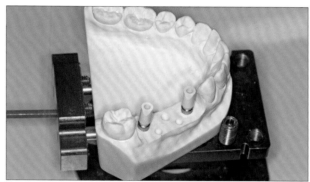
图11　模型支架

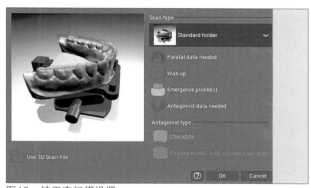
图12　技工室扫描设置

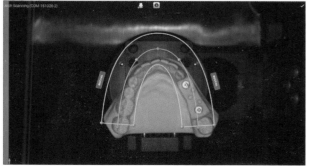
图13　牙模原始位置预览图

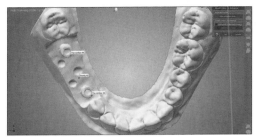

图14 种植扫描体就位

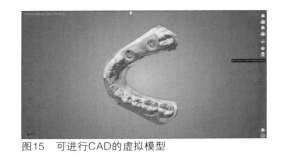

图15 可进行CAD的虚拟模型

由于模型被传送至静态光发射/光接收设备中，因此图像的生成是在单个平面中完成的。这使模型内各组件之间相对位置的精准性更高。在对工作模型进行数字信息采集以制造用于全牙弓重建的大支架时，技工室扫描仪是首选。必须小心地将扫描体安放于模型中，避免损坏其拟合面。扫描仪软件采用这样一种策略：第一次扫描是扫描体的扫描，而不包含人工牙龈。随后取下扫描体，将人工牙龈安放于模型上；进行第二次"组织"扫描。技工室软件将移除所有匹配的重复表面，并将"虚拟"种植体置于模型图像中，以便创建带有可拆卸人工牙龈层的口腔数字化复制体（图10～图15）。

2.3.3 印模扫描

可取代直接扫描物体的另一种方法是扫描传统的阴模。这项技术基本上只对非种植修复病例有用。将印模置于支架上并放入技工室扫描仪中。所选的印模材料必须包含填料颗粒，通常是二氧化钛，使其可被扫描仪识别。该技术也有其局限性，例如，临床牙冠过长时（可能由天然牙的牙周附着丧失所致），整个轮廓深度无法被扫描仪探测到。

2.3.4 口内扫描系统

光学、非接触、口内直接扫描系统使用一根"杆"，其中包含发光装置和集成传感器，直接在患者口腔内捕获口内形态，生成牙列和相关结构的数字化复制体。直接数字化有利于临床医生实时查看口腔数字化复制体。

口内扫描技术的例子包括：

- 主动波前采样（3M True Definition scanner；3M ESPE，St. Paul，MN，USA）。
- 共焦成像（iTero，Amsterdam，Netherlands）。
- 光栅三角反射（Cerec；Dentsply Sirona，Bensheim，Germany）。
- 光学相干断层扫描（E4D，Richardson，TX，USA）。

同样，对于口内牙种植体的扫描，要将扫描体插入种植体中（图16）。

口腔内的结构对光学扫描提出了挑战，因为待捕获图像的表面具有高反射性或高度透光性。根据所采用的光学扫描技术，需要用二氧化钛或二氧化镁粉末涂层以使扫描仪能够捕获图像（图17）。而有些扫描仪则无须使用粉末就可以准确捕捉扫描体的位置。

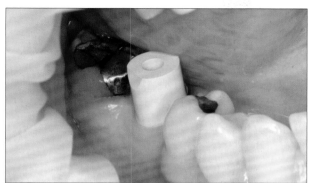

图16　扫描体就位

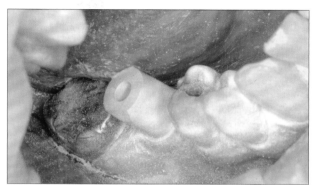

图17　喷涂光扫描粉末后的扫描体

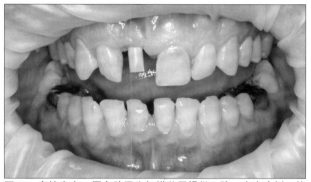

图18　牵拉患者口唇有助于为扫描装置提供入路。在本病例，使用一种开口器（Ivoclar Vivadent, Schaan, Liechtenstein）维持口唇牵拉

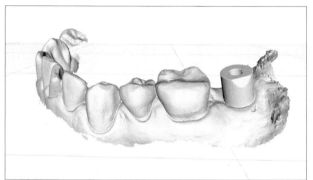

图19　表面扫描文件准备传输到CAD软件

　　为了辅助口内扫描，通常使用口唇和颊的牵拉装置（图18）。

　　小视野窗捕获的图像逐渐增加，从而获得数据集，口内渲染是通过将这些较小的图像拼合在一起来构建的。要成功融合图像，必须找到相似的区域或对象才能够成功合并图像。

　　如果存在多颗牙缺失，准确记录口内软组织轮廓的能力可能会更具挑战性，因为软组织的活动可能会妨碍扫描仪识别足够的相似点。此外，操作者应遵循口内扫描仪进行扫描和数据捕获的首选路径，以便根据软件的算法准确地重建图像。扫描路径的偏差可能会导致捕获的数据存在误差。

　　当生成的表面扫描文件传输到CAD软件时，虚拟种植体将会在图像中进行重建（图19）。

　　记录信息的范围取决于扫描体结构、扫描体在牙弓内的位置以及邻近结构（天然牙和扫描体）的距离。研究表明，记录信息的范围也可能取决于扫描设备本身，随不同扫描系统的精度而产生不同的数值。

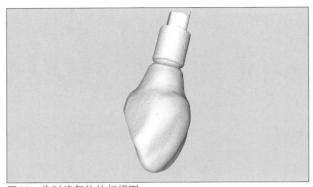

图20　临时修复体的扫描图

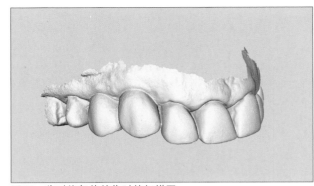

图21　临时修复体就位时的扫描图

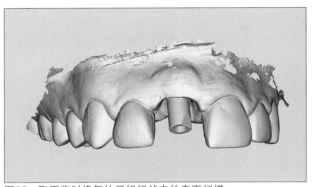

图22　取下临时修复体后组织状态的表面扫描

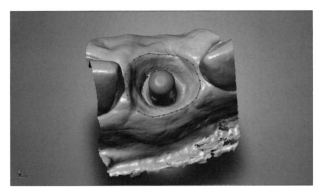

图23　表面扫描后获取的个性化组织轮廓

2.3.5　穿龈轮廓扫描

在最终修复体制作之前，经常会对美学区种植体实施个性化软组织塑形来塑造和成形种植体周黏膜。对于传统印模，这需要额外的步骤来创建个性化印模帽。使用数字化扫描，可以直接扫描个性化临时修复体的穿龈轮廓（图20），共进行两次表面扫描：一次为临时修复体就位扫描（图21），另一次为扫描体就位扫描（图22和图23）。CAD软件功能可以创建临时修复体的穿龈轮廓并复制于最终修复。

2.4 精准性：准确度和精密度

在描述口内数字化扫描的精准性时，准确度和精密度经常被互换使用。然而，这两个术语之间有重要的区别。准确度是测量值与被测量的实际值相匹配的能力。精密度是测量能够持续重复的能力。制造商使用国际标准来比较不同设备的能力（ISO 12836：2012；ISO 12836：2015）。

由于牙种植体是无动度的物体，种植修复体依赖高精准性来实现在种植体的被动就位。多颗种植体桥架的任何不密合都会造成机械并发症和生物学并发症（Abduo和Lyons，2013）。CAD/CAM技术的使用旨在通过减少制造过程中的人为干预和替代体工作流程（包括制作蜡型、熔模、铸造和抛光）中固有的微小制造误差的累积来减少不密合的可能性。为了在CAD/CAM过程中实现这一点，通过光学扫描对表面进行数字化必须是准确的，以真实地呈现口内的特征。

传统印模所使用的材料本身就存在影响精准性的问题，与此不同，口内扫描所捕获细节的精准性是一致的，因此必须考虑在口腔内使用扫描仪的实用性。所以，在使用口内扫描设备时必须满足一些物理要求。如果扫描"杆"的尺寸太大，将无法有效地捕获口内的所有区域，可能会有损于捕获数据的数量和质量（图24）。

口内扫描过程中导致存在其他的误差原因有以下几种：

- 为了让扫描仪捕获所需的区域，发光装置必须可以通往牙列的所有区域（图25）。
- 扫描设备对扫描体表面的不完全获取，可能会导致软件无法识别扫描体，或导致圆柱体位置及其几何特性的计算不精确（图26）。
- 多个扫描体之间角度的测量精密度下降，可能

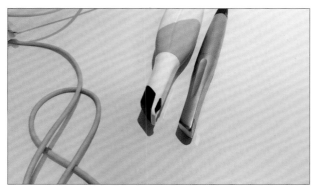

图24 两种不同的扫描仪尖端尺寸。较大的尺寸可能会限制到达患者口腔某些区域的能力

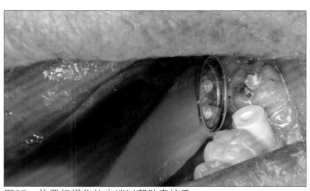

图25 放置扫描仪的尖端以帮助牵拉舌

是由于扫描体的尺寸差异和用于表面扫描重建的算法造成的。

- 扫描仪尖端玻璃表面的雾气或湿气污染会降低扫描的精准性。而大多数系统在扫描仪尖端内置加热元件以减少雾气，慢速操作对其也会有所帮助。

2.4.1 技术选择

由于牙种植体是牙槽骨内不可移动的结构，印模或扫描技术中的任何误差都可能导致修复体的不密合。口内扫描技术有可能为临床医生提供节省时间与经济成本的好处。此外，在被动状态下捕捉种植体周黏膜位置，这样可以更准确地定位预期的粘接线。对于一单位和不超过三单位的短跨度修复体，据称口内扫描具有与传统印模技术相似的精准性，但该说法很少被研究证实（Ender和Mehl，2011；van der Meer等，2012）。

当牙种植体被较深的软组织袖口包绕时，光学传感器可能不能透过黏膜看见扫描体的全长，建议使用常规印模，然后进行技工室扫描，因为带有可拆卸人工牙龈的模型可实现更准确的扫描体识别（Gimenez-Gonzalez等，2016）。

可基于牙弓部分扫描来创建修复体。然而，当需要更长跨度的修复方案时，临床医生应该进行全牙弓扫描，以确保准确重建临床情况，并创造出与咬合和功能状况相协调的修复。此外，在CAD设计过程中，牙科技师可以选择使用"镜像解剖"功能，该功能要求扫描时捕获对侧牙齿形态。

然而，无牙颌牙弓缺乏清晰可识别的静态解剖标志，这会影响口内扫描仪捕捉到的小视野图像的拼接，从而导致位置差异和种植体之间的关系存在误差。

随着口内扫描技术的改进，这种情况可能会改变，但目前对于需要多个夹板相连种植体的全牙弓重建最好采用传统印模，随后再用技工室扫描仪进行扫描（Andriessen等，2014）（图27）。

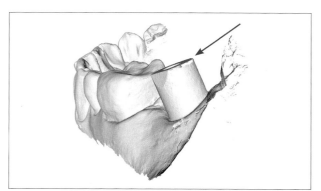

图26 可观察到扫描体远中表面上的空洞。这可能会影响CAD软件中种植体位置的精准性。临床医生应该努力在扫描中捕获整个表面

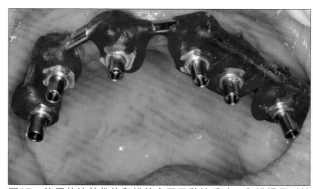

图27 使用传统替代体印模的全牙弓种植重建，印模帽用刚性夹板相连。这为全牙弓病例的种植体位置记录提供了最准确的方法

2.5　对实体模型的需求

牙科技师在完成修复体的某些阶段可能仍然需要模型。在这种情况下，可以使用口内扫描来制作模型，以便牙科技师完成修复。当需要模型时，通常使用3D打印模型或立体光固化成型（SLA）聚氨酯模型，并带可容纳、可复位技工室替代体的槽（图28～图30）。

完全一体式修复体正变得越来越受欢迎，因其能够避免一些技工工艺并发症（例如，崩瓷、传统烤瓷熔附金属修复体的高成本）以及生产此类修复体所需的较长时间（Joda，　2017a）。可以通过直接CAD/CAM过程，在不需要工作模型的情况下制造一体式修复体。

目前，一体式材料不适合用于高美学需求的病例，在这种情况下，需要分层式陶瓷材料来完成合适的透明度和着色，以匹配自然牙列。此外，在设计较大跨度的修复体或使用金属桥架时，需要模型用于接触点成型和咬合设计。

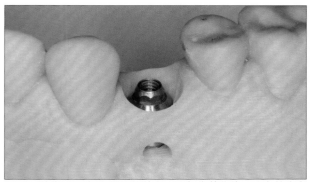

图28　就位于3D打印模型的基台和可复位替代体。注意检查窗口以确认可复位替代体已在模型中完全就位

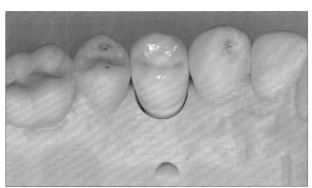

图29　就位于3D SLA打印模型的CAD/CAM种植修复体，用于检查接触点和咬合

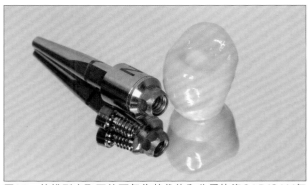

图30　从模型中取下的可复位替代体和分层饰瓷CAD/CAM氧化锆修复体

2.6　结束语

- 口内扫描可用于多种临床情况，但目前并不适用于所有的临床病例。
- 可以扫描模型和印模并加载到CAD/CAM软件中。
- 使用一体式修复体时可无须工作模型。但是，当使用非一体式或分层饰瓷修复体时，工作模型则是必需的。

3 面部扫描

A. Tahmaseb, B. Hassan

在日常临床实践中，随着紧凑、高效、诊室内数字化口内扫描（IOS）设备和锥束CT（CBCT）扫描设备的日益普及，越来越多的软件工具也在不断扩充，可以将这些扫描设备生成的数据集进行可视化、分析及整合处理。在牙科学领域，设计"虚拟患者复制体"的理念首次成为现实。牙齿、牙槽骨和周围软组织的3D成像称为"诊断三件套"。当它们结合起来时，可为综合治疗计划提供数字化基础。

直至最近，种植牙科领域还一直过分强调捕捉这个"诊断三件套"中的两个要素，即牙齿和牙槽骨，而很少考虑患者的外部（面部）轮廓。然而，口外软组织的成像也是相关的；面部实体才是最容易看到的（Rangel等，2008）。对面部软组织轮廓进行全面的综合评估，有利于术前诊断，可使治疗结果更可预期，并得到更好的美学效果。

自从引入所谓的"数字微笑设计（DSD）"，这项技术就变得流行起来，它提供了在实际牙齿修复之前进行美学评估的机会。在正畸和正颌外科领域，应用面部扫描技术来设计重度病例和复杂病例的兴趣日益浓厚。预测患者术后形貌的变化使设计复杂手术和更好地管理患者期望成为可能。关于这项新技术的应用、精准性的评估和当下的进展，已有大量的文章和综述发表（Hajeer等，2004）。但是，可靠地使用DSD还存在诸多阻碍，因此在牙科手术中还没有实现常规使用。

3.1 技术演进

1893年，Case曾使用熟石膏来模拟患者的面部（Case，1893），这是复制面部轮廓的最早尝试之一。1915年，van Loon推出了"颅骨方体"，在正确的解剖位置，使牙模与面部石膏模型"融合"（van Loon，1915）。

尽管创建这种"模拟替代"装置极其烦琐且耗时，该领域的早期先驱者们坚信，在决定上下颌总义齿的咬合关系时，对面部轮廓的美学考量应指导治疗计划。1949年，Tanner和Weiner利用摄影测量学来研究面部美学（Tanner和Weiner，1949）。摄影测量学包括在照片上进行测量，在当时这与直接面部人体测量（直接在面部进行测量）相比具有决定性优势，因为使用该技术可以永久地记录患者的面部轮廓。与直接人体测量法相比，该技术对患者运动伪影的敏感度也较低。然而，手动匹配不同的照片来创建面部轮廓图被证明是一项乏味且耗时的任务。

20世纪80年代，立体摄影测量作为一种获取物体3D信息的新技术被引入到颌面成像中，用于监测面部不对称患者（Burke，1983）。这项技术是由真正的3D图形构成，即从不同角度同时或顺序拍摄两张或多张照片，并按特定设置排列，以形成"立体配对"。

然后，通过提供3D坐标，将捕捉到的配对照片组合起来以创建图像（Kau等，2007）。立体摄影测量是一个通用术语，用来描述通过不同方法获取3D表面信息的各种技术。这项技术的早期版本称为"模拟立体摄影测量"，通过处理传统的打印照片，将这些照片输入到叫作"分析立体绘图仪"的仪器中，该仪器旨在提供可展示不同地标的3D坐标的等高线地图。后来这项技术被成功地用于描绘颌面部，以研究面部不对称性（Ras等，1995）。然而，这些模拟替代系统或它们的数字化变体现在已基本被摒弃。

3.2　现代面部扫描的技术原理

现代非接触式数字立体摄影测量使用多种能源、光学传感器和计算机算法来做3D测量计算。然而，所有的数字立体摄影测量技术都是基于三角法的数学原理。

根据所使用的扫描技术，可以分为两种不同的图像采集方法：激光扫描技术和结构光投影技术。这两种技术在牙科中都有应用，并且都显示出各自特有的优缺点。激光扫描技术是医学和工业应用中获取非生命物体3D信息最广泛的方法。在口腔修复学中，该技术通常应用于牙科技工室，使印模或模型数字化，并形成设计CAD/CAM修复体的基础。

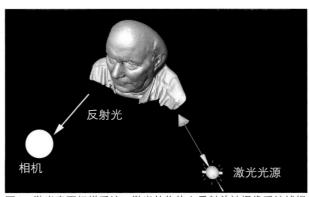

图1　激光表面扫描系统：激光从物体上反射并被摄像系统捕捉

此外，这项技术也可以被用来获得人体的面部扫描。激光扫描仪基本由激光光源、光学传感器（例如，相机）和被扫描体（面部）组成。激光束可以是一个点，也可以是一条线，它首先被投射到面部，然后放置在距激光源已知距离的相机传感器捕获到偏转的激光束。面部、相机和激光光源形成一个三角形。应用三角学原理可以计算出激光束与人体面部之间的距离。随着激光扫过面部，该过程以线性方式重复，直到形成完整的3D坐标"点云"（X、Y和Z）（图1）。

激光扫描技术已经成功地应用于面部美学的研究（Moss等，1995）。激光技术允许对面部进行快速、高精度的广角扫描，并且它对光照条件不敏感。激光扫描仪很轻便，能够从多个角度扫描面部，在办公室空间有限的情况下也非常有用。此外，不需要对来自多个视角的图像进行进一步的后处理或融合。然而，由于图像不是一次性全部捕获的，该技术不可避免地对运动伪影敏感，这可能会降低几何精度（Bush和Antonyshyn，1996；Ismail等，2002）。此外，激光对眼睛的潜在危险意味着只能应用人眼安全激光。有数个市售的商业系统（例如，FastScan；Polhemus, Vermont, Canada）可常规用于面部捕捉。

关于面部扫描技术，需要进行下一步的验证，以确定该技术适用于牙种植学。表1描述了可用的相关技术及其特征和优缺点。

表1　可用的面部扫描系统概述及其特征和优缺点（摘自Hassan B, Giménez Gonzáles B, Tahmaseb A, Jacobs R, Bornstein MM. Three-dimensional facial scanning technology: applications and future trends. Forum Implantologicum. 2014; 10: 77 - 86）

扫描技术	商业系统	特征	优点	缺点
激光扫描	• FastScan	• 便携，手持式	• 非侵入 • 广角 • 对光照条件不敏感 • 无须后处理	• 对运动伪影敏感 • 依赖操作者经验
结构光（主动式立体摄影测量）	• Pritidenta • Priti mirror	• 单相机系统	• 照片级真实感 • 快速扫描 • 非侵入	• 窄角度 • 多次摄影 • 对光照条件敏感 • 需要后处理
结构光（主动式立体摄影测量）	• 3dMDface	• 多相机系统	• 照片级真实感 • 急速扫描<1秒 • 非侵入	• 昂贵 • 占地面积大 • 需要后处理
数码相机系统（被动式立体摄影测量）	• Di3D	• 多相机系统	• 照片级真实感 • 急速扫描<1秒 • 非侵入 • 无白光	• 昂贵 • 占地面积大 • 需要后处理

结构光扫描或主动式立体摄影测量技术，基于类似的三角学原理工作，但不同的是，它不是将激光，而是将安全的（白色或蓝色）光以特定或随机的图案投射到面部。一旦接触到面部表面时，图案（称为条纹）会因面部轮廓而发生弯折和扭曲。摄像机捕捉变形的光图案，并形成3D面部坐标图（图2）。然后再经过后处理过程，创建出面部的3D表面图像。同时，捕捉数字2D照片，并将3D表面数据与患者的2D纹理照片拟合以提供彩色3D图像。

在单扫描仪系统中，扫描受限于窄角度，需要从多个方向采集数据才能完全覆盖面部。患者需要坐在旋转台上，旋转台可以是手动控制，也可以是计算机控制，以便旋转以及从多个角度获取面部快照。这使扫描容易出现运动伪影，并且需要进一步的后处理来对齐或合并不同的视图，以便获得单个3D图像。缺乏数字化过程的自动处理仍然是单相机系统的主要缺点（D'Apuzzo，2006）。

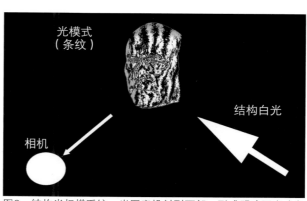

图2　结构光扫描系统：光图案投射到面部，形成明暗图案（条纹），由相机系统捕捉

使用多个投影仪和摄像机以接近180°的角度即时捕捉面部，患者无须在旋转台上旋转，降低了运动伪影的风险。目前，该技术由于具有精度高（0.5mm以内）和扫描时间短（1秒以下）等优点，仍然是颌面区域最具临床应用价值的3D面部数据获取方法。然而，系统的购置成本及其占地面积（机器所需的办公空间）仍是其限制因素（Lübbers等，2010）。此类系统的一个例子是3dMDface（3dMD, Atlanta, GA, USA），它配备有6个摄像头，用于拍摄白光和彩色照片。

首创于20世纪70年代的Moiré轮廓测量术是结构光扫描的一种特殊形式（Takasaki，1970）。该术语起源于moire（moiré是其法语的形容词形式），它为一种纺织物，传统上是用丝绸做的，但现在也有棉或合成纤维做的，有褶皱或"水波纹"的外观。在这项技术中，放置网格在面部附近，光图案投射到网格上并被相机捕捉。虽然成像原理与结构光扫描相似，但二者有着显著的差异。轮廓测量仪是用来测量表面轮廓的测量仪器。而Moiré轮廓测量允许使用更高的分辨率进行扫描，因为它可以检测光图案的小弯折和扭曲，而传感器则无法感知。Moiré轮廓测量术也为实时临床图像的采集开辟了可能。除口腔医学以外，这项技术也被广泛应用于航空和生物统计学领域。然而，它需要复杂的配置、昂贵的硬件和大量的用户经验；截至目前，其图像采集仍然慢于其他结构光技术，这也使该技术更容易受到运动伪影的影响（Artopoulos等，2014）。

数字立体摄影测量的最终形式是被动式立体摄影测量。通过简单地获取一对高分辨率的2D数字化照片，使用特殊的软件算法来虚拟重建密集的3D"点云"。使用该方法，无须使用光图案或任何其他形式的激光扫描。该技术具有扫描速度极快且配置简单的优点。这一过程类似于拍摄普通照片的过程，然而，多台数码相机需要同时捕获多幅图像（2~6张照片）以形成立体配对，并且需要后处理，尽管这在很大程度上是自动化完成的。最近，有一个被动式立体系统（Di3D, Dimensional Imaging, Glasgow, UK）的精度已经达到临床可接受的程度（Deli等，2013）。

3.3 面部扫描在口腔修复中的应用

面部扫描在牙科的主要用途是改善术前诊断，同时为治疗效果评估和随访提供客观的工具。然而，目前还没有综合上述所有功能的软件包或可用设备。大多数可用的软件包只允许捕获诊断三要素中一个或两个。理想情况下，一个综合的软件包应该允许自动配准导入的3种数据集。此外，还需要一个用于修复设计的专用模块。然后，无论是牙支持式的冠，还是牙种植体上的固定修复体，都可以使用这些数据制造预期的修复体。

为了处理采集的数据集以模拟不同的治疗场景，首先，需要对表面数据进行后处理。将密集的"点云"转换为不同的更易于管理的格式，这需要特殊的后处理算法，而这些算法在大多数牙科CAD软件中并不容易获得。其次，面部扫描仪必须捕捉牙齿的可见部分（通常是前牙唇侧表面），提供足够的参考面，以便与口腔内牙列扫描数据相匹配。这要求面部扫描仪能够以足够的分辨率捕捉前牙唇侧表面，以便与牙列的口内扫描进行图像融合。在目前可用的3种面部扫描技术中，结构光技术似乎最适合于这种要求苛刻的任务，因为它可以捕获高分辨率图像。文献中报道了最近的一些尝试，但结果好坏参半（Rangel等，2008；Rosati等，2010）。然而，这些报道是基于理想化的自然牙列，并且患者在前牙区域没有修复体（无论是固定的，还是可摘的）。

如果患者是无牙颌或只有种植体在位，则在高分辨率下对可见的面部牙齿结构进行成像，变得更为复杂。在这种情况下，面部扫描仪必须捕获无牙牙槽突、现有义齿、固定修复体的上部结构或印模帽/扫描体的唇侧表面，以便提供足够的基准标记用于与口内扫描的图像融合。目前还没有报告评估这种方法的有效性。

同样，将获取的CBCT数据集和面部扫描合并也同样存在问题。它需要获得大片对应的软组织区域，以进行适当的图像融合。

虽然CBCT能够以足够的精度描绘外部软组织轮廓，但获得的3D测量数据质量本质上取决于所选择的扫描仪系统、扫描设置和重建算法（Hassan等，2013）。

此外，将面部扫描与CBCT数据合并将不可避免地要求射线扫描的视野（FoV）比目前大多数种植手术病例所需的标准平均视野（8cm×8cm）更大。大视野CBCT数据集和3D面部照片之间的匹配精度在1.5mm以内（Maal等，2008）。然而，大视野CBCT扫描的使用可能会降低扫描质量，因为它限制了对患者施加的辐射量；临床医生还需要考虑伴随而来的法医学上的要求，要求他们解读大视野CBCT的扫描数据（Horner等，2009）。

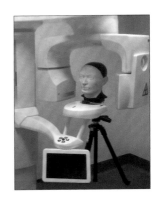

图3a　内置面部扫描系统的CBCT设备，可以实现3D临床和放射成像的集成（Planmeca ProMax 3D和ProFace结合；Planmeca, Helsinki, Finland）

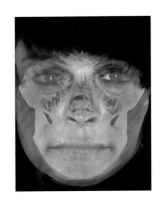

图3b　集成扫描的结果，将同一对象的内部骨组织与软组织一起可视化

　　将面部扫描硬件集成到CBCT设备中创新技术的发展，可以实现顺畅融合和准确配准。这种整合可能会克服一些后处理配准技术方面的困难。然而，与传统的立体摄影测量相比，该过程延长了扫描时间，并降低了分辨率（图3）。

3.4 临床病例

下面的试点病例（患者知情并同意）是这样一个数字化应用的示例：

一位70岁的男性患者，他上颌的固定长跨度金属烤瓷桥出现问题。患者的主诉是后牙缺失和不能正确咀嚼（图4和图5）。在检查和诊断之后，治疗计划要求拔除剩余的牙齿，然后制作新的种植体支持式固定修复体。

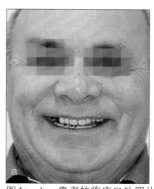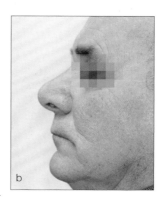

图4a，b　患者的临床口外照片

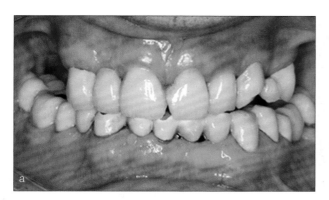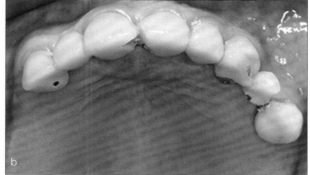

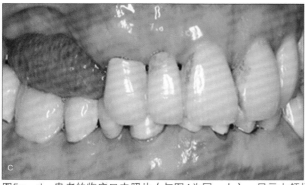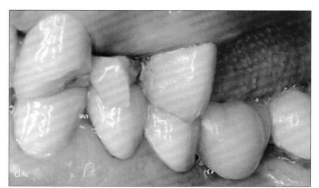

图5a～d　患者的临床口内照片（与图4为同一人），显示上颌桥体的状况

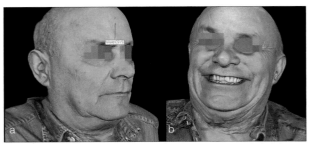

图6a，b　使用Pritidenta 3D（Pritidenta，Leinfelden，Germany）扫描患者在自然和微笑状态时的面部状态

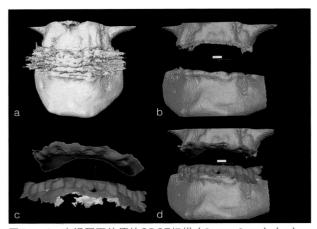

图7a~d　中视野下的原始CBCT扫描（8cm×8cm）（a）。请注意由金属烤瓷桥导致的大量条纹伪影。然后数字处理去除牙齿（b），并将True Definition 扫描仪（3M ESPE, St. Paul, MN, USA）口内扫描（c）拟合至CBCT扫描的正确解剖位置（d）

使用Pritidenta 3D单相机面部扫描仪（Pritidenta，Leinfelden，Germany）扫描患者在自然和微笑两种表情时的面部形态（图6a，b）。使用Accuitomo 170（FoV 8cm×8cm，180°旋转，标准分辨率；Morita，Kyoto，Japan）采集CBCT扫描数据。使用3M True Definition扫描仪（3M ESPE，St. Paul，MN，USA）对无牙上颌和含牙下颌进行口内扫描。然后将口内扫描与牙槽突的CBCT重建图像相结合（图7a~d）。

在拔除剩余牙齿后，获得患者在无牙状态的3D面部图像（图8）。然后可以将扫描数据和数字咬合记录输出到专门的软件，以设计和制造修复体。这种软件的一个例子是Avadent软件（Avadent；Global Dental Science，Scottsdale，AZ，USA），其允许基于3D扫描数据切削生产临时义齿（图9）。

在对临时义齿进行复制和3D扫描后，义齿就位的情况下再次扫描患者面部，为3D模型提供参考点（图10）。CBCT和口内扫描的合并数据集随后再与面部扫描合并（图11a~d）。

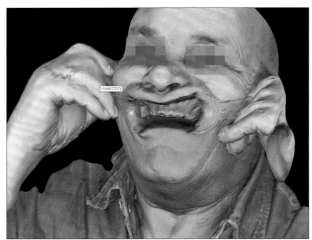

图8　对无牙牙槽嵴的Pritidenta 3D扫描结果。头部必须向上仰起，以最大限度地暴露无牙区域

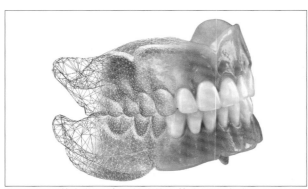

图9　显示数字化设计和制造的可摘全口义齿（Avadent；Global Dental Science，Scottsdale，AZ，USA）

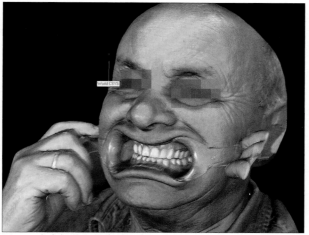

图10 患者佩戴上颌临时义齿Pritidenta 3D的面部扫描结果。
丙烯酸树脂牙对扫描仪没有任何挑战

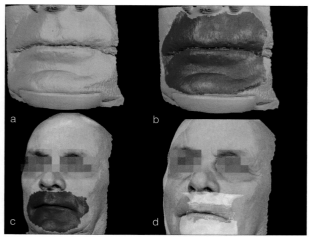

图11a~d 合并CBCT扫描和面部扫描的过程。从CBCT扫描的软组织重建开始（a），选择感兴趣区域（b中的红色区域），并在3D面部扫描上选择相应的感兴趣区域（c中的红色区域），产生可接受的配准结果（d）。黄色：CBCT扫描；紫色：数字化口内扫描

手术计划使用coDiagnostiX软件（Institute Straumann AG，Basel，Switzerland）。以修复体为导向确定种植体植入位置（图12）。

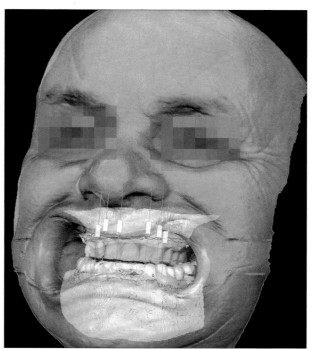

图12 合并过程的最终结果。手术计划基于美学和修复体的要求来制订

3.5　动态面部扫描仪

动态面部扫描，意味着捕捉面部运动，并将结果转换为逼真的人脸数字动画，是创建虚拟患者的下一重要步骤。这种技术已经被引入到电影业，在没有任何实际演员参与的情况下制作电影。它在牙科的应用可能会对数字化工作流程和虚拟患者的创建产生重大影响。

然而，捕捉详细的3D面部动画是困难的，因为它需要记录不同尺度上的复杂面部动作。因为很难捕捉到详细的皮肤特征，所以模仿人类面部表情中复杂的肌肉运动和皮肤的褶皱是具有挑战性的。

捕捉3D面部表情的方法有多种，包括3D扫描、基于标记的运动捕捉、结构光系统和基于图像的系统（Huang等，2011）。尽管技术有所改进，但获取高质量的面部记录仍然是一项艰巨的任务。

例如，一些设备可以获取高分辨率的面部细节，如毛孔、皱纹和年龄线，但通常仅适合静态姿势。基于标记的运动捕捉系统可以记录具有非常高的时间分辨率（高达2000Hz）的动态面部运动，但由于其较低的空间分辨率（通常为100～200个标记），无法捕捉到富有表现力的面部细节，如皱纹（Huang等，2011）。结构光系统（Zhang等，2004；Li等，2009）和多视角立体重建系统的最新进展使捕获具有中等保真度、分辨率和一致性的3D动态人脸成为可能，但它们的结果仍然比不上静态面部扫描的空间分辨率或基于标记的运动捕捉系统的采集速度。

随着动态面部扫描技术在牙科以外的学科中的迅速发展，它的牙科应用有望比我们目前的想象出现得更早。

3.6 缺点和未来技术改进

创建在单个数据集中包含所有必要信息的虚拟患者是数字化牙科的最终目标。设想一下，如果在患者第一次就诊时就可以记录所有必要的参数，包括CBCT数据、IOS数据和面部信息，全都记录在有患者叠加影像的数据集中，使这个数据集在计算机屏幕上随时可用。

目前，在以下过程中，技术难点仍然存在并导致误差：

- 要合并/叠加的不同数据集的图像质量的变化。
- 需要在两个不同图像上识别相同标识来进行图像叠加的困难；该过程可能更加复杂，例如，

当面部扫描图像与IOS图像合并时，因为IOS在口腔内执行，而面部扫描在口腔外执行，所以没有可用于匹配的标识。

正如本章前面所述，虽然牙齿可以用作标识，但也有其局限性。通过在面部扫描过程中暴露牙齿或使用附着在牙齿上的标记，就可以简化并改善整个过程，但这在无牙颌病例中是不可能实现的。为了解决这个问题，Tahmaseb等（2012）使用了安装有扫描体的预置迷你种植体作为参考标记物。

需要更精确的设备和集成系统，例如第10.3章中描述的设备，以使这项技术能够在牙科日常实践中进行可预期的使用。

3.7　总结

我们目前正在目睹口腔修复的临床程序和技术方法的范式转变。当前CAD/CAM技术可用于诊断和治疗计划、种植导航以及设计制造固定或可摘的种植体支持式修复体，该技术有可能促使牙种植学发生革命性变化。

通过3D面部扫描获得的软组织轮廓信息无疑是对现有扫描技术的理想补充。将面部扫描信息与从CBCT和数字口内扫描仪获得的数据相结合，使修复体设计能够完全满足患者外部轮廓所需的美学要求，同时仍然遵守相关的外科限制。手术计划和修复设计同时考虑对患者与临床医生都有好处。目前还没有一个牙科软件包可用于综合诊断、手术治疗计划以及数字化修复体设计。

随着学术界和产业界的兴趣与日俱增，用于口腔修复的商用单摄像机和多摄像机系统一定会越来越多。最近，由行业龙头所承担的，为口腔应用制订开放软件标准的计划有望实现3D面部扫描数据与其他3D数据源（包括CBCT和数字化口内扫描）的无缝集成。

然而，由于这项技术还处于初级阶段，包括它在口腔修复中的潜在应用，这迫切需要更多的科学证据来验证或反驳面部扫描技术在牙科中的适用性。事实上，这似乎是未来几年要应对的最大挑战。

4 软件包

C. Evans

软件包对于种植牙科数字化工作流程的成功实施至关重要。软件可用于数字化工作流程的各个方面，图1给出了总结。

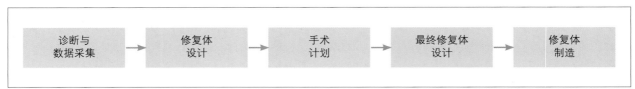

图1　数字化工作流程

只要团队成员可以访问相应的软件，数字化工作流程和解决方案就能让他们随时交流与共享有关治疗方案的信息。全面的解决方案可以将软件所有方面集成到一个无缝的工作流程中。

软件架构可以是开放的，也可以是封闭的。开放软件为临床医生提供了数字工作环境中相当大的自由度，而不受单一系统的限制。信息可以在不同的软件平台上自由交换。封闭软件系统要求所有团队成员访问特定的软件包，这可能限制信息共享或导致数字化工作流程中断。

开放软件还提供对不同种植系统的多种产品文件的访问，包括修复体部件和解剖牙冠形状，并能够为未来修复体设计定制解剖形态。此外，根据特定临床病例的要求选择集中化或诊室内的生产设施，操作者可以对修复体制造过程进行有效控制。

大多数软件包提供各种用户经验级别的解决方案。CAD/CAM新手用户可能需要具有"向导"功能的软件，以便他们在不太了解软件包的情况下仍然可以进行修复体的制造。而高级用户可能更喜欢高级的用户控制和附加功能，并对不同参数进行定制。

封闭软件可能会限制用户共享和导出数字化过程的不同方面。一些公司提供了"附加组件"以克服这些使用限制并允许导出相应的文件格式。这不仅限制了用户创建在不同软件包中都能轻松打开的文件，而且要求用户始终保持在单一封闭系统的架构中。

4.1 诊断与数据收集

治疗设计软件可以实现面部扫描、口内扫描、临床照片和放射数据的合并，从而可以创建"虚拟"患者。数字化微笑设计包（图2a，b）让临床医生和患者在实施积极治疗之前预览牙列替换和修复的治疗方案。然后，临床医生注意到并避免治疗过程中可能出现的并发症或困难点。一些设计软件只允许2D重建，而有些则允许3D重建（Coachman等，2016；Gimenez-Gonzalez等，2016）。导入现有临床情况的彩色照片便于用图片模拟所提出的改变，使患者清晰认识到最终的修复设计。这对患者和临床医生来说是一种有价值的交流工具。

传统上，修复设计的诊断蜡型是在石膏模型上完成的。软件包中的诊断功能允许在CAD软件程序中的"虚拟模型"上执行"虚拟蜡型"。然后，这些信息可以与常规照片合并以进行试预览，或者与放射影像数据相链接以制订手术计划。

与传统过程相比，该数字过程的一个优点是通过拷贝可轻松地创建许多不同的设计方案，从而让患者和临床医生可以提前预览各种治疗选项（图2～图6）。

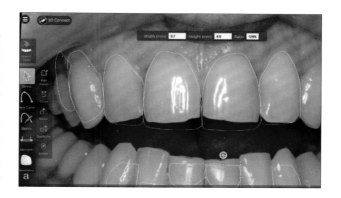

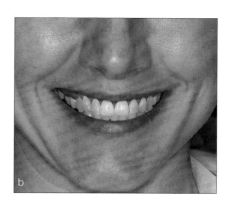

图2a，b　Smile Designer Pro的模拟牙齿（Tasty Tech，Toronto/Ontario, Canada）。（a）数字化设计。（b）数字化微笑设计

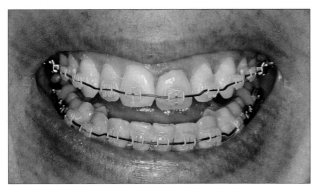

图3 失败的上颌左侧中切牙

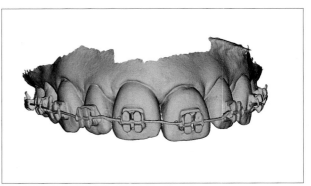

图4 表面扫描

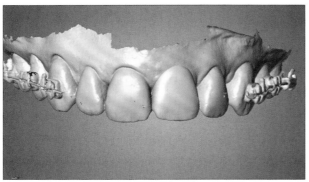

图5 虚拟拔除上颌左侧中切牙并去除正畸弓丝和托槽后的
CAD设计方案

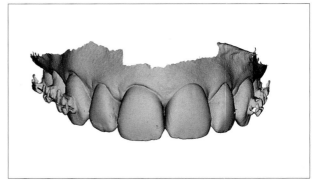

图6 导出的STL模型可用于制作手工模型

4.2 修复体设计与手术计划

种植设计软件可以将来自CT或锥束CT（CBCT）扫描的放射影像数据与口腔内表面扫描数据相结合。标准的放射影像数据格式是DICOM（医学数字成像和通信）。标准的表面扫描数据格式是STL（最初是立体光固化成型语言的缩写，也称为标准细分曲面语言）。

第一步是在软件包中正确合并和对齐两个数据集，以确保计划具有最佳精度（图7a，b）。软件识别两个数据集之间相似区域的能力，对于将CBCT扫描数据与STL或表面扫描数据对齐和合并至关重要。

伪影，包括运动伪影和被称为"射束硬化"的金属修复体的数据丢失，可能会影响CBCT扫描的质量。这些伪影不利于识别出准确地合并各种数据类型所必需的相似表面。需要对CBCT扫描数据进行适当的分割，才能清楚识别出共同的区域。分割是对图像进行格式化，对图像中有共性（例如，灰度值）的每个像素分配一个"标签"，从而将图像变为更易于分析的内容。

在完全无牙的情况下，需要放射影像（基准）标记物，如预先备好的标记物或试验排牙中的阻射性牙齿，作为图像采集的可识别点，以便表面扫描和CBCT数据能够成功合并。CBCT的选定范围也可能影响数据合并的成功率。

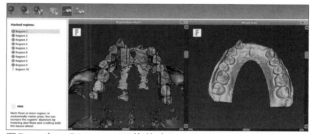

图7a 在coDiagnostiX软件（Dental Wings, Montreal, Ottawa, Canada）中，将分割后的CBCT数据点与对应的表面扫描数据点进行选取和对齐

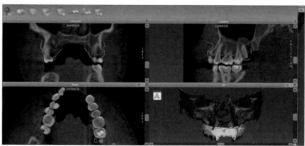

图7b 在coDiagnostiX中将模型与由CBCT产生的分割后的DICOM数据对齐

视野局限的CBCT可能无法提供足够的数据点，可将CBCT与表面扫描成功合并，特别是在CBCT上有来自金属物体的伪影时。分割CBCT，进而分离牙弓，有助于准确定位图像。我们希望软件能够对数据集对齐进行微调，而不是仅仅依赖于软件自动配准的功能。

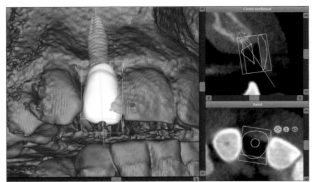

图8 在CBCT和表面扫描中显示coDiagnostiX中的牙齿形态模板1

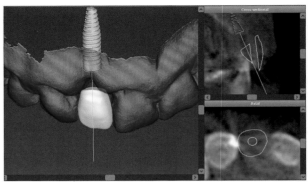

图9 在CBCT和表面扫描中显示coDiagnostiX中的牙齿形态模板2

牙科种植治疗计划很久以来一直是以修复为导向的，主要考虑的问题是将需要的替代牙放置在正确的位置。

在将表面扫描与CBCT数据成功对齐后，软件需要导入修复设计，包括替代牙齿和软组织形态。制订修复方案有3种选择：

- 牙齿形态模板。
- 个性化CAD。
- 从诊断性排牙中导入临床牙位。

4.2.1 牙齿形态模板

成功对齐表面扫描与CBCT数据后，从软件的数据库中导入牙齿形态模板（图8和图9）。此方法可以简单、快速地创建基本的修复设计，然后用于生成手术计划。在开发个性化牙龈成形基台或愈合基台方面的选择有限，也不可能预先制造出即刻负荷用的基台或临时修复体。

4.2.2 个性化CAD

临床牙医或口腔技师可以导入表面扫描并将其与临床情况的CBCT数据相匹配，再使用CAD软件创建全面的虚拟诊断性排牙。可以在CAD软件中生成全面的修复设计方案，并且该方案符合正确的咬合关系和牙齿的3D位置，这样创建出来的数据集要比其各部分的简单相加更好（图10～图13）。

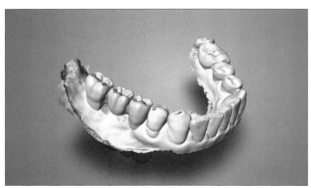

图10 表面扫描与CAD

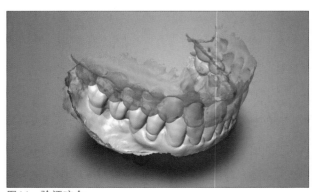

图11 验证咬合

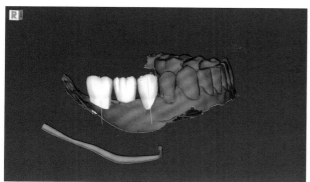

图12 同步转移至CoDiagnostiX软件

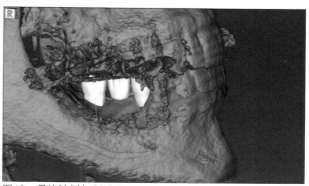

图13 最终计划与CBCT

使用同步功能，coDiagnostiX软件（Dental Wings，Montreal，Ottawa，Canada）能够合并预测义齿和合适的种植位置；一旦完成，还可以设计开发理想的种植位置。如有需要，可在种植手术前依据设计方案生产出个性化愈合基台和修复部件。

最终的手术计划可以制订并打印出来，以供外科团队参考（图14）。

4.2.3　从诊断性排牙中导入临床牙位

此方法使用软件中的多点对齐功能，成功地合并一个治疗计划中的多个数据集。在这种情况下，使用与上述相同的过程导入并对齐物理诊断蜡型的表面扫描数据。然后在软件中创建代表多个数据集的多个图层，以便于制订治疗计划。

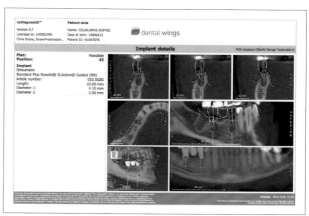

图14 最终手术计划

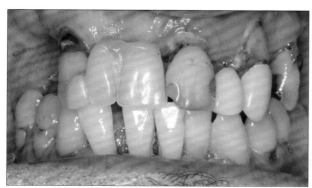

图15 牙列缺损

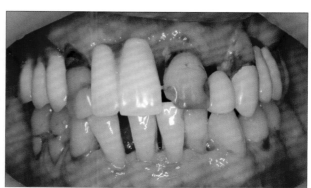

图16 诊断性排牙试戴

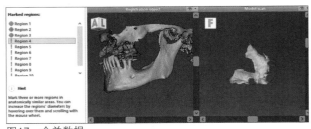

图17　合并数据

此流程让所有团队成员可以详细查看治疗方案，甚至可以通过云集成在移动设备上查看，这样可以在治疗开始前对计划进行全面评估（图15～图20）。设计完成后，可以打印外科手术文档，以便分发给治疗团队，以及订购所需的组件。

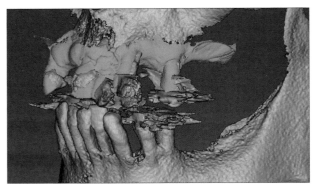

图18　对齐表面扫描

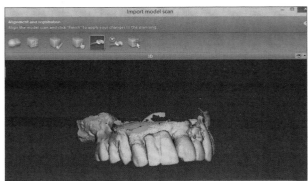

图19　对齐表面扫描和蜡型

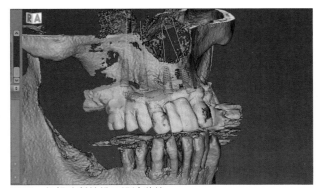

图20　根据诊断性排牙设计种植

4.3 计算机辅助设计（CAD）

CAD软件可以虚拟设计出最终的修复体。整个过程涵盖了从诊断性排牙到简单的或复杂的、固定的或可摘的最终修复体设计。软件使用特定的设计参数来控制系统制造公差。种植体的角度、基台形状和轮廓都可以单独进行个性化设计。数据库中提供了预先加载的牙齿形状模板可供选择；其中许多形状都是基于现有的商用义齿形态。该软件还有助于牙医或牙科技师定制自己喜欢的牙齿形态和解剖结构。

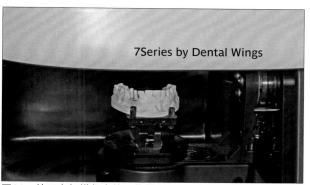

图21 技工室扫描仪中的工作模型

4.3.1 最终修复体设计

CAD软件的功能是在重建的表面扫描中（可以是口内扫描，也可以是用替代体印模灌注的实体模型的扫描），在数据集内精确定位虚拟种植体。

重要的是，在软件设置中引用正确的扫描体库，以确保对几何外形进行精确复制和网格化。无论使用口内扫描还是对模型的技工室扫描，设计步骤都是相似的。必须在表面扫描中清楚地显示扫描体的完整轮廓，以便软件准确识别扫描体位置；扫描体轮廓的数据缺失将降低合并过程的精准性。植入较深或极其分散的种植体会影响软件正确识别扫描体的能力，从而影响识别种植体的真实位置或对齐（Flügge等，2016；Gimenez-Gonzalez等，2016）。使用与软件接口兼容的扫描体非常重要，否则可能会导致软件不能识别扫描体的几何外形（图21～图25）。

设计过程应允许完全定制从种植体肩台开始的穿龈轮廓。软件内置的材料参数可以防止设计时因疏忽而去除过多材料，而这会产生过早失效点（图26和图27）。

可以仔细地控制基台轮廓和平行度，并且可以在屏幕上很容易地添加或删除信息层以便清晰地显示设计参数（图28和图29）。可以制作横截面图以确保满足材料的厚度要求（图30）。

在美学区种植修复的数字化工作流程的明显优势是软件能够简单、快速和精准地复制或匹配修复轮廓。临时修复体建立的龈下轮廓可以很容易地被复制到最终修复设计中，确保最终修复体与临时修复体高度匹配，获得先前足够的种植体周黏膜的支持（图31～图37）。

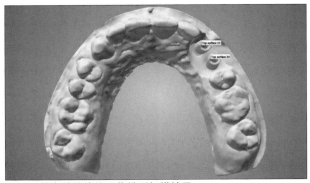

图22 带有种植体的工作模型扫描结果

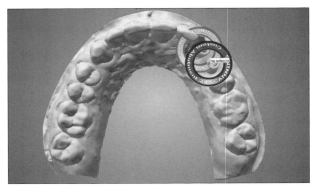

图23 软件中种植体定位

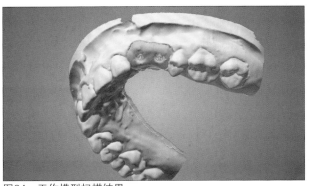

图24 工作模型扫描结果

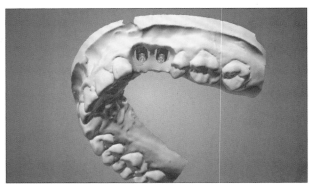

图25 从扫描中移除软组织层

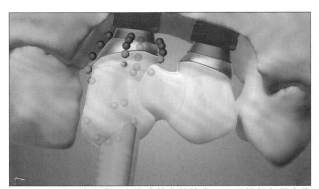

图26 可以通过移动圆点修改基台的轮廓。不同的颜色用来代表修复体上的不同位置1

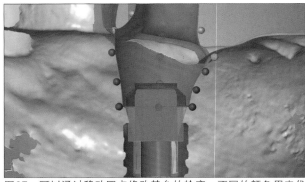

图27 可以通过移动圆点修改基台的轮廓。不同的颜色用来代表修复体上的不同位置2

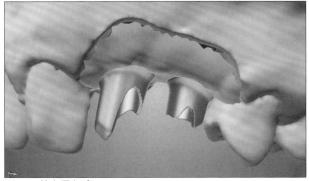

图28 基台平行度

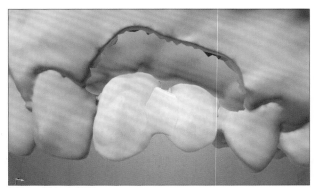

图29 添加支架层

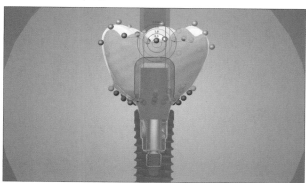

图30　种植体横截面

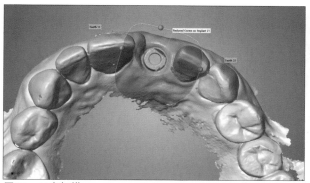

图31　口内扫描

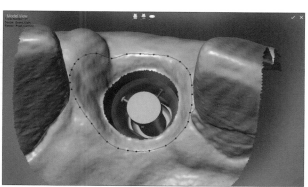

图32　在扫描上规定修复的黏膜轮廓

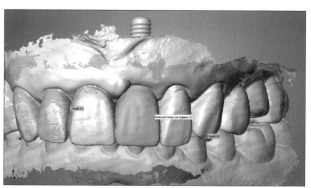

图33　在扫描上叠加诊断性临时修复体

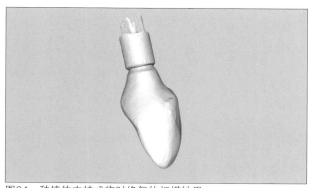

图34　种植体支持式临时修复体扫描结果

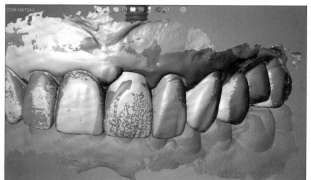

图35　根据临时修复体修改修复体1

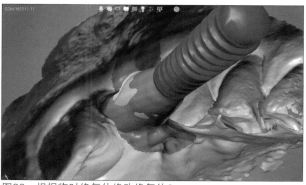

图36　根据临时修复体修改修复体2

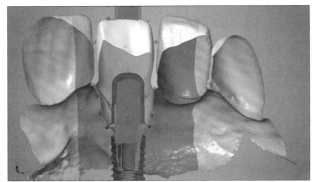

图37 确认种植体位置和横截面

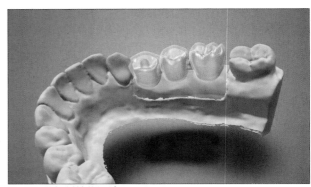

图38 全解剖结构设计

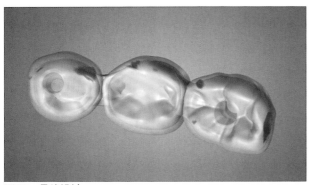

图39 最终设计

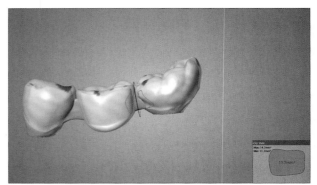

图40 确认连接体厚度

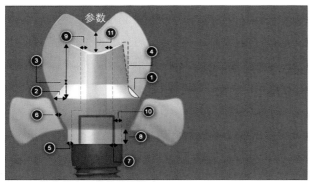

图41 基台所有可能修改的地方

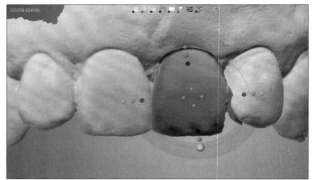

图42 将上颌左侧中切牙解剖结构镜像到上颌右侧中切牙

对于种植体支持式修复体的制造而言，使用CAD设计软件还有一个好处，就是修复体是按照全解剖结构设计的（图38和图39）。例如，如果技师需要为饰面材料的使用而削减设计，也可以得到实现，以保证在整个修复体表面都有合适的均匀厚度，为饰瓷提供足够的支持。此外，可以计算并确认连接体的厚度是否足以防止功能载荷下发生材料断裂（图40）。

可以精确控制和定制基台的设计参数以适应临床情况（图41）。对侧牙齿的解剖结构可以进行复制和镜像操作，以形成对称的牙齿形态（图42）。

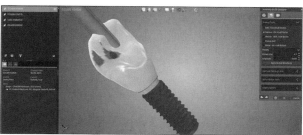

图43 通过舌侧的红色接触痕迹指示对颌牙

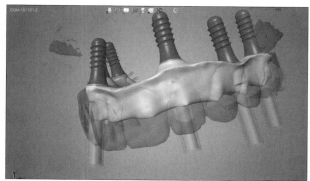

图44 在CAD软件中进行全牙弓重建，使用最终牙位来设计支架

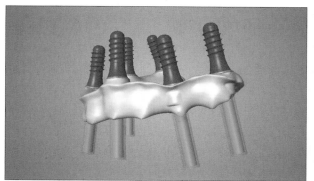

图45 支架轮廓

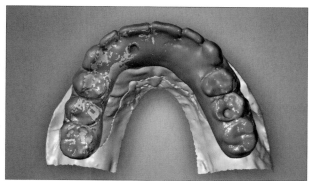

图46 用于调整修复体最终轮廓的最终牙位（殆面观）

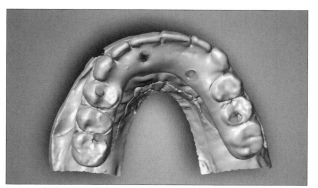

图47 去除最终牙位图层的修复体最终轮廓（殆面观）

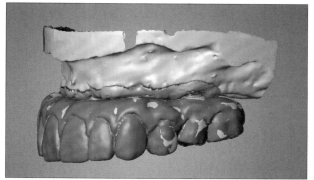

图48 用于调整修复体最终轮廓的最终牙位（侧面观）

根据需要镜像邻牙形态或将最终轮廓合成到诊断性排牙上，从而可以完全定制最终修复体（图43）。可以在下颌侧方运动的动画中查看最终咬合形态的适应性，并且可以很容易地查看咬合接触的范围和程度。

基于已经确认的最终牙位的适应性，可以按照支架模板或者完全个性化设计全口义齿支架，使其能够支持覆盖的修复材料（图44～图50）。

可以使用软件里的不同工具，来平滑、添加或移除图形，进而仔细调整咬合接触和邻面接触，类似于牙科技师在手工蜡型上操作牙科蜡的方式（图51）。

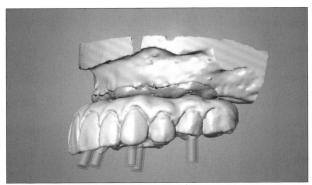

图49 去除最终牙位图层的修复体最终轮廓（侧面观）

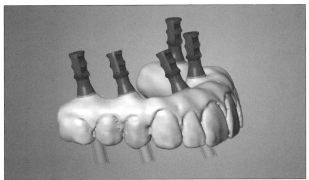

图50 去除了最终牙位图层和虚拟模型的修复体最终轮廓（侧面观）

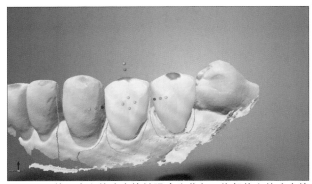

图51 天然牙齿上的咬合接触强度为黄色，修复体上的咬合接触强度为红色，表明修复体的接触强度更大——应该进行调整直到接触颜色与天然牙齿的颜色相匹配

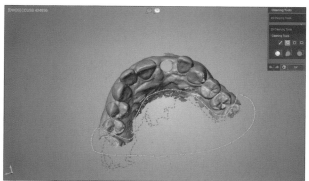
图52 使用选择工具清理表面扫描区域

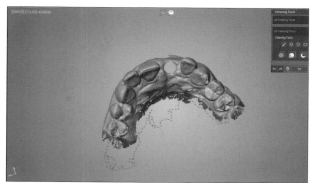
图53 准备删除红色区域

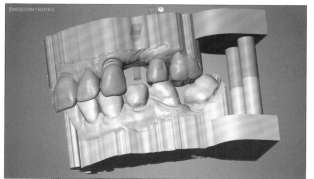
图54 将𬇙架界面加到虚拟模型中

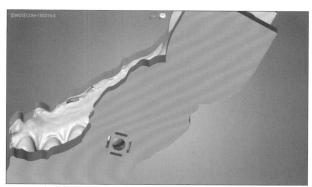
图55 在虚拟模型中插入可复位的替代体销孔

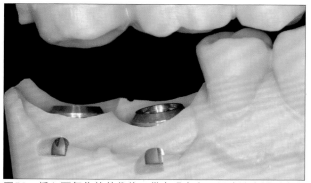
图56 插入可复位的替代体，带有观察窗，以确认在模型中完全就位

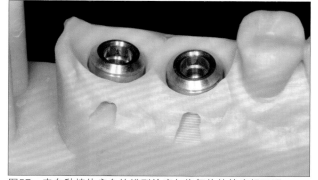
图57 来自种植体肩台的模型轮廓与修复体的轮廓相匹配

4.3.2 创建模型

建模功能用于设计可打印或切削的虚拟模型。清理表面扫描数据以删除不需要的区域（图52和图53）。可以适配各种各样的𬇙架界面，并且可以控制模型的高度和对齐方式，从而产生一个与口腔技师习惯使用的相似的复制品（图54）。软件允许在模型内虚拟放置各种种植体的替代体。与传统的种植体替代体不同，传统种植体替代体被牙科石膏包埋时是不能动的，而虚拟替代体则可以重新就位。在实体模型上创建观察窗，以确保替代体完全就位（图55和图56）。

CAD过程中，修复体设计产生的穿龈轮廓会自动转移到模型中（图57）。

4.4 计算机辅助制造（CAM）

最终修复体生产的最后一个阶段是切削。口腔技师使用软件的导出功能可以寻求集中式切削加工服务。设定直接传输或"导出和共享"功能，使数据直接无缝传输到切削设备上。软件包中包含了特定的切削公差，这些公差数据需要与所选用的切削设备进行匹配和校准，以确保加工精度。

4.5 结束语

与所有计算机系统一样，随着开发人员的进一步改进和完善，数字化工作流程中使用的软件也需要不断更新。在每次渐进式更新过程中可能会添加新的软件功能。

- 通常需要不同的软件包来完成数字化工作流程的各个步骤。

- 这些软件包要有兼容性，以便在整个数字化工作流程中无缝使用。
- 每个软件包都应该能够处理各种类型的种植体，并且能以需要的文件格式导出数字信息。
- 临床医生必须准备好接受持续的培训和学习，因为软件的功能可能会随着每次更新而改变。

5　合并数据集

G.O. Gallucci, B. Friedland, A. Hamilton

本章回顾了不同数字文件为了在虚拟环境中重建口腔面部解剖结构而进行合并的过程。文件（数字化的数据集合）的合并是必要的，因为需要编译和精准匹配多个数字文件来创建虚拟患者。

在本章中详细阐述了匹配过程的精准性，这对于确保后续将虚拟转换至模型，以制造并交付修复体时不丢失精准性至关重要。

在虚拟环境中，操作者将设计种植体的位置以及用于引导下种植外科的手术导板，并设计或制造用于临床的修复体部件。所有这些数字工作都发生于多个匹配的文件之中，也发生于多个匹配的文件之间。

然而，数字化设计的导板或修复体部件是以从IOS（口内扫描）或EOS（口外扫描）获得的数字文件作为位置参考。因此，数字化制造的部件的临床精准性将完全取决于数字化环境中文件合并过程的精度。

5.1 扫描技术及相关数据集

使用多种方法扫描不同的口面部解剖结构，这部分是因为数字化时所使用的技术，其产生了不同格式的文件。第2章详细介绍IOS和EOS的表面扫描原理，以及它们如何生成被扫描物体表面的详细渲染图（图1）。

但是，IOS/EOS不提供体积信息，而只提供被扫描对象的表面特征，因此称为"表面扫描仪"。例如，当从其内部观察表面扫描数据时，重建的图像看起来是空心的或空的。"外部"视图显示扫描表面的全部细节，而"内部"视图信息没有定义（图2a，b）。

表面扫描不能提供任何关于种植体放置所需的下层解剖结构的信息。因此，表面扫描需要与从CBCT获得的DICOM文件相匹配。

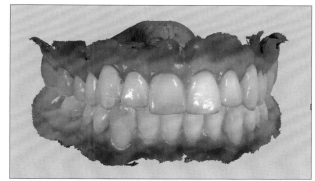

图1　彩色渲染的IOS扫描

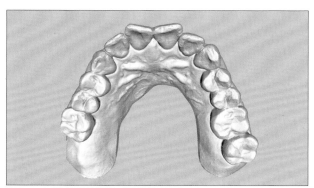

图2a　上颌表面扫描的"外部"视图

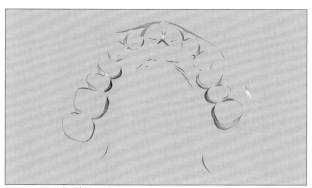

图2b　同一扫描的"内部"视图

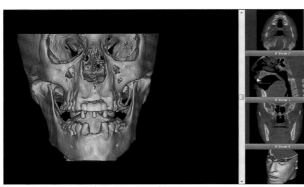

图3　CBCT 3D渲染以及不同观察平面

锥束计算机断层扫描（CBCT）生成患者的2D图像切片，然后可以单独显示或堆叠显示以生成3D图像。CBCT扫描的表面精度不如表面扫描仪，这就是为什么需要把CBCT的DICOM文件与表面扫描文件相合并（图3）。CBCT扫描产生所关注区域的骨骼结构的体积数据。CBCT数据包含体素（3D数据位），而不是表面扫描的像素（2D数据位）。因此，可以展现体积的数字图像和下面骨骼结构的3D形状，并且可以由视图软件进行操作（图3）。含体素（3D数据位），而不是表面扫描的像素（2D数据位）。因此，可以产生整体的数字图像以及下方骨骼结构的3D形状，并且可以由视图软件进行操作（图3）。

与表面扫描不同的是，CBCT使用电离辐射。虽然牙科CBCT的总辐射量通常低于其他类型的CT，至少在小视野时是这样的，但牙科CBCT检查对患者的放射剂量通常比平片要高得多。在这种情况下，应该详细计划并结合CBCT的优劣，考虑避免重复或不必要的照射。

在种植牙科中CBCT已经取代了医用CT，这是因为CBCT设备更便宜，患者辐射量更少，而且设备更紧凑，可以在牙科诊所内使用。然而，当CBCT扫描用作种植数字化流程中的一部分时，仍需考虑多个因素。

5.2　CBCT扫描的精准度

　　CBCT扫描的精准性对临床医生进行种植手术的诊断和术前计划具有重要意义。在没有其他因素干扰的情况下，根据第五次国际口腔种植学会（ITI）共识研讨会（Focas，2018）的讨论，CBCT扫描的偏差至少为一个体素（0.3mm³）。这种偏差似乎不至于降低虚拟种植设计或引导种植手术的安全性或有效性。然而，在术前诊断计划中，应该考虑这种已被大家熟知的偏差。这种情况下，分辨率是CBCT图像质量的关键参数。

　　分辨率指的是CBCT扫描区分两个对象并再现被研究对象的精细细节的能力。CBCT图像的分辨率低于口内X线片。有几个因素会影响CBCT扫描的质量，例如患者头部角度的变化、运动伪影、散射、所采用的重建算法、体素大小、辐射暴露以及其他因素。

5.3 视野（FoV）

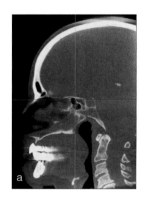

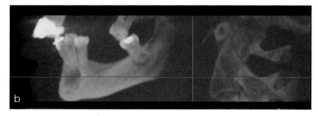

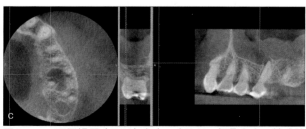

图4a～c 不同视野（FoV）大小。大FoV：颅骨大小。敏感结构重点成像（a）。中FoV：颌骨大小（b）。小FoV：象限大小（c）

放射视野是选择进行拍摄的关注的容积。可将FoV设置为不同的大小来捕获所需的解剖结构。它可以从单颗牙齿的大小到头骨的大小不等（图4a～c）。大FoV意味着更高的辐射暴露。虽然CBCT的使用在一些国家只受到较宽松的监管，但有些国家（包括欧盟国家）仔细地评估了辐射暴露的优劣，建议实施的方法包括限制FoV和体素大小，以减少患者的总辐射暴露。然而，对于数据集合并，建议使用中FoV（颌骨大小）。不建议使用小FoV（象限大小），因为数据集合并的表面积较小时可能会导致合并存在误差。当CBCT和表面扫描数据合并时，建议在CBCT扫描中包括整个颌骨，以确保图像匹配使用足够的数据点。因此，数字化流程可能比传统程序需要更高的辐射剂量。

5.4 射束硬化与散射

射束硬化和散射（图5）这两种机制都会在两个高衰减物体（例如，金属和骨骼）之间产生暗条纹状伪影。它们还导致产生跟暗条纹相邻的明亮条纹（Boas和Fleischmann，2012）。在口腔中，高衰减物体包括金属物体（例如，银汞合金、含金属的牙冠和桩）和一些非金属物体（例如，牙胶或根管封闭剂）。CBCT扫描上的散射直接影响被扫描对象的准确度。进行CBCT扫描时，用蜡堤或其他非衰减材料将上下颌分开，对最大限度减少或避免来自对颌的散射有所帮助。减少成像伪影是合并数据集的关键，因为通常使用牙齿的成像来进行合并。散射可能会导致文件合并过程中存在误差，从而严重影响临床结果。

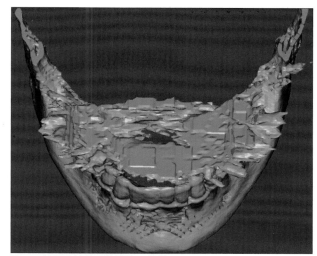

图5 在𬌗面有明显散射的下颌骨CBCT

5.5　CBCT扫描前的患者准备

人们意识到误差会在数字化工作流程中累积，就像在常规工作流程中一样。因此，应该努力减少过程中每一步产生的误差——这在进行CBCT扫描时尤其重要，因为它使用的是电离辐射。

为患者进行CBCT扫描的准备工作应包括口腔修复设计的可视化。CBCT图像采集过程中应佩戴放射线诊断模板或口腔内标记物。应确保分开上下颌以最大限度地减少或避免影像伪影从一个颌骨向另一个颌骨"扩散"。在前庭区放置棉卷有助于将唇部和面颊与牙槽骨复合体分开，从而有可能改善CBCT图像的质量。

5.6 合并文件

当涉及种植修复的数字计划时，需要表面扫描和CBCT的图像特性来提供所感兴趣区域的完整信息。但是，这两种类型的3D图像会产生不同的文件格式。因此，大多数种植设计软件允许合并DICOM和STL文件。

这一过程非常简单地实现并提供所感兴趣区域的完整3D渲染图，包括表面和体积方面的信息（图6a，b）。

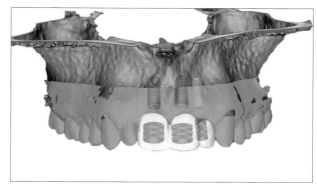

图6a DICOM（灰色）和STL（绿色）数据合并后的3D渲染图

5.6.1 使用常见解剖结构合并数据集

尽管某些CAD/CAM软件也提供合并的功能，但通常使用种植设计软件实现DICOM和STL文件合并。合并过程的具体细节可能会根据使用的特定软件而有所不同，但合并的原则一般是相似的。

首先，导入、分割和对齐DICOM数据集。分割是对数字图像进行分割或切分的过程，目的是识别一种组织与另一种组织的边界，例如区分牙龈和骨（Mansoor等，2015）。

接下来，将STL文件导入同一个软件中。如图7所示的过程中，操作者使用牙齿形态来识别和标记两个文件中可清晰识别区域，来指导合并过程。建议将合并点分散在4个区域的两侧。一些软件包提供自动识别功能。然后，系统采用"最佳匹配"算法将DICOM和STL文件合并到一个新的数据集中。

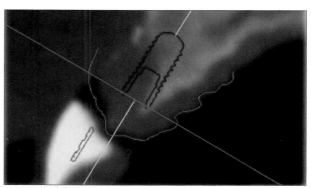

图6b 合并文件的矢状面

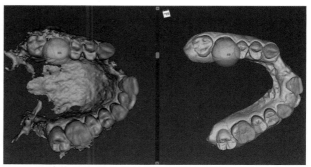

图7 设计软件中的合并过程，显示DICOM（左）和STL（右）文件。蓝色：标记文件。绿色：选定区域以指定要匹配区域

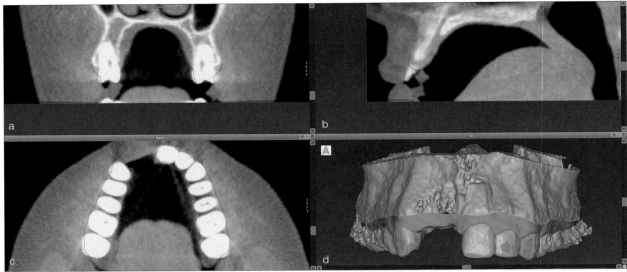

图8a～d　在不同视图中验证所有平面上匹配的精准性

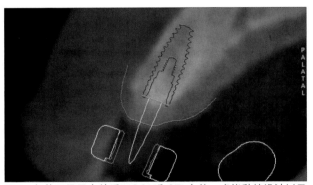

图9　矢状面显示合并后DICOM和STL文件，虚拟种植设计以及就位的手术导板和引导套环的数字化设计。灰色：CBCT。蓝色：虚拟种植体。浅蓝色：合并的STL。绿色：引导套环。白色：手术导板的设计

一旦完成初始匹配，大多数软件都允许用户验证合并过程并提供手动调整的机会。在验证窗口中，操作者可以滚动显示匹配的文件以评估和验证合并的精准性（图8a～d）。此时，可以手动调整以确保精确匹配。

DICOM和STL文件之间匹配（对齐）的精准性具有直接的临床意义。在种植计划期间，种植位置是基于合并文件后获得的信息（图9）。操作者将根据DICOM数据集提供的解剖体和STL文件提供的牙齿位置/软组织轮廓来设定种植位置。

一旦确定种植位置后，下一步就是制作手术导板。在此，种植设计软件仅使用STL文件来设计手术导板。由于种植体的计划位置决定了导板的引导套环的位置，所以，合并过程中的任何误差都可能导致种植体植入时的严重并发症。因此，建议仔细检查合并过程的精准性，以避免手术中的并发症或种植体错位。

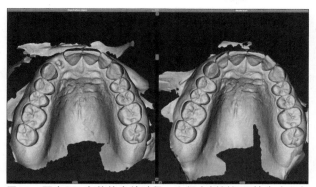

图10　两个STL文件的合并过程：上颌右侧侧切牙缺失（左）和掉落的牙冠重新就位（右）

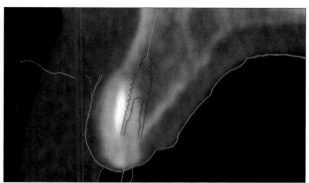

图11　设计的种植体位置矢状面观。灰色：DICOM数据集。蓝色：设计的种植体。橙色：第一个STL文件（无牙齿）。紫色：附加的STL文件（含牙齿）

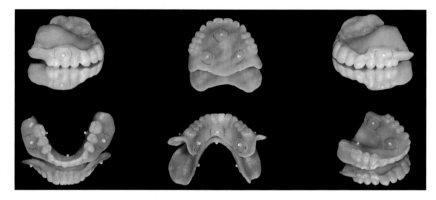

图12　为了执行扫描，策略性地在排牙上放置可粘的放射线标记

5.6.2　合并附加的STL文件

一旦第一个STL文件与DICOM数据集合并，就可以使用第一个STL文件作为参考来添加其他STL文件。这种技术可以合并不同临床时间点的STL文件，提供了不同的轮廓线。例如，可以通过重现无牙区，对缺失牙进行IOS/EOS扫描；然后，将临时修复体或排牙就位后重新扫描该区域。接下来，这两次扫描被合并到设计软件中，以同时展示出无牙黏膜表面和牙齿位置。图10显示了两个STL文件的合并步骤，一颗上颌右侧侧切牙缺失（左侧面板），第二个STL文件中掉落的牙冠重新就位（右侧面板）。一旦这些文件彼此对齐，它们就可以与DICOM数据集对齐。

图11显示了计划种植位置的矢状面观，其中文件的多次合并使得相对于计划种植体位置的牙龈位置（第一个STL文件的橙线）和临床牙冠的轮廓得到可视化（第二个STL文件的紫线）。

5.6.3　使用放射线标记合并数据集

可粘的放射线标记（CTSpots，Beekley Medical，Bristol，CT，USA）（图12）有助于提高数字化种植工作流程的精准性。使用放射线标记可以在合并不同数据集（文件）时提供更高的精准度。这种技术常用在无牙颌患者或CBCT扫描的3D图像因散射而失真时。在这些情况下，可能无法识别两个数据集共有的解剖结构，而使用放射线标记可以引导合并过程。放射线标记可在市场上买到，也可用牙科材料（例如，复合树脂）个性化制作。不推荐使用金属标记，因为它们会引入散射。

这项技术的原理是获取标记就位后的IOS/EOS和CBCT扫描数据。当文件导入设计软件中时，可以清楚地识别出放射线标记以进行合并，如图13所示。

匹配数字文件以在虚拟环境中重现口面部结构是数字化工作流程的必需流程。操作者必须确保匹

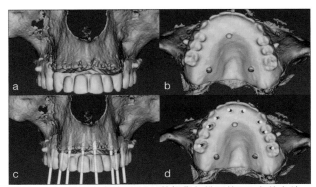

图13a～d　无牙患者的DICOM数据集与排牙的STL文件合并。合并的DICOM和STL数据的正视图（a）。使用放射线标记合并文件的结果的𬌗面图（b）。计划进行固定修复的种植体正视图（c）。设计的种植体𬌗面图（d）

配文件的精准性，因为错配的数据集可能会造成临床的误差。尽管合并过程在技术方面并不复杂，但建议选择与设备齐全的数字化技工室合作，保证完成这一步骤，或者在诊室内由经过训练的员工进行数字文件匹配。鉴于这一步骤与治疗的精准性有临床相关性，进行治疗的临床医生必须理解其临床含义，验证拟订的匹配和治疗计划，并最终批准该过程。

6 种植修复的数字化工作流程

G. O. Gallucci

传统（替代体）技术是目前种植修复中使用的主要方法。它们在种植牙科的早期就已经存在了。然而，数字牙科技术（DDT）与现代口腔种植学的结合产生了新的临床工作流程。例如，为了将设计的种植体位置转换到临床环境中而进行的手术导板的数字化设计，几乎完全在虚拟环境中进行。或者当口腔技工室要制造氧化锆基台时，数字化技术将被用来生产这种基台。在这些情况下，数字化技术是促使成功的一个重要步骤。

但也有其他的设计、手术和修复过程可能使用数字或者传统的工作流程。在这种情况下，为工作流程选择合适的环境（传统的、数字的或二者的组合）不应该仅仅基于技术本身，还应该基于满足特定患者和位点治疗需求的最佳方式。本章将探讨DDT是如何应用于患者护理的。

种植-修复治疗的工作流程包括环境、不同的治疗阶段、操作者和辅助人员使用的技术以及工艺等要素。表1显示了不同环境（替代体、数字和临床）的示例，以及它们的输出或临床步骤，这些输出或临床步骤实现了使用种植体支持式修复体来修复缺失的牙槽结构的最终目标。值得一提的是，数字和替代体环境可以在同一工作流程中交替使用。例如，传统的诊断印模可由口外扫描仪产生数字信息从而在数字化环境中操作。相反，口内扫描仪产生的数字"印模"可使用增材技术或减材技术来生产牙模，在该模型上使用传统技术制造种植修复体。

虽然可以选择纯传统的或完全数字化的工作流程，但二者都需要按照所需的精度转换到临床环境中，以将牙种植体放置在正确的位置或提供满足临床密合性要求的种植修复体。

数字化技术的引入，给口腔种植学领域带来了新的技术，使口腔种植学与广义的临床牙科学相比，与计算机科学的关系更密切。数字数据集的管理以及横跨不同环境的文件传输和合并，需要对牙科团队的所有成员进行额外的培训。例如，DICOM文件的分割（来自CBCT射线照相）、牙种植体的虚拟设计、将STL文件（来自IOS）集成到CAD/CAM软件包中，或将CAD文件传送到制造模块，都需要新的培训和新的技能。

因此，我们看到一个新的实体——"数字化技工室"的出现，它支持DDT固有的数据管理。这些数字化技工室可以与传统技工室相关联，也可以是独立的实体，主要通过互联网提供一系列数字服务。

表1　不同环境（替代体、数字和临床）及其临床输出的总览

环境	计划	种植体植入	修复体
替代体技术（传统技工室）	• 诊断石膏模型 • 诊断蜡型 • 放射线诊断模板	• 外科定位模板 • 临时修复体 • 即刻临时修复体	• 石膏模型 • 制造临时修复体 • 基台选择和制造（铸造） • 最终种植修复体
临床	• 患者评估 • 风险评估 • 初印模 • 功能蜡型试戴 • 治疗计划	• 传统种植体植入（自由手） • 导航种植外科 • GBR技术	• 种植体水平的印模 • 临时修复体 • 基台选择 • 基台试戴 • 支架试戴 • 最终修复体交付
数字化技术	• 数字健康记录 • 数字放射学 • CBCT • 设计软件 • 口内扫描（IOS） • 口外扫描（EOS）	• 术中数字放射学 • CBCT • 种植时的口内扫描	• 口内扫描 • CAD/CAM
数字化技术（数字化技工室）	• 数字文件管理 • 数字化蜡型 • 立体光固化成型（3D打印） • 切削模型 • 引导种植手术导板的数字化设计	• 虚拟种植设计 • 建议的外科方案	• 数据管理 • 将数据扫描到CAD系统 • CAD • 基台切削（CAM） • 种植修复体的切削（CAM）

6.1 应用于患者护理的数字化工作流程

　　全数字化的工作流程，如图1所示，由诊断步骤、设计步骤、手术步骤和修复步骤组成。它首先将口内扫描（STL）和CBCT（DICOM）获得的数据文件合并到设计软件中。在该软件中，种植体位置根据修复设计进行虚拟设计。下一步，通过数字化设计和3D打印手术导板来辅助种植体的植入。在骨结合阶段之后，采集工作用口内扫描（IOS）或"数字化印模"。生成的STL文件在CAD软件包中进行操作，以制造种植体支持式修复体部分。

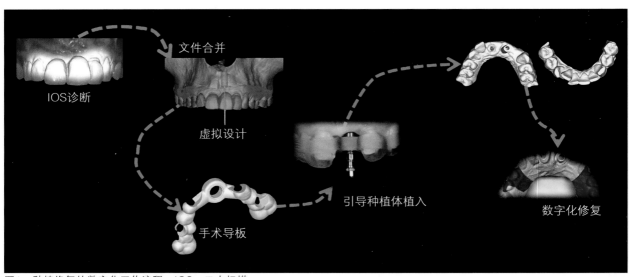

图1　种植修复的数字化工作流程。IOS：口内扫描

6.2 数字化工作流程的诊断步骤

通常从患者获得的数据集是经口内扫描（IOS）得到的数字诊断模型或者是经口外扫描（EOS）得到的物理（石膏）诊断模型的数据。

这些数字化印模（表面扫描）通常以STL文件格式存在。有时，根据使用的扫描仪不同，输出的内容可能只是由本机系统读取的专有格式。STL文件相对容易处理，并且应该作为患者电子健康记录的一部分保存下来。通过其在服务器上的位置直接读取文件、通过网络传输（ftp）或通过从IOS设备直接传输到数字化技工室，可以将诊断扫描导入种植设计（CAD）软件中。图2显示了包含诊断性IOS数据的STL文件（第4章以表面扫描仪为主题进行了详细的介绍）。

可以将诊断性IOS数据导入CAD软件，以执行数字化诊断性排牙。图3显示导入CAD工作站的STL诊断文件，在该CAD工作站中，正在对缺失的侧切牙的诊断性排牙进行调改。

该软件可以修改原始STL文件以虚拟展现出传统模型，包括插入种植体替代体和备牙模具。

另一种用于数字化口面部结构的方法是数字3D成像。患者暴露在电离辐射中以获得CBCT影像。表面扫描（STL文件）可以生成高分辨率的3D容积，与之不同的是，DICOM文件生成的扫描对象3D立体影像的表面清晰度相对较差。DICOM文件可能相对较大，这取决于扫描患者时采用的分辨率。DICOM文件也应该作为患者电子健康记录的一部分。各种软件都可以用于查看或操作DICOM

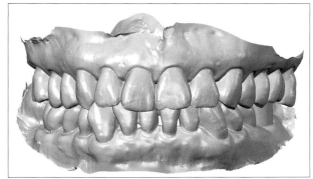

图2　STL文件的正面视图

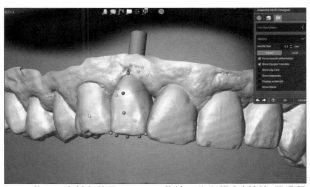

图3　将STL诊断文件导入CAD工作站，为上颌右侧侧切牙进行数字化排牙

文件。在口腔种植学中，DICOM文件被导入虚拟种植设计软件包中（图4）。

6.3　数字化工作流程的设计步骤

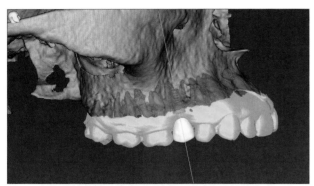

图4　虚拟种植软件。灰色3D结构：分割DICOM文件，仅显示牙槽骨。绿色3D结构：分割DICOM文件，仅显示牙齿。黄色3D图像：来自IOS设备的STL文件，显示牙齿和软组织，与DICOM文件合并。红色：虚拟种植设计。白色：数字化排牙

将DICOM文件导入虚拟种植设计软件之后，就可以对它们进行"分割"，以减小3D区域、改善图像（通过去除散射或其他伪影），或者分离文件中的不同解剖结构（图4中的灰色和绿色3D结构）。DICOM文件可以与STL文件合并（图4中的黄色3D图像）。合并技术及其临床意义在第5章中有更详细的描述。

下一步是结合预期的修复效果，虚拟设计出以修复为导向的合适的种植体位置（红色种植体替代体，图4）。这可以通过另外导入模拟蜡型的STL文件，或者使用软件包内的数字化排牙工具（白色3D牙齿，图4），或者利用双扫描技术来实现。在双扫描技术中，首先对佩戴义齿的患者进行扫描，然后对义齿进行放射线标记，单独扫描义齿，随后将这两次扫描结果在设计软件中进行合并。在此步骤之后，可以从数据库中选择合适的种植体，根据邻近的解剖结构以及修复设计放置于合适的位置，如图4中的红色种植体所示。

6.4 数字化工作流程的手术步骤

一旦确定种植体位置，就可以使用同样的虚拟种植设计软件来进行手术导板的数字化设计。然后将该设计导出为STL文件，以便用3D打印机或切削设备制造出所设计的导板（图5a，b）。

第7章详细讨论了计算机引导下种植体植入。在这里，手术导板通过将设计好的种植体位置转化到手术领域，帮助种植体准确就位。在种植体植入时使用数字化制造的导板，通常是从数字化环境进入临床领域的第一步，因此确认导板的临床适应性和稳定性至关重要。设计手术导板时通常有一个观察窗口，用于视觉验证密合的精准性。

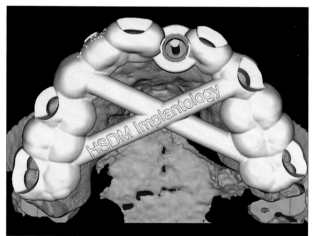

图5a 手术导板的数字化设计

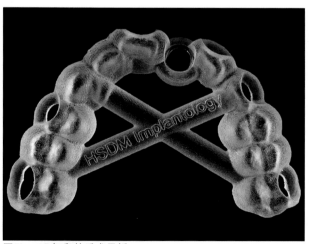

图5b 3D打印的手术导板

6.5 数字化工作流程的修复步骤

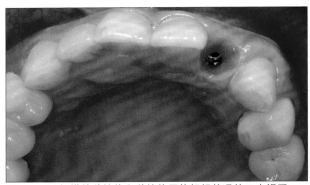

图6a IOS扫描前种植体和种植体周软组织状况的口内视图

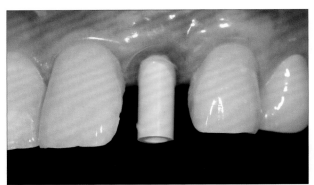

图6b 扫描体就位

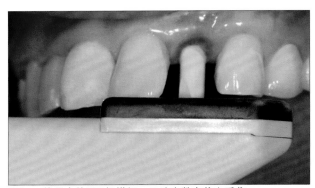

图6c 使用中的IOS扫描杆，口腔内数字信息采集

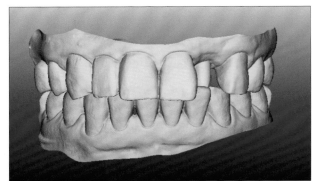

图6d 对感兴趣区域进行IOS，含扫描体的替代体

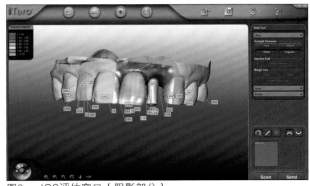

图6e IOS评估窗口（阴影部分）

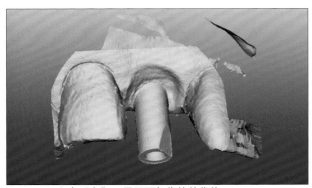

图6f STL上有"窝"，用于可复位的替代体

在成功进行骨结合后，进行IOS扫描，将种植体位置从口腔转移到数字化技工室。图6a～f展示了使用数字化扫描体进行种植数字"印模"的临床程序以及所产生的STL文件。

在此阶段，工作流程有几种可能的变数。图6a～f显示了在软组织成熟之后进行新扫描的IOS扫描全流程。或者也可能将原来的诊断性IOS扫描修改为工作/最终虚拟模型，并且复现了种植体就位后的位置。为了实现这一点，操作者可以简单地去除临床上被种植体的植入所改变的相关区域，在扫描体就位的情况下，仅对相关区域进行重新扫描，以修补现有的诊断性IOS扫描。然后，此文件与原始文件合并，尽量减少重复的步骤，使过程更加省时有效。

STL文件导入CAD工作站，开始通过CAD/CAM过程进行修复体制造。图7显示了数字化制造种植体支持式修复体支架的CAD视图。通过STL文件中捕获的扫描体的方向来精确地识别种植体的位置和方向，接着，数字化技工室选择修复体部件以制造最终的种植修复体。CAD软件提供复杂而精密的工具来虚拟地修改CAD/CAM种植体支持式修复体的轮廓和尺寸。

CAD设计完成后，通常会将STL或专有格式的输出文件发送到切削设备上，或者在某些情况下，会传输到3D打印机上（图8）。

工作流程中的CAM阶段通常由口腔技工室处理。制造完成后，修复体会送到临床医生那里进行临床试戴或交付。这一步也代表了从数字化环境过渡到临床环境；必须再次确认是否满足临床密合性的要求。

可以使用模型构建器制造工作用IOS扫描的物理复制模型来实现进一步验证。这些模型包含种植体替代体，可在其上放置种植修复体以检查其密合度，或在临床戴牙前对其进行调改（图9a～e）。

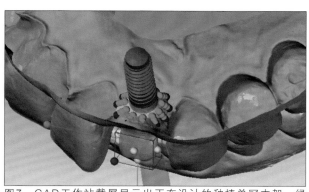

图7　CAD工作站截屏显示出正在设计的种植单冠支架。绿点：支架穿龈区域的修改工具。黄点：支架牙冠区域的修改工具

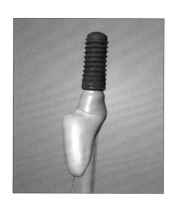

图8　在虚拟种植体替代体上的种植修复体支架最终设计。视图中虚拟模型调整为透明以便看到种植修复体的形态

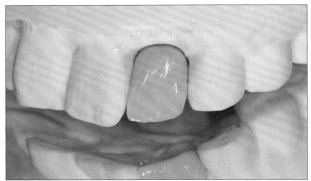

图9a　戴在切削模型上的CAD/CAM种植修复体

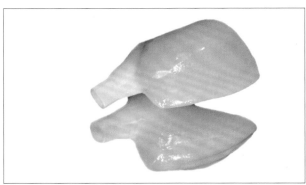

图9b　CAD/CAM种植修复体

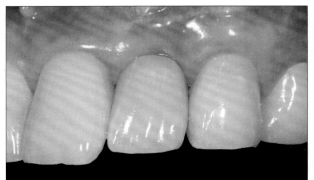

图9c　近距离观察CAD/CAM种植修复体口内密合度

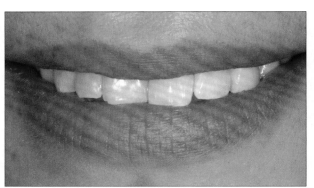

图9d　口外观察CAD/CAM种植修复体

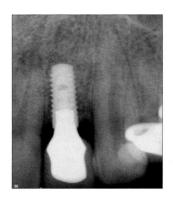

图9e　射线评估CAD/CAM
种植修复体的密合度

6.6　数字化工作流程的其他步骤

上述过程展示了全数字化工作流程的简化版本。虽然这些步骤描述了整个过程中的通用路线，但工作流程在数字和临床层面上都有多种可能的变化。例如，混合式的种植-修复工作流程中有些步骤使用常规方法，而有些使用数字方法。其他例子包括在种植体植入时即进行IOS扫描，以设计最终修复体，或者在不创建任何实体模型的情况下全数字化设计和制造种植体支持的牙冠。

另一个变数是不同软件包之间的交互通信能力。因此，可以在CAD/CAM工作站上进行病例的术前设计，并且通过将CAD/CAM软件与虚拟种植设计系统实时链接，在相同地点或远程地与其他团队成员共享所产生的种植设计信息。这样就可以在任一软件包中进行修改，以优化修复体设计和种植位置（图10）。

这一特征具有重要的临床意义，因为它为所有团队成员共享访问和协同诊治病例创建了一个虚拟环境。

随着DDT的发展，数字化工作流程也会产生其他的变化。然而至关重要的是，团队成员需要理解，表1中描述的基本要素是数字化种植工作流程中的关键步骤。诊断、设计、手术和修复步骤通常需要根据特定病例的具体特征进行调整，为每位患者创建个性化工作流程，可以是数字化的、常规的或二者组合的环境。

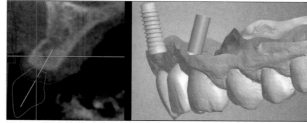

图10　CAD软件（右）用于确定排牙。手术设计软件获取该信息（左）。当两个软件包关联时，就可以同时在每个软件工作站上实时看到更改

7 计算机引导手术

A. Tahmaseb

以修复为导向的种植体植入，同时考虑周围解剖结构，多年来一直是牙科临床医生感兴趣的主题。正确的种植体植入位置对于获得良好的美学和修复效果以及提供充分的维护通道、预防未来的并发症，都至关重要。全面而周密的设计是牙科治疗特别是种植治疗成功的先决条件。几十年来，牙科专业人员一直在使用各种设计工具，包括安装在𬌗架上的研究模型、诊断蜡型和在放射线片上增加标识。

但是将锥束计算机断层扫描（CBCT）引入到牙种植科中才是一个真正的突破，特别是与传统的计算机断层扫描（CT）的扫描仪相比，这些设备具有更低的辐射剂量（Loubele等，2009；Guerrero等，2006；Harris等，2012）。

结合种植设计软件，CBCT成像使在"虚拟"计算机环境里，在周围有重要解剖结构的情况下，可以修复为导向设计，将种植体放置在最佳的位置。然后利用这些设计数据通过CAD/CAM制作由计算机生成的手术导板（钻孔模板）。这一过程最终会使设计的种植位置从计算机转移到患者口中，在手术导板的引导下，按设计计划进行种植窝预备和种植体植入。目的是在不破坏周围解剖结构的情况下，实现预期的理想种植体位置（Widmann等，2010）。

A. Tahmaseb

7.1 术语

种植外科引导系统采用硬件和软件的结合辅助设计种植位置。然后将种植位置转换为手术导板，或使用多种方法加载到定位软件中。

Jung等（2009）将这些方法分为动态系统和静态系统：

- **动态系统**根据计算机显示器上实时显示的提示，而不是固定的口内导板，将选定的种植位置信息传达给术者。

- **静态系统**［或计算机辅助种植手术（CAIS）］使用预制的手术导板植入种植体。因为预制的手术导板不允许在手术中改变种植体的位置，因此原种植计划不能改变。

因此，清楚地描述这些系统及其应用模式和精密度，对感兴趣的临床医生很有帮助。

7.2 导航手术系统

7.2.1 动态系统：导航手术

在动态导航手术方案中，使用已导入CBCT数据的设计软件来设计种植位置。然后使用具有光学跟踪系统的外科导航装置辅助将种植体植入预先设计的位置。例如，MicronTracker（ClaroNav, Toronto, Canada）（图1）使用立体成像实时检测和跟踪有特殊标记的物体。这些被标记的物体，称为光学跟踪目标，连接到种植手机和患者下颌（图2）。然后，光学跟踪仪跟踪这些标记，并在屏幕上通过患者CBCT的矢状面、轴位面和冠状面的2D图像实时显示器械尖端位置（图3）。外科医生可以实时观察屏幕并在必要时修改手术程序，例如，需要避开神经等类似的解剖结构阻碍（图4）。

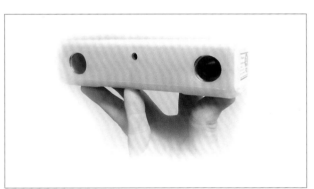

图1　MicronTracker（ClaroNav）

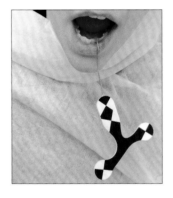

图2　标记物连接到种植手机和患者下颌

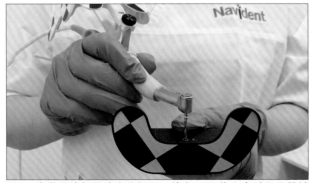

图3　光学跟踪仪跟踪这些标记，并在2D图像上实时显示器械尖端的位置

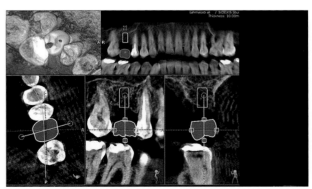

图4　导航系统的设计软件：实际手术前虚拟的种植体植入

手术导航系统通常被称为动态系统，因为外科医生可以实时修改手术方案和种植体位置，必要时更改初始方案。由于在3D影像可以看到钻相对于患者术前的扫描解剖结构和术前治疗设计的图像，外科医生在术中可以基于更多的信息进行手术方案修正。

7.2.2 静态系统：导板引导的手术

计算机引导（静态）手术系统使用不同的方法来制作手术导板，例如立体光固化成型（快速成型）、3D打印（图5）或机械装置定位（图6），其通过计算机算法将放射线诊断模板转变为相同的手术导板（Jung等，2009）（图6~图15）。立体光固化成型是一种通过使用激光束选择性固化对紫外光敏感的液体树脂（光敏树脂），将计算机辅助设计（CAD）模型转变为固体3D树脂的技术（Laney，2007）。此过程也称为3D分层固化或3D打印。在牙种植学中，这些物理模型可以真实再现上、下颌的尺寸。

在立体光固化成型和3D打印中，都使用种植体位置坐标（几何3D位置数据）来设计手术导板。如图6所示，通常导板设计软件会被集成到手术设计软件（CoDiagnostiX）中，此软件可以创建导入3D打印设备中的格式文件。

如果手术导板是机加工制作的，如GonyX（Institut Straumann AG, Basel, Switzerland）等设备需要手动输入种植体坐标。主模型是放射线诊断模板和手术导板的基础。放射线诊断模板包含了预期修复结果的信息，即X线阻射的牙齿，并在CBCT影像上可见。

放射线诊断模板用3个参考定位销杆连接到Templix模板上。使用GonyX设备对这些信息进行索引，以确认数字化种植设计能准确转移到制作的手术导板上（图8）。临床医生可以直接将3D数据集（DICOM）导入设计软件中。

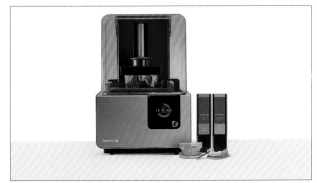

图5 用于打印手术导板的3D打印机（Formlabs, Somerville, MA, USA）

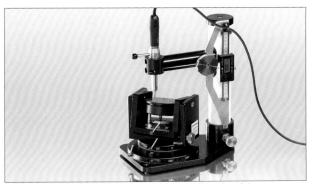

图6 GonyX（Straumann）设备用于制作手术导板

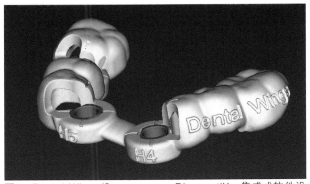

图7 Dental Wings/Straumann coDiagnostiX：集成式软件设计手术导板并随后通过3D打印制造

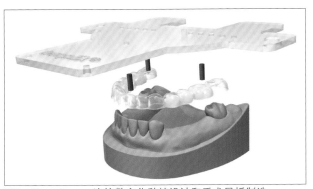

图8 Templix——连接数字化种植设计和手术导板制造

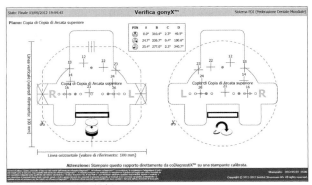

图9　GonyX 验证模板

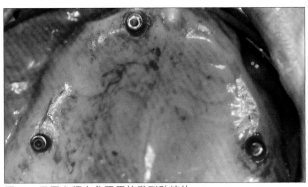

图10　无牙上颌中参照用的微型种植体

种植设计完成时，软件就会生成在GonyX设备上制作手术导板（图10~图14）的方案。使用软件生成并打印在纸上的验证模板将石膏模型和扫描模板放置在GonyX设备上（图9）。每颗种植体位置由设计软件生成并导入GonyX设备中，使用4个刻度盘设置每颗种植体位置的空间坐标（A、B、C和D）。然后使用GonyX设备在模板上钻孔用于放置套环。

显然，在这个过程中仍然有许多代型的步骤，使它容易受到人为错误的影响，这可能会对手术结果产生严重不利影响。

静态（导板引导）系统根据手术导板中的钻孔引导类型进行分类。例如，有些系统使用多个手术导板，每个导板配有特定直径的套环，而有些系统

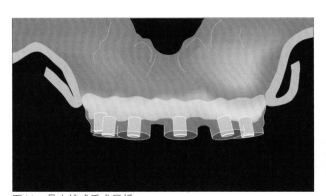

图11　骨支持式手术导板

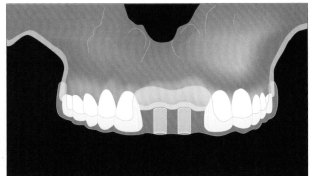

图12　牙支持式手术导板

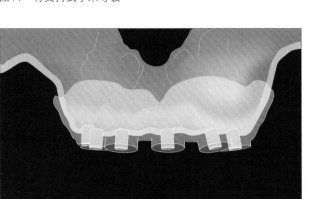

图13　黏膜支持式手术导板

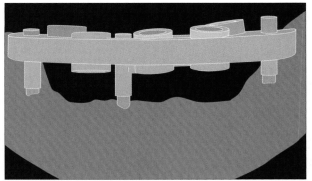

图14　固定支持式手术导板

则用一个配有直径逐渐增大的套环的导板，以匹配使用的钻头（图15）。有一些系统有垂直"止停"功能来实现深度控制，而另一些系统则使用视觉标记来帮助控制钻预备的深度。

一些静态（导板引导）系统允许引导种植体本身的植入，即所谓的"全程引导系统"（Pettersson等，2010a；Tahmaseb等，2010，2011）。在一些系统中，在使用截骨模板之后手动植入种植体；而在另一些系统中，只是在初始截骨时使用计算机辅助设计的手术导板（Ersoy等，2008；DiGiacomo等，2005，2012）。这些系统被称为"部分引导系统"。

一些系统使用预先植入的微型种植体（图10）作为计算机辅助手术的参照点（Cassetta等，2013；Tahmaseb等，2012）。这些微型种植体不仅用于稳定手术导板，还可以将其与扫描体连接用于校准图像。使用各种X线阻射参考标记（例如，牙胶、X线阻射义齿、复合树脂）放置在放射线诊断模板上，可以用特定的扫描模板或者在患者现有义齿中添加合适材料来实现。

7.2.3　系统精密度

在骨量有限或存在关键解剖结构时，如将种植体植入在下颌神经附近时，通常推荐使用计算机引导和计算机导航的种植程序。因此，了解这些系统允许的最大植入偏差与日常临床实践高度相关。

区分准确度和精密度很重要，因为这两个术语经常一起使用。准确度是指测量值与标准值或已知值的接近程度。精密度是指两个或两个以上的测量值彼此接近的程度。使用该技术实现的准确度的分析通常是通过在不同水平上测量设计植入位置与实际植入位置之间的差异来确定的。有些学者使用入口点、根尖点或角度偏差等标准，而有些学者使用3D坐标（例如X、Y和Z轴），这使很难有意义地比较不同系统间的差别。

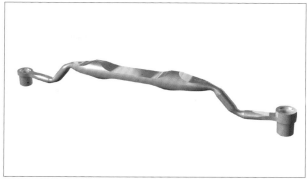

图15　钻机手柄（Straumann）来调整手术导板，使其适应直径增加的钻头

Tahmaseb等（2014，2018）的系统性研究为计算机辅助种植手术（CAIS）提供了不同水平的定性和定量的高种植成功率（虽然只观察了1年）的证据，也得到不同水平的准确度。他们的研究证明，虽然平均准确度保持在临床可接受范围内，但最大偏差仍是不可接受的。本研究分析的数据显示，种植体入口点的误差为1.12mm，最大为4.5mm；种植体根尖点的误差为1.39mm，最大为7.1mm。

在另一篇系统综述中，Jung等（2009）指出，静态系统往往比动态系统更准确。然而，多数关于动态导航的文章都是基于临床研究，而多数关于静态方案的文章都是基于技工室的（基于模型、解剖尸体等），在那里可以进行更准确的测量。这种更高的准确度可以通过这些因素来解释，例如，更易于获取，对截骨轴线更好的视觉控制，尸体或模型没有移动，没有唾液或血液干扰。然而，在最近的一项临床试验中，Block等（2016）指出，动态导航可以达到与静态引导接近的种植准确度水平。而且，无论如何，相对于徒手种植来说，这是一个明显的改进。

值得注意的是，导航技术的使用需要相当长的学习曲线，因为临床医生通常不习惯使用间接方式进行手术。Jung等（2009）指出，随着经验的积累，外科医生越来越熟练掌握导航技术，应用时不会感到恐慌。

7.3 手术导板的定位

静态手术导板可分为以下几类：

- 骨支持式手术导板。
- 牙支持式手术导板。
- 黏膜支持式手术导板。
- 固定支持式手术导板。
  （在微型种植体上或用骨内销杆固定）

7.3.1 骨支持式手术导板

骨支持式手术导板是直接贴附在颌骨上设计的导板。因此，当使用这些手术导板时必须大范围剥离黏骨膜瓣，暴露骨面，以便放置手术导板。

Tahmaseb等（2014）研究的结论是，与文中提及的其他类型的手术导板相比，使用骨支持式手术导板具有在统计学上显著较低的准确度。这可能是因为骨支持式手术导板仅基于3D CT扫描数据制作。Liang等（2010a，2010b）的研究表明，不同分辨率的设备的图像质量会有所不同。由于患者的移动、解剖表型（Anatomical phenotypes）等因素，3D成像还会有类似传统放射影像中伪影的失真，这些因素会影响图像的准确度，从而影响创建手术导板的数据。

7.3.2 牙支持式手术导板

牙支持式手术导板由剩余的天然牙齿或固定修复体作为支撑。这些导板可以在技工室基于模型或数字化工作流程来制作。

新兴的口内扫描技术已经对数字牙科，特别是计算机引导的外科手术产生了重大影响。口内扫描仪可以用数字化技术捕捉牙齿和口腔的表面结构，并很大程度上提升数字化工作流程的价值（Joda和Brägger，2013）。使用牙齿等解剖标志，通过"面到面"的匹配（"最佳拟合"方法）叠加CBCT和IOS图像，可以创建患者真实的软硬组织的数字影像。然后可以将设计的修复体排布添加到数据集中，从而实现以修复为导向的种植，并同时考虑到所有软组织、硬组织以及修复的要求。

有人建议将CBCT和IOS图像合并可以提高静态手术导板的匹配性和准确度（Nkenke等，2004；Rangel等，2013）。然而，"面到面"的叠加会受到诸多负面因素的影响；商用虚拟种植设计软件固有的配准的准确度明显地受到用户导入的数据处理和其他因素的影响，这也可能会导致手术导板产生临床上不可接受的偏差。

例如，由于CBCT和面部扫描数据模型的配准误差可能会转移到手术中，从而导致最终种植位置与设计位置之间的偏差（Flügge等，2016）。此外，Pettersson等（2012）在一项临床研究中表明，最大的误差发生在患者扫描过程中出现移动而非保持静止状态。

7.3.3　黏膜支持式手术导板

黏膜支持式手术导板通常基于双扫描技术。这里，第一个数据集是使用CBCT扫描佩戴初始放射线诊断模板的患者，或者扫描带有球形阻射标记的义齿（图16）。为了调整生成的DICOM（医学数字成像和通信）数据集，需要另外扫描现有的或新设计的放射线诊断模板，或者带有阻射标记的新义齿（例如，牙胶）（图17）。利用球形标记叠加两个图像以创建解剖结构的数字化模型和从扫描诊断修复体中获取的相关修复信息。通过这种方式，图像得以校准。

然后，使用种植设计软件将该数据集转换成3D图像，以不同成像视角进行查看（全景、矢状面、轴位面等）。以此方式，可以在不同的平面上评估种植体的位置、解剖限制以及患者的修复需求。

通常建议在矢状面上开始设计种植体，在矢状面上可以清楚地看到手术部位的口面部和相关的解剖结构（颏神经、鼻窦等）。可以根据解剖学情况来设计种植体。此外，在此视图中还可以看到设计修复体的轮廓，因此也可以考虑到修复要求。在咬合视图下优化种植体位置，使修复体的螺钉通道处于理想位置。全景视图主要用于相对于邻牙或种植体在近远中向位置的优化。此外，当设计相邻多颗种植体时，全景视图可用于检查修复体中（例如种植体支持的桥）选用的种植体的平行度。

然而，当治疗无牙颌（牙列缺失）的患者时，人们不能确定扫描的修复体或现有的义齿总是位于完全相同并可重复的口内位置；也不能保证制作好的手术导板总能放在完全相同的位置上（Tahmaseb等，2014）。一些系统试图使用咬合配准来获得正确的位置，但即使使用这种技术，黏膜的厚度和弹性以及咬合力也会对位置产生很大影响。这可能是导致此类技术存在误差的原因之一。临床医生必须认识到这些方法可能会出现的错误。

7.3.4　固定支持式手术导板

手术导板可由其他部件支撑。这些部件可以像参考（微型）种植体（Tahmaseb等，2012）一样预先植入，也可以像穿黏膜的固位销杆一样在手术中安装。

Tahmaseb等（2014）研究得出结论，由微型种植体支持的导板可实现高准确度，基于计算机设计软件获得的相关数据，预制并成功植入最终修复体。此外，Gallucci等（2015）在一项临床研究中表明，过渡性种植体除了支持导板外，还可以在术后愈合期间支持临时修复体，这有助于防止种植体由于意外负荷导致不能完成骨结合。

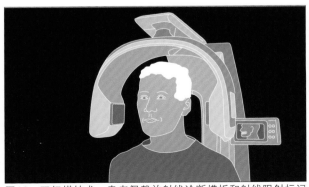

图16　双扫描技术：患者佩戴放射线诊断模板和射线阻射标记的CBCT成像

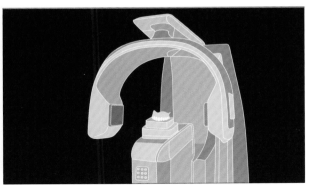

图17　双扫描技术：使用射线阻射标记对CBCT模板进行CBCT成像

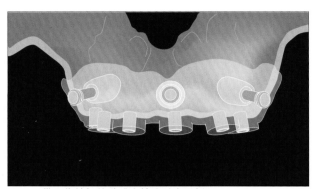

图18　带固位销钉的黏膜支持式手术导板

穿黏膜的固位销杆还可以在手术中稳定黏膜支持式手术导板（图18）。与术前计划一致，它们在手术时插入，并准确定位导板。固位销杆的位置可以在相关软件中设计；但是，手术导板是否放置在预先计划好的位置上仍具有不确定性。

手术导板使用哪种支持方式对手术的准确度具有很大的影响。据报道，与牙支持式手术导板和黏膜支持式手术导板相比，骨支持式手术导板的表现要差得多（Tahmaseb等，2014）。

7.4　修复体的预制与即刻负荷

引导手术的优点之一是可以在种植前预制修复体，以便能够实现种植的即刻负荷。从理论上讲，最终的种植位置已经由计算机设计确定了。因此，所得到的牙种植体的几何位置可以用来创建手术后情况的虚拟模型。然后，这些信息可以用于设计和制作修复体上部结构。

Tahmaseb等（2011）在一项针对完全无牙颌患者的临床试验研究中显示，在实际计划和最终种植之前使用过渡性微型种植体时，预制上部结构的准确度和精密度可与传统方法相媲美，后者是基于在植入种植体后得到的印模制作上部结构的。他们表明，如果采取适当的预防措施以避免在不同阶段产生的误差，这些预先植入的过渡性微型种植体可以改善使用预制作修复体的效果。

7.5　局限性

虽然引导种植手术最初被誉为是一种很有前途的技术，但很多因素都可能会造成令人失望的治疗结果。虽然迄今为止还没有证据表明数字化工作流程的各个步骤及其相互作用可能存在缺陷，但可以强调一些因素用以解释临床不可接受的结果。

正如本章前面所述，种植存在误差的主要原因之一是CBCT数据的精密度和准确度存在变数，例如患者移动、定位和数据处理方式这些因素，以及不同CBCT设备的技术差异。视野（FoV）的选择、投影数量、采集和曝光因素（kVp、mA、扫描时间）和图像重建算法都会影响临床结果（Loubele等，2009）。

另一个影响因素是IOS的准确度参差不齐。与CBCT设备一样，市面上销售的IOS都有自己的技术规格和精密度级别。可能影响结果的参数，包括每台设备带来的偏差、从业人员对设备的使用经验、个人能力或灵活性，以及所使用的扫描方法。

引导手术准确度存在变数也会导致不可预期的结果。除了前面提到的因素外，钻针和套环的公差还会影响种植的准确度。Koop等（2012）的研究表明，为了在手术过程中实现最小的偏差，必须将钻头放在与圆柱体平行的中心位置。使用较长的套环和衬垫会有所帮助。

最近，在另一项系统研究中，Tahmaseb（2018）的结果表明，目前导航手术系统用于治疗无牙颌（牙列缺失）的准确性要低于治疗部分无牙颌（牙列缺损）的准确性。这可以归因于无牙颌患者的CBCT和IOS数据缺乏参考点以及所使用设备的技术缺陷。

这些问题可以单独和叠加地影响引导种植手术的结果。Tahmaseb等（2010，2011，2012）在临床和体外研究中表明，过多的数字和代型之间的转换（数据转换）也可能带来微小误差。许多小误差叠加起来可能会导致较大的误差，这可能会对结果产生重大影响。

鉴于这些原因，使用引导手术技术时需谨慎。

使用引导手术技术时，也必须要具备一定程度的常规外科和修复经验。

7.6 未来发展

早期的引导手术存在不尽如人意的临床结果，促使许多临床医生和研究人员与行业代表一起研究提高该技术准确度和精密度的方法。为了克服引导手术的不精确性，要重视并认知各因素单独或组合式的发生关系。

有些新型的CBCT设备可以提供比早期版本更低辐射剂量的高质量图像（Jacobs等，2018）。

在未来，MRI技术很可能会取代牙科和普通医学中的常规放射技术，以减少患者暴露在电离辐射中。在牙科，MRI技术目前被用于各种疾病的诊断，包括颞下颌关节紊乱病和肿瘤（Shah等，2014）。MRI在种植牙科中也有应用，因为它可以提供骨高度、密度和轮廓的更精确数据（Adeyemo和Akadiri，2011）。

研究表明，超声检查已经被认为是可能替代牙科放射检测的一种方法（Wakasugi-Sato等，2010），目前可以用来检测颌面部骨折，并表现出高度的灵敏性。在Chan等（2017）最近一项体外研究中表明，超声波在确定牙槽骨高度和厚度方面与CBCT或直接测量具有一样的准确度。当然，还需要进一步的研究来确认其准确度，并确定这些新方法的适用指征。

另一项发展迅速的技术是口腔内扫描。虽然目前还没有研究证实，但其发展趋势是更快、更易用、更准确。

然而，传统印模、石膏模型和可选的台式扫描仪，仍然是推荐的工作流程，特别是对于牙列缺失和较长无牙跨度的牙列缺损情况（Wesemann等，2017）。

8 CAD/CAM技术和个性化骨移植

A. Tahmaseb, G. Ragoebar, N. Alharbi

由于拔牙、外伤或病变所致的牙齿脱落会导致不同程度的牙槽嵴吸收。在这种情况下，需要对骨缺损进行骨增量来提供足够的骨量，确保拟植入种植体3D位置正确以及种植体周覆盖的软组织支持，以获得良好的美学和功能效果。

已经提出了几种治疗策略，使用天然的或合成的、颗粒状或块状材料来增加垂直向和水平向上的骨缺损（Esposito等，2009）。治疗方案的选择主要是根据骨缺损的大小。对于容纳性好的（self-contained）缺损，引导骨再生（GBR）的使用已有大量文献记载（Chiapasco和Zaniboni，2009；Buser等，2013a，b）。它涉及屏障膜与同种异体骨、异种骨或自体颗粒骨增强材料联合使用。然而，对于较大的缺损，建议采用坚固固定的块状骨移植。

根据骨缺损的大小和供区的能力，自体骨块移植物可从口内或口外部位获得。自体骨采集固有的缺点包括感染风险、供区并发症和移植物吸收（De Santis等，2015）。同种异体移植也被用来对严重的缺损进行骨增量，但效果各不相同。

目前计算机辅助设计和计算机辅助制造（CAD/CAM）技术的进步以及基于锥束计算机断层扫描（CBCT）的计算机辅助设计有助于临床病例的方案设计和治疗。数字影像可以转换成虚拟的3D模型，为外科医生真实展示患者的骨骼形态。可以对3D缺损进行虚拟3D骨移植，然后使用CAD/CAM技术制作。尽管有可能为骨组织工程制作一种个性化的生物医学支架，但用于CAM技术的材料并不都适用于对人体直接进行骨增量（Lehman和Casap，2014；Pruksakorn等，2015；Lee JS等，2014；Lee M等，2012；Klammert等，2010；Mangano等，2013）。

在牙槽骨适应证中，为位点定制个性化移植物可能是骨增量治疗的一种选择。虽然有一些报道描述了数字化方法与骨增量手术的整合，但对目前的应用、定制移植物的适合性或其在颌面部骨增量术中使用的局限性，人们知之甚少。

本章的目的是对当下用于颌面部骨增量的临床应用和为患者个性化定制移植物的精准性进行概述。

A. Tahmaseb, G. Ragoebar, N. Alharbi

8.1 研磨成型的骨移植材料

目前，定制增强支架主要由同种异体骨移植材料制成。近年来，使用同种异体骨修复下颌骨和上颌骨缺损再次引起了人们的兴趣；然而，同种异体骨移植的安全记录历来是临床医生和他们的患者共同关注的问题。临床优势——降低供区发病率、缩短手术时间，以及移植材料的可获得性，使同种异体骨移植成为外置法自体骨移植的一种很有吸引力的选择。然而，几个欧洲国家的卫生法规反对将同种异体移植物用于牙科用途。

最近发表的综述谈及了同种异体移植物的来源、制备和处理加工，以指导临床医生使用安全可靠的移植物产品。Waasdorp和Reynolds（2010）的系统综述承认了同种异体外置法骨移植的潜力，但由于现有数据有限，无法就同种异体骨块的疗效得出任何结论。尽管如此，有几家公司在许多国家提供针对患者的同种异体移植材料。

骨增量工作流程始于使用CBCT对患者的骨缺损进行3D成像。使用专门的CAD软件对自定义骨块进行设计（图1）。一旦最终的设计得到外科医生的批准，就可以制作一个骨块，以便通过预制和精确安装的移植物简化手术程序。Venet等（2017）建议，与传统手术相比，个性化定制同种异体骨可成功用于前上颌水平向骨嵴重建，并且其并发症降低，总干预时间缩短。

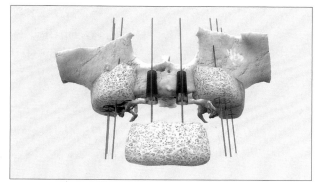

图1 显示计划种植的种植体及个体化骨移植设计

缺损特异性移植物模板

另一个有助于自体材料使用的选择是创建一个缺损特异性移植物模板。CAD/CAM技术可用于制备移植物切割导板和外科植入导板，例如在使用带血管的游离骨瓣（例如，腓骨、胫骨或髂骨）进行下颌骨重建时（Ciocca等，2011）。

Schepers等（2016）进行了一项临床研究，该研究基于颅颌缺损的CBCT图像和小腿供体部位的高分辨率CT血管造影影像，将二者导入CAD软件。在虚拟环境中执行颌骨缺损的重建设计。建立颌骨缺损和腓骨的3D模型，通过计算机模拟虚拟切割腓骨供区皮瓣，将腓骨供区皮瓣植入缺损部位。通过扫描对侧颌骨，有时也可将诊断蜡型与咬合结合在一起，进而可以计划种植体，并且也可以将腓骨定位在合适的位置，实现在术中同期植入种植体。

基于这些信息，可以设计和制作一个用于切割供骨瓣的手术导板和一个种植体植入手术导板。

一些病例报道已经描述了传统钛板可以在创建的外科模型上进行口外预先调改成型。Ciocca等（2011）使用个性化定制的钛网作为托盘，在上颌骨萎缩的情况下添加颗粒状自体骨和Bio-Oss颗粒（Geistlich, Wolhusen, Switzerland）。8个月后，再生的骨骼足够坚固并可以进行种植体植入，移除钛网后植入种植体。随访20个月，未发现临床问题或并发症。

8.2 打印成型的骨移植材料

为了避免自体骨的使用以及减少因使用自体骨移植导致的患者并发症，越来越多的人尝试使用颗粒或块状的生物材料来重建牙槽嵴。然而，在治疗重度3D骨缺损时，可以采用不同的方法。这些方案可能是块状骨移植（Lee HG和Kim，2015），引导骨再生技术（GBR）（Jung等，2013；Simion和Fontana，2004）和钛网增强骨增量（Rasiadal Polo等，2014；Beretta等，2015）。

虽然使用自体骨块仍然被认为是"金标准"，但供区部位的发病率和可能的并发症，如软组织裂开和移植物不稳定导致的失败，经常是这些手术的主要问题。在一些研究中，同种异体移植块的使用被描述为一种替代方法（Ahmadi 等，2017）。然而，可能无法预测使用同种异体移植的临床结果（Aghaloo和Moy，2008）。骨移植材料的成功整合主要取决于它们的适应性、血管化和与受体部位的稳定固定（De Marco等，2005）。

近年来，3D打印技术有了长足的发展。用于制造修复体的3D打印机已成为牙科技工室的标准设备。3D打印机也经常用于其他医疗领域。可以从CBCT数据集中提取骨缺损的3D形状，并且可以使用CAD/CAM技术设计和制作匹配的块状骨移植物。3D打印的技术优势在于，在制作过程中在不同的层面上使用不同的生物材料，甚至是蛋白质和细胞，创造出基于并类似于自然生物条件的结构。

在当前的文献中，报道了使用数字化技术采用不同的方法生产个性化定制骨移植物。直接定制骨移植物的放置只在数量有限的文献中有报道（Mangano等，2013；Figliuzzi等，2013；Li等，2011；Schlee和Rothamel，2013；Mertens等，2013）。同样，通过制作外科手术导板和外科模型来帮助外科医生可视化、设计和预制订制移植物的间接定制的文献数量也非常有限。

使用CAD/CAM个性化定制骨移植物有几个优点。一些报告显示，总体治疗干预时间缩短，这意味着经济利益（Figliuzzi等，2013；Li等，2011；Mertens等，2013；Zhou等，2010；Ciocca等，2001）。其他学者则认为美学效果很好（Li等，2011；Mertens等，2013；Ciocca等，2011；Zhou等，2010；Modabber等，2012；de Farias等，2014；Stieglitz等，2014）。只有少数研究提到并发症（Mertens等，2013；Bellanova等，2013；Zhou等，2010；Lazarides等，2014；Stieglitz等，2014），包括创口感染、裂开以及需要进一步的手术治疗。

8.3　全程3D设计游离血管化腓骨瓣修复颌面部缺损

Rohner等（2003）描述了一种利用牙种植体和半厚皮片移植物进行复杂重建的游离血管化腓骨瓣的预制方法。Schepers等在2016年证实了这项技术的可靠性，他们在患者的腓骨中设计了一个单独的骨块。在分段的腓骨中进行骨缺损的虚拟重建。从小腿的CT扫描中导出腓骨的图像，且在虚拟分割之后，将其定位在基于CBCT生成的骨缺损的3D模型上。接下来，在设计的修复体所需的最大支持位置，虚拟地将种植体植入在分段的腓骨中。

在虚拟计划的基础上，制作了一个3D打印的手术导板，该导板被放置在腓骨的边缘上，并用迷你螺钉固定在骨骼上。然后在手术导板引导下预备种植窝，植入种植体。植入种植体的腓骨上覆盖半厚皮片。植入5周后，腓骨种植体暴露。实际上计划好的腓骨瓣手术导板固定在腓骨内的种植体上，然后用往复式锯进行截骨。取下手术导板后，将钛条固定在截骨腓骨内的种植体上，并用夹子将义齿固定在钛条上。

此时，移植物内的血液循环仍然完好，可以最大限度地减少缺血。上颌骨的缺损暴露完成后，即刻将腓骨作为游离移植物取出。将带有定位夹板的移植物放入口腔内的咬合部位。用接骨板和单皮质螺钉将移植物固定。将腓动脉和静脉与颈部的血管相连（整个过程在第13.13章节中有更详细的描述）。

Schepers等（2016）在他们的临床研究中表明，数字化设计和3D打印使用预制的腓骨移植物与牙种植体一起虚拟地设计和实施颌面部缺损的重建是一种精准的方案。他们的研究包括11名患者，所有患者都接受过恶性肿瘤或良性肿瘤治疗或发生放射性骨坏死。5名患者接受过放射治疗。

这种方法似乎是一种可靠的技术，它受益于新的数字化技术，并且可以在需要大范围骨增量时使用。

9 数字化殆架

C. Evans

9.1　简介

在制作修复体替代缺失牙时，牙齿的咬合解剖应与下颌运动相协调。多年来，为了重建咬合解剖，人们提出了许多𬌗学概念。这些概念背后的共同理论是，咬合解剖由颞下颌关节和切牙引导共同来定义（Carlsson，2009；Gross，2008）。

牙科𬌗架用于治疗计划，以分析当颌骨进行功能性运动和修复体制作过程中牙齿如何彼此相对移动，帮助牙科技师制作出与天然牙齿非常相似的义齿解剖形状。面弓是一种用来将终端铰链轴转移到𬌗架的工具，可以使模型更精确地对齐（Shillingburg等，1981）。

正确使用𬌗架和面弓应该能使技师制作出在交付时只需要极少小调整的修复体解剖形状。

9.2 机械𬌗架

按照第9版《口腔修复术语》（GPT9）的定义，𬌗架是一种代表颞下颌关节和颌骨的机械工具，上颌和下颌石膏模型可以附着在其上并模拟部分或全部下颌运动（Academy of Prosthodontics，2017）。

GPT9定义4类机械𬌗架：

- **I 类𬌗架（不可调𬌗架）**
  一种能够接受单个静态定位的简单握持装置；可以垂直向移动。
- **II类𬌗架**
  一种允许水平和垂直运动，但不能将运动定向到颞下颌关节的装置。
- **III类𬌗架（半可调𬌗架）**
  一种通过使用平均值或机械当量来对全部或部分模拟髁状突运动路径的装置；这些装置可以使模型相对于关节对齐。
- **IV类𬌗架（全可调𬌗架）**
  一种可接受3D动态运动的装置。这些装置可以将石膏模型与颞下颌关节对齐，并模拟下颌运动。

半可调𬌗架提供终点数据输入，但不实时记录下颌的运动。全可调𬌗架具有高度的可调节性来更真实地表现下颌的运动。可以通过传统的咬合配准技术或者通过使用电子反馈或超声对下颌运动进行计算机辅助分析来输入调整（Kordaß等，2002；Gärtner和Kordaß，2003）。

机械𬌗架与真实的解剖学情况不同，因为机械𬌗架复制的运动遵循该特定𬌗架上机械关节腔的结构。由于这些结构是固定的并随时间变化，它们不能模拟真实的咀嚼运动，因为真实的咀嚼运动取决于肌肉模式、软组织的弹性和颞下颌关节的关节盘等因素（Maestre-Ferrín等，2012）。

将石膏模型安装在机械𬌗架上的过程可能会引入错误，从而可能导致最终修复咬合接触过高或出现平衡侧或工作侧𬌗干扰。这些咬合配准中的错误经常是因为在牙面之间放置配准介质以进行临床咬合配准时引起的。此外，石膏上出现的小的凸起气泡可以进一步将𬌗面与正确和真实的咬合隔开。技工室技师需要仔细评估所有模型，并检查临床所提供的咬合的精准性，以减少错误。

如果不能通过面弓转移将患者真正的末端铰链轴准确地转移到𬌗架上，可能导致最终修复体的咬合形态与真正的下颌运动不平衡。这可能会导致平衡侧和工作侧接触，患者会感觉到𬌗干扰（Shillingburg等，1981；Maveli等，2015）。

使用口腔内扫描技术对牙齿之间的咬合接触进行数字配准的优点是不需要在𬌗面之间放置配准介质，从而能够进行更精确的配准。

9.3 数字化𬌗架

随着CAD软件包的开发，可在数字化环境中使用的𬌗架的类型已经有很多更新和扩展。早期的CAD选项只允许在最大的𬌗间隙静态评估咬合接触位置。新的软件提供半可调和全可调的𬌗架，包括面弓转移，并可在数字化设计软件中使用。

简单的铰链轴 I 类或 II 类2𬌗架可能适用于简单的前牙或后牙的单颗牙修复，其相邻的牙齿与相对的牙弓保持良好的交错匹配。具有明确的尖牙引导的临床病例，当选择平坦的咬合形状时，修复体只需要最低程度的调整，也可以使用简化的𬌗架。在具有广泛种植修复和复杂咬合解剖的复杂咬合重建病例中，精确的咬合设计是必要的，它们可以再现临床上的颌骨运动，减少椅旁咬合调整的需求，并有助于修复体的交付。

如果选择一种一体式材料进行最终修复，临床医生在戴牙时椅旁调整咬合形态的机会是有限的。在这些情况下，必须选择CAD/CAM𬌗架来制作与患者下颌运动相协调的咬合形态。在切削之前，需要在CAD过程中验证最终的解剖形状。如果出现错误，可能需要重新制作修复体，因为制作后对一体式材料的咬合调整可能会削弱材料性能。

贴面修复需要牙科技师在CAD/CAM支架上手动调整或构建材料。这种方法是在美学发挥突出作用的临床情况下选择的。在这些情况下，机械𬌗架的使用将帮助牙科技术人员评估他们的手动过程。在这些情况下，建议使用支持集成 III 类或 IV 类可调𬌗架的CAD软件。

数字化工作流程中存在3种类型的数字化𬌗架：

- 带数字交互接口的机械𬌗架。
- 简易版数字化𬌗架。
- 虚拟𬌗架。

9.3.1 带数字交互接口的机械𬌗架

使用的𬌗架是 III 类或 IV 类𬌗架。将上颌石膏模型转移到𬌗架后，石膏模型安装在机械𬌗架上的可拆卸板上。使用台式扫描仪扫描石膏模型，以便在CAD软件的虚拟𬌗架中进行精确定位，就像在机械𬌗架上一样（图1）。这项技术有助于面弓转移以安装模型，这有助于复制正确的颌间关系与末端铰链轴的关系。软件功能可用于模拟下颌骨的复杂运动，方法是使用特定参数设置髁导斜度、Bennett角、直接侧移、切导斜度和切导针高度（图2），对下颌前伸、后缩、下颌直接侧方平

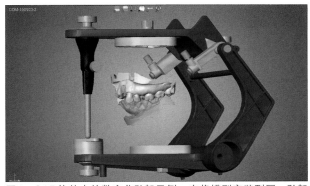

图1 CAD软件中的数字化𬌗架示例，在将模型安装到同一𬌗架的机械版本上后进行编程

移和侧向偏移的运动进行模拟，从而模拟下颌骨的复杂运动情况（图2）。

然后可以在CAD软件中评估咬合情况，以调整咬合接触的区域。动态咬合的可视化能力也可用于检查咬合解剖的设计，并可以自动解决任何殆干扰（Solaberrieta等，2010）（图3）。

9.3.2　简易版数字化殆架

简易版数字化殆架可能应用两种方法扫描：

IOS扫描：使用口内扫描仪扫描咬合面，并将其导入CAD软件。使用咬合扫描功能，将上颌和下颌扫描相互关联，以提供静态的最大牙尖交错位。使用CAD软件的虚拟关节设置功能，然后使用任意位置和平均预设值将这些"虚拟牙弓"定位在数字化殆架上。当进行牙弓的横截面扫描而不是全牙弓扫描时，通常使用此方法。CAD软件的虚拟动态关节功能将指示系统可以在有限运动范围内的任意接触位置进行模拟。这种有限的功能关系可能适用于前部单颗牙缺失的病例；然而，对于后部修复体缺乏细节时，可能会产生殆干扰。

用咬合记录介质进行模型扫描：扫描物理模型之后，软件提供扫描咬合记录介质以提供对位位置的选项，而不是对对颌的模型进行完整扫描。这项技术有助于咬合分析，但精准度有限。它的临床应

用将仅限于从准确的诊断蜡型或预先存在的咬合形态复制最终解剖结构的修复，或者最终修复是表面饰瓷，并且使用CAD程序制作倒模，选择合适的材料手工饰瓷。

9.3.3　虚拟殆架

虚拟殆架使用虚拟现实技术评估静态和动态的下颌运动（Maestre-Ferrín等，2011）。寻求通过允许在咬合接触位置进行分析，作为设计过程中的一部分来改进修复性设计的咬合。此外，它们还可以在咀嚼或进食过程中以时间为基础量化软组织弹性的影响，并相应地校正数字化设计的咬合面（Koralakunte和Alajanakh，2014；Solaberrieta等，2009）。

虚拟殆架正确咬合的个性化设置参数来自用适用于虚拟殆架程序的电子面弓或下颌运动轨迹分析。下颌运动轨迹记录系统有三大类可供选择：

- 基于超声波：JMAnalayser+（Zebris Medical, Isny, Germany），ARCUSdigma（KaVo, Biberach, Germany）。
- 电压分配法：CADIAX（Gamma Dental, Klosterneuberg, Austria）。
- 光电系统：CondyloComp LR3（Dentron, Höchberg, Germany），Freecorder BlueFox（DDI-Group, Dortmund, Germany）。

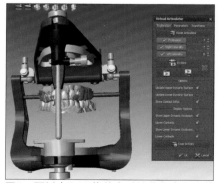

图2　可以在CAD软件中对关节角度和调整进行虚拟设置

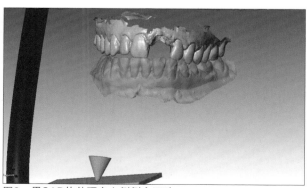

图3　用CAD软件研究左侧侧方运动

除了提供它们自身用于评估下颌运动的软件之外，这些系统中的大多数都可以提供用于设置全可调机械𬌗架的数值，以及为CAD软件输出数据，辅助对虚拟𬌗架的设置进行配置（Ahlers等，2015）。虽然这些系统可以传输髁突数据，但有些系统不支持使用数字面弓进行真实的铰链轴传输（Solaberrieta等，2013；Lam等，2016）。

最近的进展将颌骨运动跟踪信息与锥束计算机断层扫描（CBCT）数据相结合，以确定末端铰链轴的解剖位置，并有助于更准确地评估咬合情况。然后，CAD软件高亮显示咬合接触区，并自动对修复设计提出所需的修改建议。它采用碰撞检测算法动态计算咬合面。

在比较两种类型𬌗架的精准性以及咬合接触的数量方面，发现虚拟𬌗架与传统机械𬌗架一样优秀（Maestre-Ferrín等，2012）。

9.4　未来的发展趋势

虚拟咬合系统下一步的开发是整合面部扫描数据，形成一个完整的、有功能的"虚拟患者"（Joda和Gallucci，2015b；Harris等，2016）。这可能会为𬌗平面提供一个准确的位置，𬌗平面如果转移不正确可能会导致美学并发症。

10 制造技术和材料

C. Evans

最近CAD/CAM技术的发展和牙科修复体日益工业化的制作为越来越多的具有潜在优势的新材料提供了新的应用途径（Le等，2015；Hebel和Gajjar，1997；Karl和Holst，2012）：

- 一体式修复材料，减少贴面材料断裂或碎裂的可能性。
- 生物相容性材料。
- 无金属修复体。
- 减少修复体缺乏被动性就位的发生率。
- 改进修复体的适合性。
- 提高工作流程效率。
- 降低生产成本。

10.1 制造技术和修复材料

用于种植体支持式修复体的CAD/CAM技术最初的发展集中在减少使用传统脱蜡铸造技术制作的修复体，解决之前经常出现支架不匹配的情况。这一直是个问题，尤其是连续多颗牙缺失用螺钉固位的修复体来修复时。这种模型失配可能是由于制作过程中所使用的金属的不同体积收缩造成的。多种技术已被用来克服这一问题，包括切割和焊接金合金支架、激光焊接支架、Cresco Ti Precision（Dentsply Sirona, York, PA, USA），或在较小的部分中制作种植固定的桥架。

应用现代牙科CAD/CAM技术可使用单个材料块切削出支架（减材制造工艺）（Torabo等，2015；Dawood等，2015；Joda等，2017）（表1）。这一过程使用带有小型精细工具的多轴切削单元，可以从数字化设计中复制最终修复体的复杂特征，例如其咬合解剖结构。缺点包括在修复过程中很大一部分材料浪费和工具损耗，这可能会最终影响修复体的精准度（Kirsch等，2016）。此外，修复体适合性的精准度受限于钻针粗细和机器操纵钻针以匹配咬合形态要求的能力。最近，一家公司试图通过开发一种紧凑的激光切削设备来解决这一技术限制，该设备允许生产精确的表面细节；然而，在编写本书时，它还没有达到商业上的成熟度。

表1　与用于加工的切削技术及工具相匹配的CAD/CAM材料（圆盘大小取决于切削单元）

铣磨材料	形态	湿法/干法铣削	工具
钛合金	圆盘	湿法	金刚砂/碳钢
钴铬合金	圆盘	湿法	金刚砂/碳钢
聚甲基丙烯酸甲酯（PMMA）	块体或圆盘	湿法或干法	碳钢
蜡	块体或圆盘	湿法或干法	碳钢
氧化锆（预烧结态）	块体或圆盘杆支撑	湿法或干法	碳钢
氧化锆（热等静压，HIP）	块体或圆盘	湿法	金刚砂
二硅酸锂	块体 杆支撑	湿法	金刚砂
树脂浸渍陶瓷	块体 杆支撑	湿法或干法	碳钢

其他发展包括添加快速成型技术，如3D打印，可用于各种材料。3D打印可根据使用的材料进行分类（Torabo等，2015；Dawood等，2015；Muyanaji等，2016）：

1　树脂基：

- **立体光固化成型（SLA）**：通过激光选择性地激活光敏液体树脂聚合物以产生固体态。
- **光敏聚合物喷射**：通过打印喷嘴将光敏聚合物注射到构建物体上。
- **数字化光处理**：液体树脂从投影光源逐层固化。

2　粉末基：

- **粘接剂喷射**：粉状材料是由从喷头喷出的以有色液体态（通常是水）滴成的。逐层递增构建零件，该零件将需要后处理以加强或固化材料。
- **选择激光烧结（SLS）**：通过聚焦的激光束将一层层特殊的粉末材料熔合成一个模型；该结构是自支撑式的。

3　液体基：

- **熔融沉积**：将热塑性材料挤到构建基板上以形成模型。

在选择种植体支持式修复体材料时必须考虑几个因素（Joda等，2017）。在全数字化流程中完成修复取决于许多不同的因素，包括：

- 美学期望。
- 计划的固位方式（螺钉固位与粘接固位）。
- 修复体的尺寸。
- 咬合因素，如功能不全。
- 预期的长期维护需求。

一体式材料是分层陶瓷组合材料的有力的替代品，因为它们解决了经常出现的贴面材料断裂的复杂性技术问题（Pjetursson等，2014）。而一体式材料可用于种植体支持的修复（Joda和Brägger，2014），前部美观要求高的修复体仍然需要一定程度的传统人工干预，才能让修复体看起来很自然。在用于快速成型的美学材料的进一步发展之前，生产具有复杂自然特征的修复体将需要融合数字化/代型的工作流程。

可以在以下3个之中选择一种材料：

- 基台。
- 支架。
- 整体式基台/支架复合体。

10.2 金属合金

长期以来，金属合金一直是用于种植体支持式修复体的基牙或支架的标准材料。然而，为了降低生产成本和使用更多的生物相容性材料，传统的铸造金合金正越来越多地被研磨固体材料所取代。

10.2.1 基台层面的材料选择

可应用铸造金基台来减少种植体支持式修复体所需的"组件堆叠"，方法是允许直接用螺丝固定基台，而不需要使用穿黏膜的基台圆柱体（Lewis等，1992）（图1和图2）。人们对金合金基台的组织反应表示担忧是因为尚未确定相关组织学观察的临床意义（Vigolo等，2006；Linkevicius和Aspe，2008）。

钛作为基台材料有时被认为是优于铸造金合金的首选材料，因为据报道，在金合金基台中，结缔组织附着体中的结合上皮会发生根向移位（Welander等，2008；Abrahamson等，1998；Abrahamsson和Cardaropoli，2007；Rompen等，2006）。

如果周围组织的厚度充分掩盖了基牙的颜色，CAD/CAM切削的钛基台可以用来支持单牙修复或桥架（Leticia等，2016；Lops等，2016；Linkevicius和Vaitelis，2015）。CAD/CAM钛基台的一个显著优势是保持了基台内连接界面的配合精度；与金基台不同的是，钛合金基台不存在技工室工作流程中的损坏风险（例如与包埋相关的蜡型损坏或金/基台界面氧化导致的轻微旋转误差）。

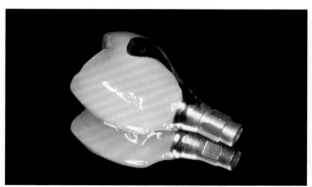

图1 金属–陶瓷单冠由非氧化性金合金基台制成，结合合金铸造到基底上，使陶瓷材料可以直接建立在复合体上。基台界面轻度氧化

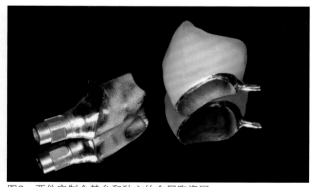

图2 两件定制金基台和独立的金属陶瓷冠

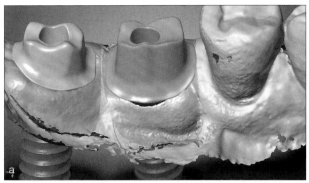 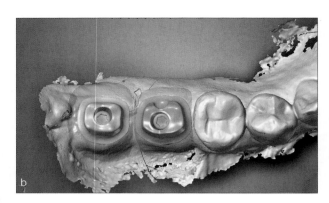

图3a，b　在设计软件中CAD/CAM个性化制作钛基台（殆面观）

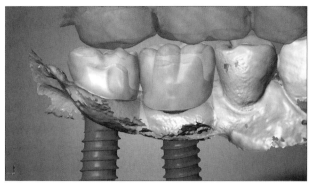 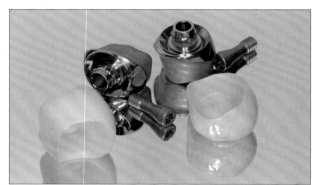

图4　CAD/CAM定制钛基台，上方带有修复体

图5　采用一体式氧化锆牙冠的最终CAD/CAM钛基台

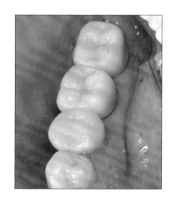 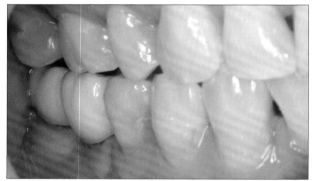

图6　就位后的CAD/CAM最终修复体（殆面观）

图7　就位后的CAD/CAM最终修复体（颊侧面观）

病例1（图3～图7）图片展示了两个个性化CAD/CAM钛基台的设计，以及粘接固位的氧化锆全冠联冠修复。

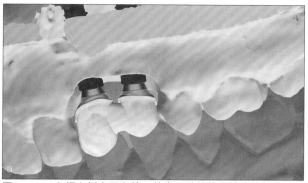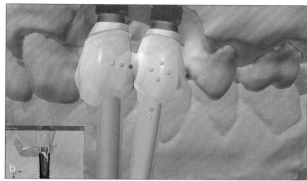

图8a，b　上颌左侧尖牙和第一前磨牙种植体支持式修复体。设计软件中的CAD/CAM基台和修复体

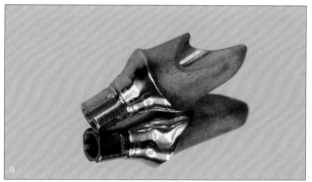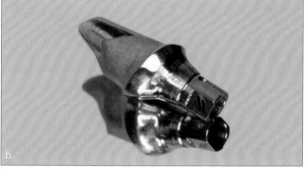

图9a，b　个性化制作的CAD/CAM钛基台。基台界面无氧化物生成

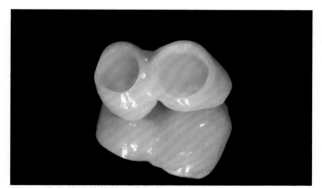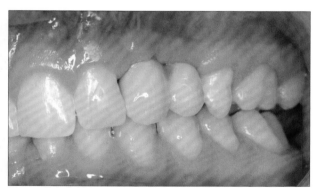

图10　准备戴牙的粘接固位氧化锆修复体

图11　带有定制CAD/CAM钛基台的最终粘接固位修复体

病例2（图8～图11）图片展示了个性化制作的CAD/CAM钛基台的设计，以支撑作为夹板上部结构设计的一体式氧化锆修复体。

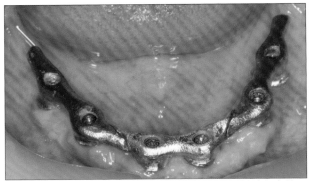

图12a 铸造金合金杆卡支架，以加强全部为丙烯酸包裹的义齿设计

10.2.2 支架层面的材料选择

制作大范围的金属支架来完成大范围无牙颌的修复是高技术敏感性的（Painz等，2013）。传统上，铸造金合金被用作制造复杂的完全种植体支持式修复体的基底材料（图12和图13）。然而，铸造金合金支架的使用量正在下降，这是由于与使用失蜡铸造工艺实现精确和被动就位相关的技术挑战、金价上涨导致的成本效益下降以及对其他更多的生物相容性材料的偏好增加所致（Abduo和Lyons，2013；Almasri等，2011；Ortorp和Jemt，2000；Jemt等，1999；Jemt，1995）（图14）。

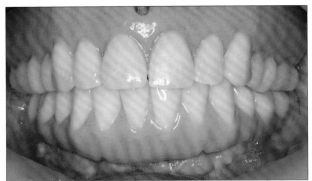

图12b 良好固位的种植体支持式修复体就位

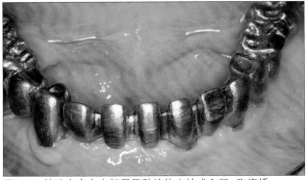

图13a 铸造金合金支架用于种植体支持式金属–陶瓷桥

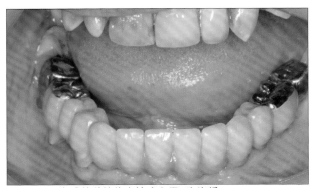

图13b 已完成的种植体支持式金属–陶瓷桥

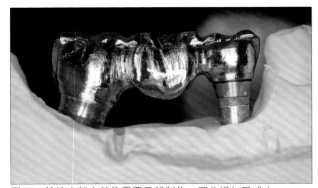

图14 铸造支架未就位需要重新制作，因此增加了成本

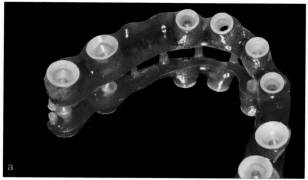
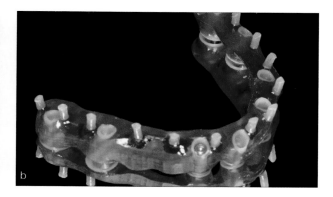

图15a，b　为复制切削准备的手工支架蜡型

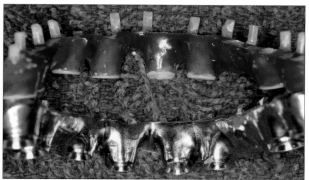

图16a　复制的钛支架以及原始的蜡型

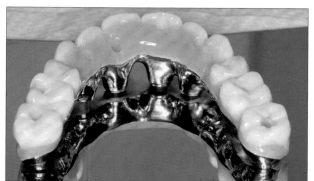

图16b　最终的种植体支持式全牙弓固定修复体，丙烯酸树脂牙已连接到复制切削的钛支架上

　　无牙颌义齿的设计通常不仅是为了修复牙齿，还要修复缺失的软组织和硬组织。底层支架可用于支撑树脂衬底的替代牙、丙烯酸树脂牙、贴面，用于替换牙齿和牙龈/黏膜结构，或粉红色衬底层与单独粘接的牙冠的组合。

　　钛是生产CAD/CAM支架的首选材料，也是作为无牙颌患者种植上部结构的首选（Ortorp和Jemt，2012）。有大量的临床研究提及并支持其应用，一般来说，减材制造工艺（切削研磨）能达到可接受的适合精度，在推荐的50μm的临床耐受范围内或更小（Eliasson等，2010；Abduo，2014）。

　　早期的钛支架需要对手工制作的蜡型进行扫描，然后使用CAM软件复制切削（图15和图16）。

　　最新的软件提供了金属支架CAD/CAM设计选项，这些选项支持全数字化的工作流程，允许扫描最终修复体位置，并且无须手工支架设计过程即可完成支架的完整数字化设计。数字支架设计相对于最终的修复体使用了已知的回切尺寸，以便为饰面材料创建合适的空间。

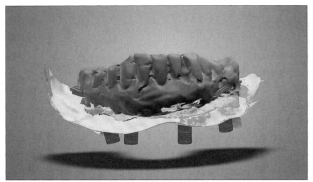

图17　在CAD软件中针对最终修复体位置进行支架设计

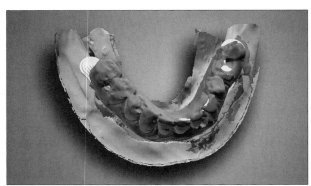

图18　CAD软件中叠加在支架上的最终修复体位置

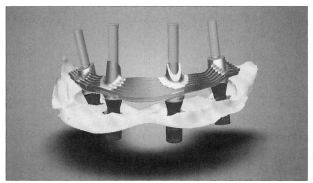

图19　移除最终修复体层的支架

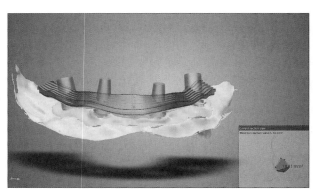

图20　验证支架横截面是否具有足够的厚度

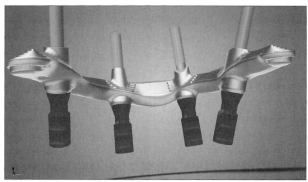

图21　验证支架中螺钉通道的位置

　　病例3（图17～图24）图片展示了由4颗种植体支持式钛支架的完整CAD/CAM设计和生产。CAD/CAM支架的技术引起的并发症（例如，骨折）与传统铸造支架的报道相当（Kapos和Evans，2014）。

当将陶瓷饰面直接施加到金属支架上时，需要选择合适的合金，形成能够与牙科陶瓷结合的氧化层。并不推荐使用切削的钛支架直接用于陶瓷饰面粘接；饰面材料通常会因为氧化层不足而分层。为了使钛表面更好地与陶瓷结合，必须对表面进行改性，例如通过喷砂处理（Antanasova和Jevnikar，2016）。

其他非贵金属材料也可用于研磨支架，如钴铬，它是刚性的但生物相容性较差（Svanborg等，2015）（图25~图30）。钴铬合金被认为是钛的一种很好的替代品，因为它具有可预测的陶瓷结合程度（Antanasova和Jevnikar，2016）。这些合金因其良好的力学性能和较低的成本被认为是金-瓷修复的可行替代品（Svanborg等，2015）。

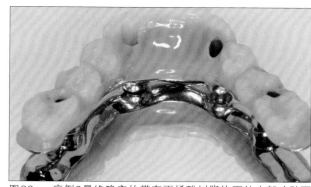

图22a　病例3最终确定的带有丙烯酸树脂饰面钛支架（殆面观）

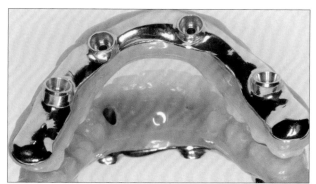

图22b　病例3最终确定的带有丙烯酸树脂饰面钛支架（组织面观）

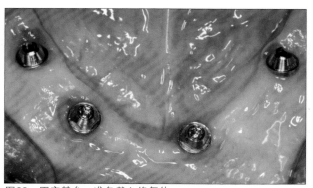

图23　固定基台，准备戴入修复体

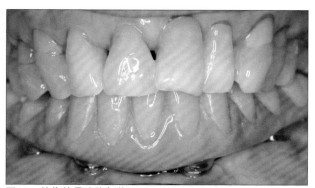

图24　就位的最终修复体

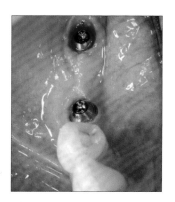

图25　基台水平选择非贵金属支架材料

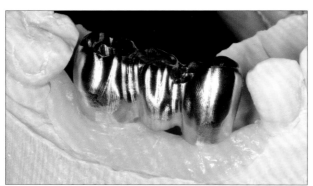

图26　研磨的非贵金属的钴铬支架，采用陶瓷饰面

有时临床医生可能希望使用传统的金合金时，也可以用数字化设计蜡型，随后再用金合金铸造（图31和图32）。

钛支架通常比钴铬支架轻；二者通常都比铸造金合金支架轻很多（Paniz等，2013）。

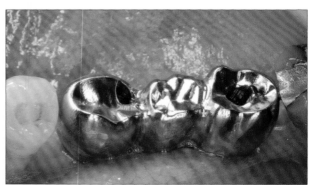

图27　CAD/CAM支架设计。在石膏工作模型上验证就位精度

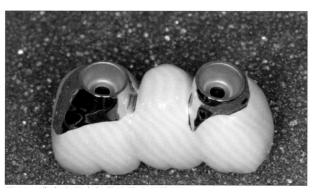

图28　经过临床试戴验证的非贵属支架

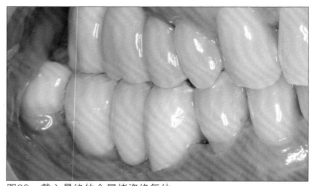

图29　非贵金属支架最终的陶瓷饰面

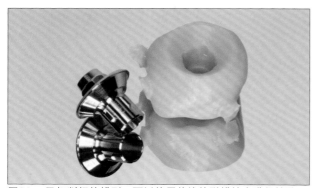

图30　戴入最终的金属烤瓷修复体

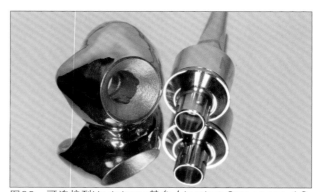

图31　已切削好的蜡型，可以使用传统的脱蜡技术进行铸造

图32　可连接到Variobase基台（Institut Straumann AG, Basel, Switzerland）的金合金全冠

10.3　氧化锆

氧化锆是一种多晶性材料，可以有4种不同的晶体结构，其普遍认为具有最适合牙科使用的特性：优异的韧性、强度和抗疲劳性、低导热系数、低腐蚀电位、优异的耐磨性和生物相容性（Della Bona等，2015；Nakamur等，2010；Guess等，2012）。

氧化锆可用于种植基牙、范围较大的无牙颌修复体的支架、烤瓷修复体的内冠或作为一体式修复体。种植体支持式氧化锆修复体早期良好的临床效果和美学修复体日益增长的需求推动了氧化锆作为修复材料的持续发展和广泛使用（Zembic等，2012；Kapos和Evans，2014；Abdulmajeed等，2016；Shi等，2016）。

在室温下，氧化锆仍为单斜相。加热时，单斜相转变为四方相；然而，单独或联合添加稳定氧化物，如氧化铈（CeO_2）、氧化钇（Y_2O_3）、氧化铝（Al_2O_3）或氧化镁（MgO），会阻止氧化锆在冷却时返回到单斜相。因此，它形成了一种多相亚稳态结构，表现出应力诱导相变增韧的属性。如果材料受到机械应力，它会通过相变以阻止裂纹扩展。这种相变增韧涉及体积变化，它关闭初始裂纹的尖端，并在裂纹周围的材料内产生压应力。故而，该材料可以有效地防止氧化锆材料内部的裂缝扩展（Silva等，2010；Della Bona等，2015；Nakamura等，2010）。

牙科氧化锆材料通常为用于切削的两种不同类型的块：

- **预烧结块**：冷压（CP）氧化锆烧结前或"软切削"对铣削工具的负担较小，材料在烧结后达到其最终的物理性能。烧结前切削会产生过大的结构，在烧结过程中会经历大约20%的体积收缩。因此，需要仔细控制该技术，以确保配合的精准度。切削过程中产生的结构缺陷可以在烧结过程中修复。

- **全烧结块**：烧结（热等静压，HIP）块或氧化锆的切削需要能够切削材料的"硬切"工具。由于该材料在切削后不需要进一步烧结，因此不会出现收缩，并且可以达到很高的精准度；但是，残留的"工具加工（tooling）"缺陷可能会留在最终的材料结构中，这可能会导致机械缺陷并增加断裂的趋势。

氧化锆的一个独特特征是它对一种称为低温降解（LTD）的现象很敏感，在这种现象下，材料会自发地从四方相或增韧相转变为较弱的单斜相，从而容易断裂（Guess等，2012；Ferrari等，2015）。LTD是一体式氧化锆修复体的一个潜在问题，这种修复体可以只进行一层薄薄的玻璃陶瓷饰面，以覆盖所有暴露在口腔中的修复体表面。

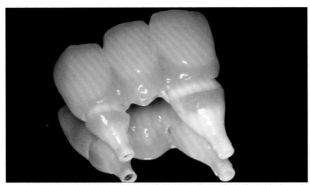

图33a 氧化锆基台，用于支撑粘接固位的种植体支持式固定修复体

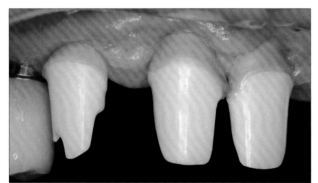

图33b 小心地戴入氧化锆基台，以避免基台本身受到损伤；基台表面加有粉红色陶瓷，为一位戴了20年全口义齿的患者掩盖其先前存在的组织丢失

10.3.1 基台层面的材料选择

氧化锆的组织反应似乎与钛相似。早期研究发现，在动物实验中，氧化锆在菌斑堆积方面明显优于钛；然而，并没有临床报告这些优势（Nakamura等，2010）。最近，一些系统性回顾文献（Linkevicius和Vaitelis，2015；Sanz-Sánchez等，2018）报告表明，与使用钛基台相比，氧化锆基台探诊出血较少，并且保持更自然的软组织颜色，这在美学上是有优势的。如果种植体周组织薄于2mm，则可预见由于钛而导致的组织变色（Leticia等，2016；Lops等，2016）。氧化锆可以用来消除这一风险，并确保在修复后，发生种植体周围软组织凹陷时，可避免金属色透出。选择氧化锆材料可以使其与相邻牙齿的值、色调和色度相匹配，因此，粘接固位修复的修复体的边缘可以置于黏膜上，以防止粘接剂污染种植体周软组织袖口。

全氧化锆基台是由热等静压氧化锆研磨而成，制作后不做烧结处理（图33a～c）。在技术制作阶段必须特别小心，以确保不会损坏氧化锆连接界面，也没有陶瓷粉末烤进螺钉通道内。建议在插入修复体之前使用定制的临时修复体进行组织建模，来避免在基台拧入种植体时产生组织侧移带给氧化锆修复体压力。

为避免对基台壁施加侧向压力，通常使用对接式界面螺丝连接氧化锆基台，而不使用锥形螺丝头。

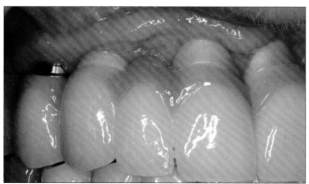

图33c 最终粘接的边缘位于龈上的修复体

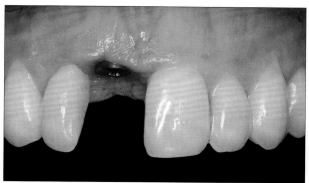

图34a　种植修复前，患者为高位笑线、薄龈生物型，已经完成了分阶段的骨增量和软组织增量

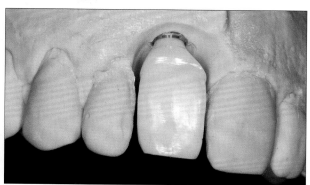

图34b　选择直接饰瓷的氧化锆基台，避免美学区组织透色

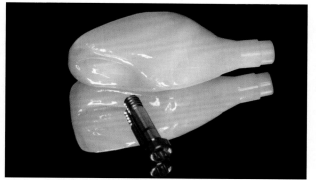

图34c　制作完成的螺钉固位修复体，准备戴牙

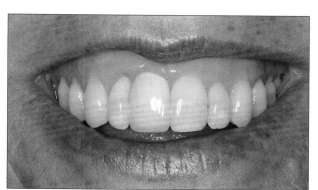

图34d　上颌右侧中切牙位点螺钉固位氧化锆冠戴入后1年口内观

最近研究表明，直接与牙种植体接触的氧化锆基台由于微动会在氧化锆表面沉积钛，从而导致种植体/基台内部界面的磨损。这可能会潜在地损坏种植体界面，并导致其与基台不匹配。在种植体周组织中也检测到钛含量，这也可以用微动来解释。磨损率似乎是自我限制的，在一段时间后磨损率会下降，但确切的临床意义，如软组织中的金属沉积或种植体损伤，目前尚不清楚（Klotz等，2011；Karl和Taylor，2016）。如果考虑将氧化锆用于与牙科种植体直接连接，已证明复制内部几何结构的种植体/基牙连接方法是最安全、最可靠的连接（Joda和Brägger，2015c；Truninger等，2012）（图34a～d）。

氧化锆基台可能对种植体造成的损害可以通过使用粘接的钛基底来解决。这里，氧化锆基台与"体现"种植体/基台连接的预加工钛部件粘接在一起。将基台界面的设计参数加载到设计软件的CAD文件中，然后完成氧化锆上部结构，将组件粘接在一起，以提供最终的基台或修复体。喷砂后使用含有10-甲基丙烯酰氧癸二氢磷酸酯（MDP）和树脂的粘接剂粘接氧化锆。该技术可用于单牙和多牙的修复。这些复合结构可以承受临床范围内预期的载荷（Joda等，2015）（图35a～e）。

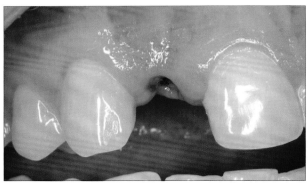

图35a 骨结合后的骨水平种植体，显示愈合基台被组织部分覆盖

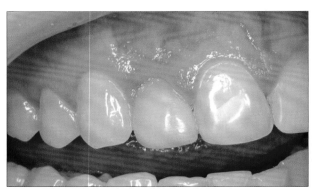

图35b 临时修复体已完成了种植体周黏膜塑形

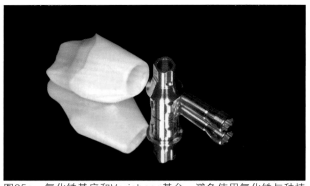

图35c 氧化锆基底和Variobase基台，避免使用氧化锆与种植体直接接触。氧化锆可以选择与天然牙色相匹配的色调

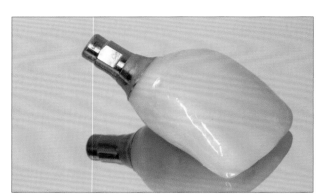

图35d 氧化锆基底饰瓷后，用树脂粘接剂将其粘接到Variobase基台上

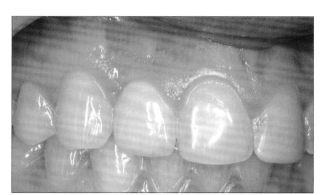

图35e 戴牙1年后的最终效果

10.3.2 支架层面的材料选择

氧化锆可以用在一体式种植体支持式修复体中，也可以用作烤瓷饰面的支架（图36a，b）。如果要使用氧化锆作为支架，必须通过以下方式降低陶瓷碎裂的发生率：

- 在设计过程中确保烤瓷饰面的均匀支撑。
- 仔细选择饰面瓷，以减少热膨胀系数导致的不匹配。
- 在烧结或上釉最终完成后，确保缓慢的冷却速度，允许支架充分冷却。
- 用精细的金刚砂车针仔细调整咬合，然后进行抛光（Guess等，2012）。

为了满足美学要求，市面上可以买到透明度更高、颜色范围更广的氧化锆，最近还推出了颜色渐变的氧化锆。

预烧（"软磨"）一体式支架可以在烧结前染色，减少了使用传统堆积技术生产美观修复体的需要。这种修复的早期临床结果是很有利的（Carames等，2015；Venezia等，2015）。在完成这些一体式修复体后，必须将氧化锆粘接到钛基底上，以便在牙种植体内部实现金属对金属的连接。对于外连接式的种植体，氧化锆基底的修复体可用于单冠直接修复；但是，由于需要提供与种植体配合的高精度，在支架上进行饰瓷之前，需要进行烧结后研磨（图37a～g）。

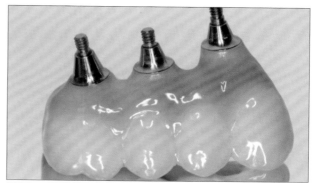

图36a　预烧的氧化锆支架在烧结前染色，以允许大部分一体式支架获得较薄的最终玻璃陶瓷层

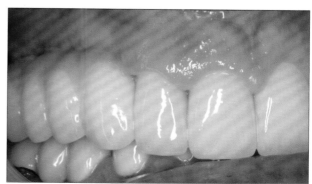

图36b　修复体就位

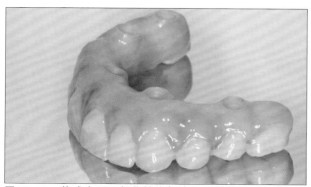

图37a　一体式全牙弓氧化锆修复体在预烧状态下研磨和上色。最后在修复体表面上了一层釉

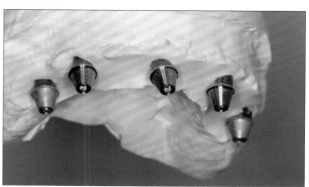

图37b　在石膏工作模型上粘接钛元件

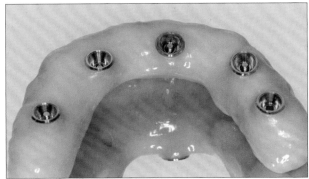

图37c 钛基底与氧化锆一体式支架的粘接

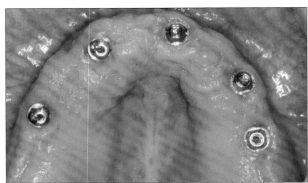

图37d 基台就位，用于支撑修复体

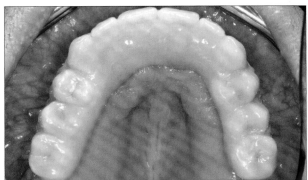

图37e 最终修复体就位（殆面观）

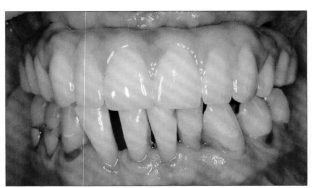

图37f 最终修复体就位（正面观）

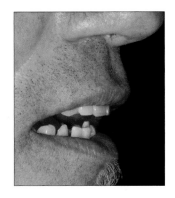

图37g 患者微笑时口中的修复体

10.4　二硅酸锂

二硅酸锂为主要成分的材料最适于制作单冠。它们经常作为蓝紫色的预成块出售的，可以用金刚砂钻针来制造。为此用途设计的专用材料是IPS e.max CAD（Ivoclar Vivadent, Schaan, Liechtenstein）。在研磨过程中，材料以小块的形式呈现，熔附在支撑杆上便于在切削时发挥支撑作用。这种材料有多种颜色和透明度可供选择。

IPS e.max在中等强度的材料中以提供出色的美学效果而闻名。这种材料可以作为一种一体式材料，用于表面染色和上釉以进行最终定型，也可以用作基底进行饰瓷。可以将IPS e.max CAD用于氧化锆基台上的牙冠，或用作粘接式钛基底上的一体式材料。含有氧化锆的二硅酸锂也能制成可研磨块状材料（图38a～h）。

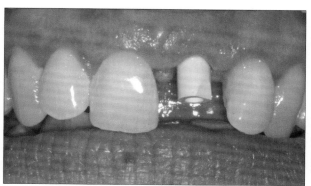

图38a　用于口腔内种植位置扫描的扫描杆就位

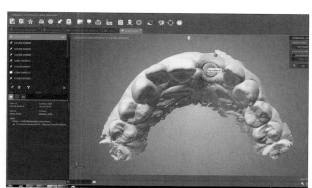

图38b　CAD软件中可见口腔内扫描获得的种植体位置

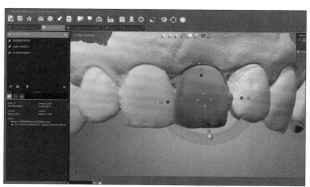

图38c　用于生成基台和修复体外形的最终修复体蜡型

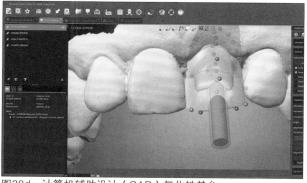

图38d　计算机辅助设计（CAD）氧化锆基台

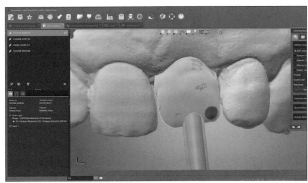

图38e 计算机辅助设计（CAD）e.max CAD基底

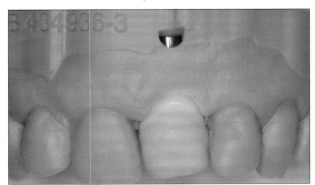

图38f 氧化锆基台就位于3D打印模型上

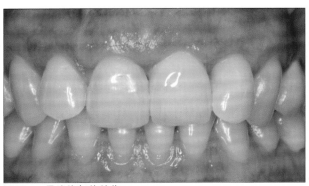

图38g 最终修复体就位

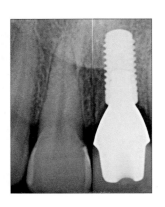

图38h 治疗后X线片显示牙槽嵴顶骨高度稳定

11　并发症和技术挑战

C. Evans

习惯于使用物理模型的技师和临床医生必须首先习惯使用数字图像和文件工作。这可能会给习惯于处理传统物理模型的操作者带来挑战。

此外，数字化工作流程和相关软件解决方案的快速变化，潜在地增加了这些过程中出现兼容性错误和并发症的风险。同时数字化工作流程意味着不可避免地需要对相关人员在新的工作流程、新的种植体配件和新材料方面进行持续的继续教育，以及进行升级后的软件包的操作培训。

在数字化工作流程的不同阶段可能会出现许多并发症。表1提供了工作流程检查表，概述了临床医生开始处理具有全数字化工作流程的病例时所需的各个流程组件。如果这些步骤中的任何一个存在不兼容的情况，则可能无法完成全数字化治疗的工作流程。

越来越多的制造商提供开放式软件系统，允许操作者更容易地在不同软件和设计系统之间转移数字文件。然而，为了实现全数字化工作流程，临床医生和技师有时需要克服可能妨碍数字化过程中完成治疗的并发症。

一般来说，并发症可分为以下几种：

- 扫描相关并发症。
- 软件集成并发症。
- 切削并发症。

表1　治疗团队须为数字化工作流程考虑的校验表

数字化工作流程的组件		
CBCT	提供合适的软件包	
表面扫描技术	提供兼容的文件格式	
扫描杆	数字化软件库中可识别的设计	
技工室模拟	可与建模器软件兼容	
数字化种植体库	提供临床应用的各种种植体的最新更新	
数字化修复部件库	与所选种植体兼容的正版修复部件	
制造商提供的种植体部件	适用于确定的数字化修复体设计和所选的种植体	

11.1 扫描相关并发症

数字化扫描杆便于软件能够准确记录真实的种植体植入位置。它们必须具有软件可以识别的独特形状，并在数字化表面扫描中准确定位虚拟种植体。表面扫描依靠光学技术来捕捉扫描杆的形态。如果扫描仪不能显示扫描杆的完整形状和轮廓，则不能捕获完整的数字化图像。

口腔内扫描可能会受到扫描仪末端本身大小的阻碍，这可能会限制扫描仪末端的正确定位以实现对扫描杆的完全捕获。扫描杆与相邻牙齿的靠近程度也可能阻止扫描仪末端对准扫描体的完整轮廓。此外，位置较深的种植体可能导致扫描杆不能充分暴露，影响扫描体在数字软件内准确呈现（图1）。

种植体位置不当，太靠近邻牙或相邻种植体，可能会妨碍将扫描杆和表面扫描形成整体扫描。扫描杆的轮廓不能改变、调整或改变外形，就像传统的印模帽不能被修改一样。为了使软件能够准确地识别位置，扫描杆必须保持不被修改。种植体不能配准可能会导致数字化工作流程不能实现的情况，需要改用传统印模和替代体模型工作流程（图2~图4）。

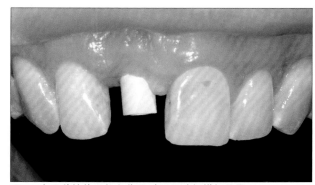

图1 由于种植体冠根向位置过深导致扫描杆暴露不足

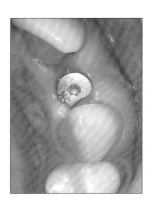

图2 种植体位置错误（近远中向）

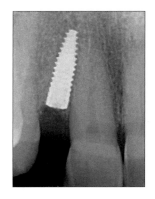

图3 放射线片显示角度偏差

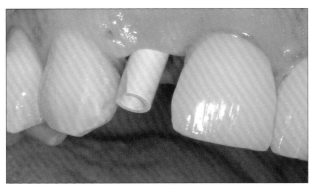

图4　由于种植体角度的原因，扫描杆与邻牙接触，无法就位

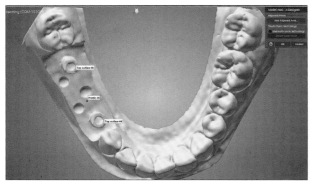

图5　对移除组织的模型进行扫描

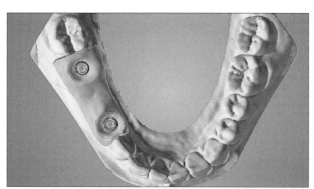

图6　牙龈层重新定位后的最终扫描

　　扫描戴有可移除软组织材料的模型时，有必要遵循正确的扫描顺序，避免在虚拟模型中错误放置图层。

　　需要仔细重新定位台式扫描仪内的石膏模型，避免记录种植体周围的组织高度时出错，因为它可能会导致金属或连接界面暴露（图5和图6）。

11.2　软件集成并发症

当一个软件包无法合并从其他软件包获得的数据包时，就会出现集成并发症。

并发症可能出现在：

- 如果扫描杆或牙弓排列上没有足够的扫描参考点来进行匹配点识别。
- 被合并的表面发生变化的情况，例如有新的修复体或存在可移动的组织。
- 如果软件不支持临床医生或技师选择的扫描杆。

软件内的对准开始于识别扫描文件中的扫描杆。然后，该软件通过类似于"打孔"移除特定的扫描区域，形成数据空隙来放置虚拟种植体，并将虚拟种植体替代体插入到该空隙中。

如果已经将种植体植入在狭窄的牙槽嵴中，或成角度植入，或者在口内扫描时捕获的牙龈或黏膜数据不足，则"打孔"空隙可能与相邻的结构（例如，牙齿或牙槽轮廓）重叠（图7～图9）。

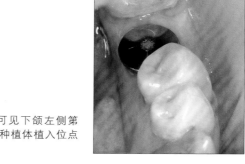

图7　临床可见下颌左侧第一磨牙位点种植体植入位点过偏舌侧

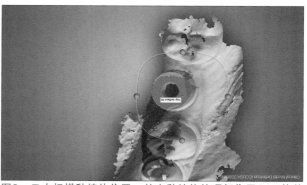

图8　口内扫描种植体位置，其中种植体的顶部位于CAD软件内，用于虚拟种植体定位

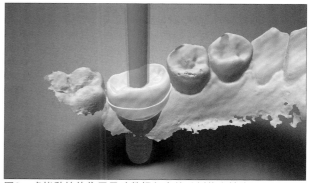

图9　虚拟种植体位置导致数据包中的舌侧信息缺失

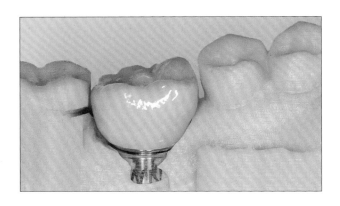

图10　3D打印的模型也显示与数据集相同的舌侧缺失，只是这个病例发生在磨牙区域。这个模型是用丙烯酸树脂手工修改制作的，以便能够在该位点放置替代体。对最终修复体的接触点进行调整，并重新在模型上就位；然而，数据缺失导致了错误

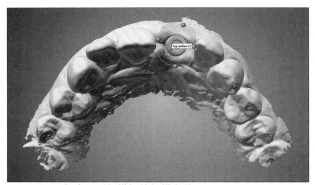

图11　导入正确识别扫描杆的扫描文件

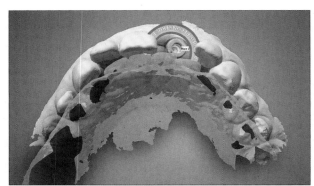

图12　在扫描杆识别之后，软件会在扫描中计算并创建一个"孔"

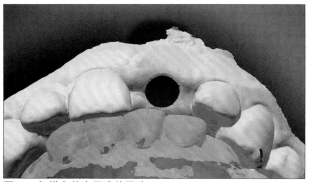

图13　扫描文件内正确的开孔

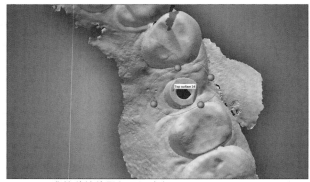

图14　配准的种植体平行于远中邻牙

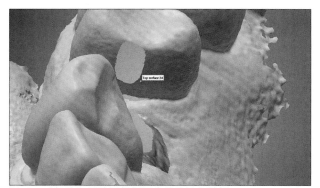

图15　"打孔"删除了相邻牙齿的接触点数据

　　例如，种植体与邻牙平行度不够会导致数据包中接触点的详细信息丢失，CAD错误。设计软件可能会因为丧失数据集的完整性而生成奇怪形状的模型。准确制造3D打印模型是困难的，因为可重新定位的种植体模型受到损坏（图10~图15）。

如果牙弓和工作模型之间没有足够的可辨识点来进行正确的匹配，则在软件内将咬合扫描与牙弓扫描对齐时会出现问题。如果仅进行部分遮挡扫描，则很容易发生这种情况（图16）。类似地，当对全牙弓扫描重新定位时，仅使用单侧咬合扫描会容易出现旋转错误，这可能导致咬合对齐不良和修复体错误。

在处理最终设计之前，必须"清理"掉任何异常的扫描表面。错误的扫描体数据点，或"打孔"定位后残留的可移动黏膜或软组织表面的错误捕捉可能会干扰CAD设计（图17～图19）。如果错误留在原位，修复设计的重新计算将导致种植体表面的缺陷。

CBCT数据包中存在的成像伪影或金属散射会妨碍用户配准表面扫描与CBCT图像。视野较小的CBCT也可能由于感兴趣区域缺乏共同的识别点而影响表面扫描与CBCT的准确匹配。即使扫描是无散射的，在牙弓周围缺乏合适的参考点会引入配准误差；当使用引导手术进行种植体放置时，将会导致种植体定位错误。

这项技术的使用者应该能够认识到这些技术的局限性，这些局限可能造成植入位置的错误，导致美观缺陷或对邻近解剖结构造成损坏的风险（图20～图26）。

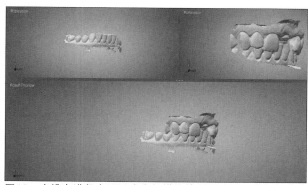

图16　在没有进行全牙弓咬合扫描的情况下对牙弓进行部分咬合对齐可能会导致牙弓的错误定位

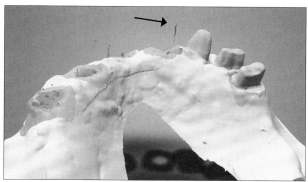

图17　放置"开孔"后的剩余扫描体曲面提示存在对齐问题，可能会干扰设计过程

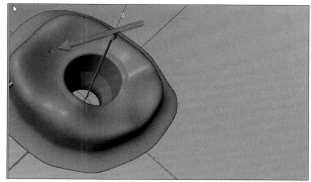

图18　由红色箭头标识的基台设计中的缺陷，原因是"打孔"后留下的扫描体伪影，影响了基台的精确切削

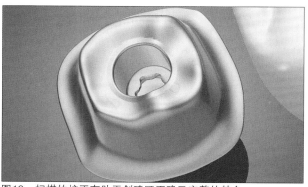

图19　扫描的校正有助于创建既正确又完整的基台

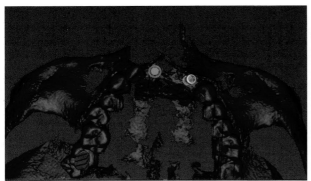

图20　正确分割CBCT，金属伪影最少，使牙齿分开

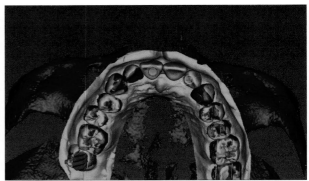

图21　由于最小的散射和正确的分割，CBCT和表面扫描得以正确精准配准

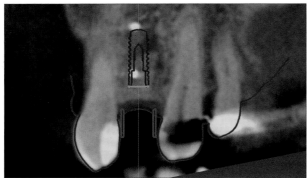

图22　设计方案与种植体位置的正确对齐

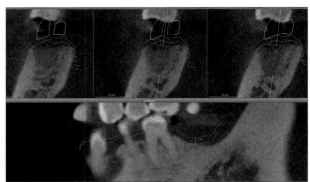

图23　患者在CBCT采集过程中移动，产生图像伪影和潜在的位置错误，因而表面扫描不能准确地与CBCT进行匹配

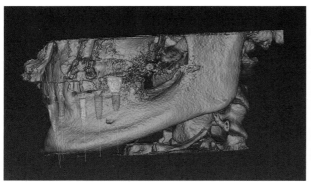

图24　牙齿咬合状态拍摄导致CBCT质量不佳；金属修复体产生的伪影使数据分割变得困难

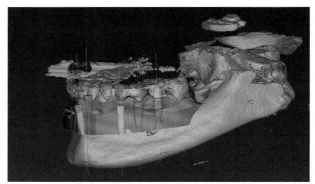

图25　表面扫描与分割后的CBCT数据包的配准需要多次手动操作

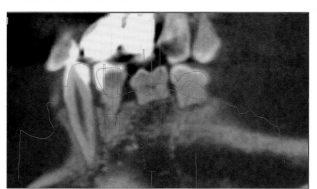

图26　表面扫描与CBCT数据包对齐不成功

11.3　切削并发症

在切削修复体之前，必须将设计嵌套在材料块中，以确保块大小充分囊括设计的修复体。块体大小根据所选材料的不同而不同。图27显示了修复体完美地嵌套在块体内。

对于高度过高的修复体，由于软组织和牙体硬组织的缺失，块体的大小可能不足以生产设计的结构。图28显示了一种情况，其中修复的切端即使在25mm高的块中也不能完全被包裹住。因此，修复体需要重新设计，以允许更多的分层饰瓷。随着时间的推移增加了机械并发症的风险，如崩瓷。或者，修复体可能必须使用传统的脱蜡金属烤瓷技术来加工。

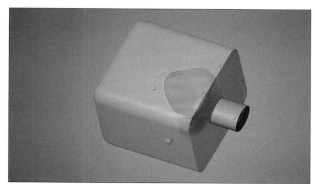

图27　修复件嵌套在切削瓷块内

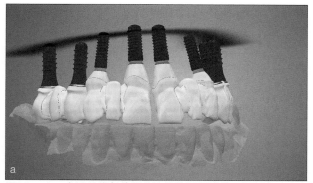

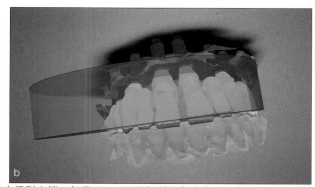

图28a，b　全牙弓修复体是为陶瓷饰面设计的，可以在咬合方案中得到支撑，但是25mm厚的切削瓷盘太薄了，无法切削出整个修复体

12 未来发展和挑战

A. Tahmaseb, D. Wismeijer

随着数字化技术迅速被牙科专业接受并成为牙科工作流程的一部分，在考虑数字化种植学的未来发展时，有一些因素应该考虑在内。

牙科数字化可以被视为一项颠覆性的创新。Bower和Christensen（1995）将颠覆性创新定义为创造一个新的市场和新的价值网络，最终扰乱现有的市场和价值网络，取代现有的市场领导者和联盟。这导致行业参与者试图重新定位自己，以便能够利用新技术来保持市场份额。大公司很难与竞争对手结成联盟，他们以标准化的方式实施数字化技术。我们同时看到许多种植体制造商和种植体相关公司开发自己的数字化技术或与非竞争对手公司建立联盟，以帮助他们将这些技术整合到他们的产品中。我们还看到小公司创建特定的数字化工具，这些工具只能在数字化工作流程的某个步骤中使用。

因此，今天可用的许多数字化设备不得不被认为是独立的产品，这使与数字化工作流程中的其他设备进行通信，虽然可行，但很困难。由于参与开发数字化工作流程的大多数公司都以自己的系统特定或"封闭源代码"的方式创建产品，因此与其他公司生产的设备和系统进行通信变得很困难。

然后是创新的迭代更新，每一家销售数字化设备的公司都已经在开发下一款设备，或者改变和升级数字链中使用的软件。

很明显的是，基于通用格式的开放系统对开发人员和用户都有好处（特别是对研究人员而言）。但这符合该行业的利益吗？

当然也有统一的软件标准。DICOM（医学中的数字成像和通信）可以被认为是数字化放射线影像的通用标准，该标准用于在计算机和各种获取图像的设备之间以及在不同制造商生产的设备和软件系统之间传输放射线影像和其他医疗信息。

美国牙科协会（American Dental Association，ADA）于1996年加入DICOM委员会，牙科医生一直积极参与DICOM标准的制订。DICOM图像文件包含一幅或一系列X射线影像（例如，多层CBCT成像研究）以及从预先选择的标准化术语"库"中选择的其他与患者相关的信息（患者姓名、识别号和采集模式等，仅举几个例子）。一般的成像设备，特别是牙科CBCT设备会产生所谓的"原始数据"。这些原始数据包含每个体素的X、Y和Z空间坐标及其灰度值，然后由CBCT设备的软件重建以创建DICOM文件。因此，来自一台设备的DICOM数据可能会与来自另一台设备的DICOM数据不同，但实际的文件格式是相同的，并且可以由通用软件读取。

此外，DICOM库内容广泛且不断更新，以反映不断变化的识别标准。但这些持续更新并不适用于每台设备。因此，在使用DICOM将图像数据从一台计算机导出到另一台计算机时，DICOM"语言"有不同的"方言"，这可能会导致误解。

数字化工作流程中的其他3D设备（例如，口内扫描仪或面部扫描仪）将其数据导出为STL（曲面细分语言）文件。但是，STL文件通常具有系统特定的扩展名，该扩展名可能与来自不同开发人员的软件不兼容；由特定计算机生成的STL文件可能只被其他"接受的计算机"识别，从而减少了在特定工作流程中需要使用的计算机数量或计算机品牌。

CBCT图像（DICOM）需要转换为STL格式才能与其他3D数据合并。如果要将CBCT数据（骨骼）与牙齿扫描合并，则必须以STL格式进行；目前这仍然是一个非常耗时的过程。然而，有了可自学的计算机系统，这个过程在未来可能会执行得更快速。

今天，大多数出售用于存储、浏览或检索数字影像的商业软件包的牙科影像公司都提供基于DICOM标准的产品。然而，在牙科完全融入DICOM世界之前，还需要进行大量的改进。例如，迫切需要将数字化摄影的标准化指南完全整合到牙科工作流程中。此外，需要解决口内和口外投影的整合，创建安全报告的模板，以及口腔种植学中DICOM内的外科工作流程问题。

Farman（2005）谈到，图像格式和属性互通互用会给数字化诊断设备的用户及其患者带来便利。这意味着在今天购买的设备上获取的图像在未来应该仍然可以看到。升级到较新的设备不能意味着丢失重要的诊断信息。此外，诊断图像应该是便携的，可以由可能使用不同供应商的数字成像设备的专业人员读取。此外，DICOM图像需要与目前可用的许多牙科记录软件产品集成。根据DICOM标准制作的牙科成像设备（例如，CBCT设备）应在升级DICOM标准时自动更新。

PACS（Picture Archiving and Communication System，图像存档与通信系统）是一种医学成像技术，它使用不同的成像模式提供经济的存储并可方便地访问来自多个源机器类型的图像。该系统提供一个将患者所有信息（包括3D数据）组合到一个通用文件中的选项。这意味着必须将文件转换为DICOM，或者必须将系统转换为不仅仅接受DICOM文件的系统。这至少可以使不同系统内的图像重建过程同质化。它还开辟了在数据保护法的限制内将数据导出到第三方（例如，牙科技工室、医疗专家或转诊医生）的方法。基于云的PACS存在的问题是数据泄露的风险。在交换信息时，必须清楚传输的是哪部分数据，并且患者同意共享这些数据；还必须清楚谁有权使用哪部分数据，以及如何保护数据不被滥用。

另一个永恒问题是阻碍牙科专业人员完全接受这些新技术的难点是不断地升级和改进。使用当今最先进技术的设备将成为明天的旧新闻。技术发展如此之快，对于临床医生来说，选择合适的时机"数字化"是极具挑战性的。这些发展直接影响到设备的精密度和准确度、它们的可用性以及它们可以进行的治疗。数字设备制造商应该认识到这些事实，并在有利于患者安全或有利于治疗结果质量的情况下，以合理的成本促进必要的升级。

从技术角度来看，口内扫描仪似乎在部分和完全无牙颌的情况下都提供了可期望的准确度，至少根据模型研究中进行的测量是这样的（Papaspyridakos等，2016；Amin等，2017）。然而，在临床情况下，面颊或舌体等软组织的干扰会使口腔内扫描变得更加困难，并降低其准确度。

一项相当古老的技术，摄影测量学，似乎在口腔种植领域引发了新的兴趣。摄影测量学是一门根据照片进行测量的科学，特别是为了恢复曲面点的准确位置。摄影测量学和现代摄影一样古老，可以追溯到19世纪中叶；在最简单的应用示例中，如果图像的比例已知，可以通过测量图像上两点在图像上的距离来确定与摄影图像平面平行的平面上两点之间的真实距离。这项技术在汽车工业中已被广泛用于计算或模拟碰撞试验期间的冲击损伤。

在牙科领域，带有许多点作为靶点的扫描体被拧入种植体中。摄像机捕捉到多颗种植体上的扫描体。专门的软件可根据这些照片计算种植体之间的平均角度和距离，以矢量格式获得每颗种植体的准确相对位置。这些数据包含CAD/CAM软件需要的关于种植体位置、几何形状、连接等的所有信息（Peñarrocha-Oltra等，2014）。这项有前途的技术可能会解决涉及多颗种植体的数字化"印模采集"问题。

我们认为，数字化技术的使用应该融入本科生的牙科课程中，但这当然意味着教育工作者的心态需要朝着这个方向进行调整。了解这项技术，了解它的优点和缺点，并在它的使用和局限性方面获得经验，应该是现代牙科教育的一部分。Zitzmann等（2017）进行了一项随机对照试验，分析了没有经验的牙科学生对数字化和传统种植印模的难度与适用性的看法，以及学生的偏好和表现。他们的结论是，没有临床经验的牙科学生非常有能力使用数字化工具，这表明可以在牙科课程的早期引入数字化印模技术，以帮助学生跟上口腔康复中使用的计算机辅助技术的不断发展。

Lee等（2013）在另一项评估学生与临床医生对数字和传统种植体印模的研究中得出结论，学生组比临床医生组更难接受传统印模；然而，在两组人群中，接受数字化的难度水平是相同的。研究还发现，学生组更喜欢数字化技术，觉得其更有效率，而临床医生组在喜好和印模技术的效率上近乎相同。

然而，Wismeijer等（2014）后来的一项研究表明，对于有经验的医疗技术人员来说，对牙种植体所在的牙弓和对颌牙弓进行全牙弓印模并取咬合记录所需要的时间是相同的，无论他们使用的是口内扫描仪还是传统程序。这可能是种植义齿治疗的数字化没有得到资深修复医生青睐的原因之一。

DICOM规范了医疗信息的交换，促进了不同医疗系统之间具有成本效益的互联。这使DICOM标准优于医疗设备制造商开发的其他标准，也有助于避免患者从一个诊所转到另一个诊所时出现的问题。所有医学专科都支持DICOM，这一事实使其全面、透明且易于使用。DICOM占用较少的数字存储空间和数字数据，并且易于远距离传输。

由于记录介质的耐用性有限，模拟数据可能会受到降级的影响，而数字数据则不会这样。DICOM允许将模拟数据转换为数字DICOM格式，提供数据字段（必需或可选）以提供所有必要的患者信息。实际上DICOM标准的一个缺点是可能有太多可用的可选字段。当尝试完成所有数据字段时，这一缺点以不一致的形式表现出来。有些图像原来是不完整的，因为有些字段留空，而另一些字段包含不正确的数据。

此时，数字化工作流程包含几个成像设备，如CBCT和口内扫描仪、用于分析所采集的数据和设计治疗方案的软件包，以及用于增材制造的3D打印机或减材制造的切削单元。不同的软件包使用不同的方法并结合不同的工具来使系统可用。在未来，我们可能会期望软件包变得对用户越来越友好，具有更容易识别的结构，并以更自主的方式执行必要的数据合并。导入数据、清理文件或合并不同文件以分析患者的数字"结构"所花费的时间可能会减少，也许可以通过整合图像识别的软件来实现。

在执行种植手术时使用的导航软件包是向数字化工作流程的外科"自动化"迈出的一步。摄像机跟踪患者的运动，机器人手臂使用从患者生成的STL和DICOM信息，在设计软件的指导下进行种植窝预备手术。然后，种植牙医的角色可能会降低到种植治疗设计的技师的角色。

虽然如此，仍有相当大的挑战有待克服。当我们将这些数字化技术应用到植入种植工作流程中时，新的、潜在的问题出现了。其中一个问题是：谁拥有这些数据？是设备制造商吗？例如，如果对患者进行口内扫描，甚至对患者的模拟模型进行扫描，并将其传输到云端，那么谁将负责这些数据，谁拥有这些数据？数据可以存储多长时间？如果数据丢失或损坏，或者更糟糕的是，被第三方使用，例如在数据挖掘研究中，该怎么处理？如果患者是所有者，那么他或她有哪些工具来保护数据？

如果设备不像制造商承诺的那样准确怎么办？或者如果它在功能上出现了一些缺陷？如果手术导板或修复体是根据受损的信息设计和生产的，谁应该对此负责？

然后是软件开发人员。软件用于设计和创建手术导板以及临时和最终修复体。谁拥有这些设计？谁拥有治疗提供者或牙科技师所做的所有设计或调整，后者也在设计过程中发挥了作用？谁负责最后的设计？这个人是否按照某种形式的法律机构商定的标准接受过相关的培训？

我们在工作流程中需要切削设备和3D打印机。它们与使用的软件兼容吗？如果软件更新，是否会影响工作流程的所有阶段，然后是否针对数字化工作流程中的所有单元测试更新？谁负责更新，将其软件整合到工作流程中的单元的软件开发人员是否有足够的信息来及时调整他们的软件以适应即将到来的更新？3D打印过程中可以使用哪些材料都明确了吗？这些材料都经过验证了吗？谁对这些材料的质量负责，这些责任是如何以协议的形式规定以保护我们的患者？

另一个发展是定制种植体的设计和制造。利用从患者那里获得的数字数据，可以设计和制造符合特定部位骨体积和解剖结构的个性化定制种植体。然后，修复体作为该设计的组成部分可以同时制作。

妨碍此类发展的障碍包括成本和立法。正如（欧洲）立法规定的那样，如果种植牙医必须成为种植体制造商，当他们设计和开发单颗种植体时，这一过程只会以蜗牛的速度前进。

这项技术发展迅速，但在牙科领域的实施却被推迟。造成这种情况的最重要原因可能是许多不同的平台，它们是孤立开发的，不能互相通信。一个开放的系统设计可以有助于同质化的开发和研究，这最终可以使行业、临床医生以及最重要的是我们的患者受益。

13 临床病例介绍：在数字化工作流程中应用手术导板和CAD/CAM进行种植体支持式修复

13.1　使用椅旁制作技术修复下颌第二前磨牙

T. Joda

一位32岁的男性患者，被转诊到我科接受种植体支持牙冠的单冠修复。患者在被临床医生拔除滞留的乳牙（85，第二乳磨牙）后，被诊断为下颌右侧第二前磨牙缺失。在基础检查时，全口菌斑指数（PI）为21%；牙周探诊深度（PPD）为1~3mm，探诊出血指数（BoP）为17%。

种植治疗的所有步骤，包括手术和修复，均使用静态计算机辅助种植手术（sCAIS），完全以数字化的方式计划和执行（图1）：

1. 数字数据采集。
2. 虚拟种植设计。
3. 引导种植手术。
4. 数字化印模获取（表面扫描）。
5. 种植修复体的计算机辅助设计（CAD）。
6. 种植修复体的计算机辅助制造（CAM）。
7. 牙冠后处理流程。
8. 戴入最终修复体。

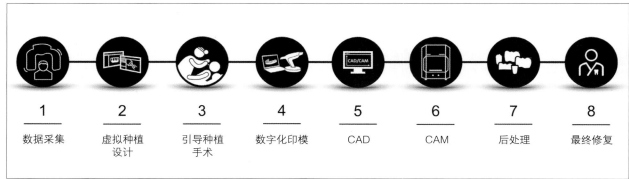

1	2	3	4	5	6	7	8
数据采集	虚拟种植设计	引导种植手术	数字化印模	CAD	CAM	后处理	最终修复

图1　图标化流程图，显示了在完整的数字化工作流程中种植体修复的分步治疗方案

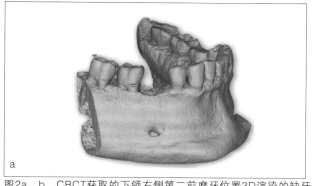
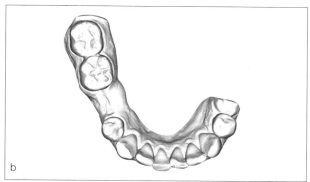

图2a，b　CBCT获取的下颌右侧第二前磨牙位置3D渲染的缺牙的下颌DICOM文件（a）和使用IOS获得的体现表面图像的STL文件（b）

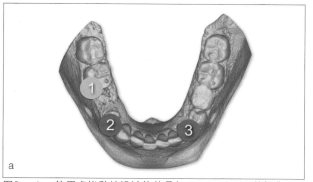
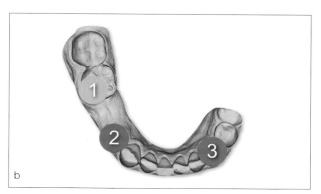

图3a，b　使用虚拟种植设计软件叠加DICOM和STL数据集

数据采集

临床评估后，进行锥束CT（CBCT）和口内扫描（IOS），将临床情况数字化，并生成DICOM和STL文件。在数字数据采集阶段，既不需要物理模型，也不需要放射线诊断模板（图2a，b）。

虚拟种植设计

将DICOM文件传输到虚拟种植设计软件（coDiagnostiX；Dental Wings, Montreal, Quebec, Canada）。调整软件设置患者个体坐标和全景曲线，使下牙槽神经在3D视图上可视化。

下一步，导入术前口腔的STL文件。在叠加合适的可识别标志点的基础上，使用内置算法软件合并数据集（图3a，b）。

然后，使用公认的以修复为导向的逆向设计概念，并考虑局部解剖学因素，对预期的最佳3D植入位置进行虚拟设置。在此基础上，同时使用IOS获得的STL文件，在软件中设计了手术导板。在完成这些软件步骤后，不需要物理模型，直接使用3D打印机的快速成型技术制作手术导板。最后，种植设计软件提供了特定案例下的钻孔方案，此方案包含了准确、安全和可预测的3D种植体的植入程序（图4a，b）。

引导种植手术

手术治疗方案包含钻孔顺序和软组织水平的牙种植体的放置的全程引导程序（TL RN 4.1mm×12mm；Institut Straumann AG, Basel, Switzerland）。虚拟设计使用引导种植手术促进了更安全、可预测和简化的工作流程。在手术前，对3D打印的手术导板进行口内检查，以确保就位的精准性。临床上为了更好地控制，在导板的种植部位附近设置了颊部和舌部观察窗口。

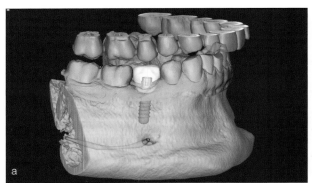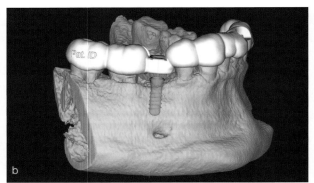

图4a，b   利用以修复为导向的逆向计划，使用由种植设计软件提供的牙库模拟牙冠，包括种植体和基台选择的可视化（a）和用于转移3D植入位置的手术导板的虚拟设计（b）。建议种植：TL RN 4.1mm×12mm（Institut Straumann AG, Basel, Switzerland）

麻醉后，在手术导板下透过黏膜进行初始位置标记，然后翻全厚黏骨膜瓣（图5a~d）。

依次使用专用的导向扳手和相应的钻针来预备种植窝（图6a~d）。

放置种植尺以验证钻孔位置。在此阶段可以检测到任何位置错误，必要时可手动校正种植体位置。在全程引导下，使用集成的5mm直径钻针套环放置软组织水平种植体（TL RN 4.1mm×12mm；Institut Straumann AG）（图7a~d）。

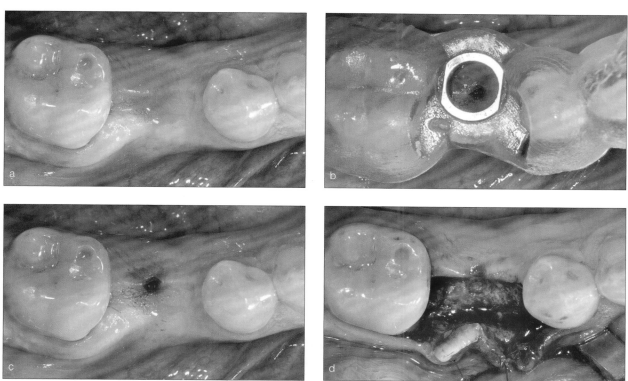

图5a~d 45缺牙位点临床初始状态的殆面观（a）。尝试3D打印的手术导板，并通过套环中心做标记（b）。视觉出血点表示预期植入位置（c）。全厚黏骨膜瓣（d）

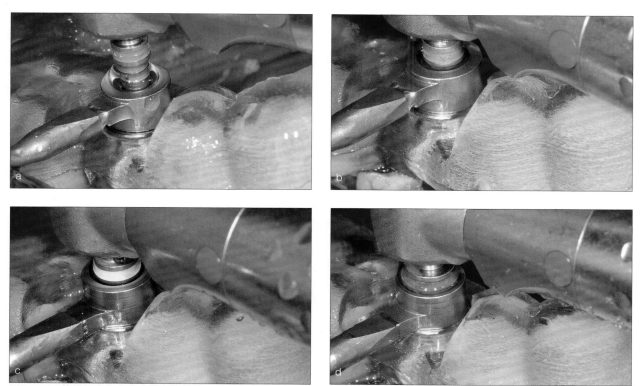

图6a~d 使用标准化方案中的专用钻针，在3D打印的种植手术导板引导下进行种植窝序列预备

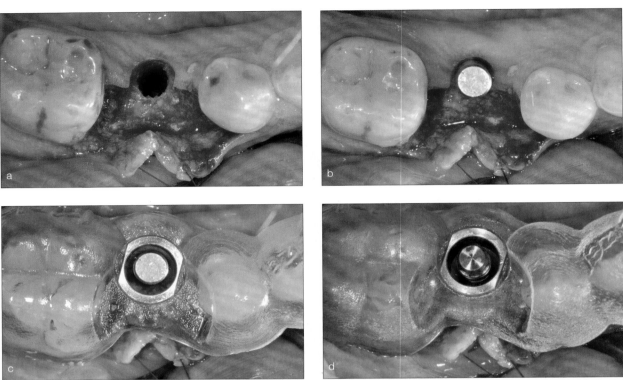

图7a~d 预备完成的种植窝的𬌗面观（a）。未戴入（b）和戴入（c）3D打印导板的深度尺。在手术导板全程引导下植入TL RN 4.1mm×12mm种植体（d）（Institut Straumann AG）

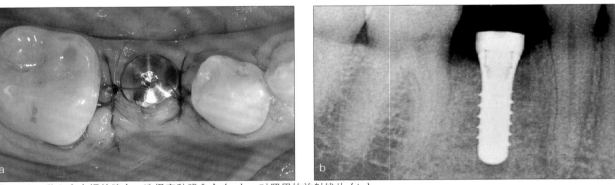

图8a，b 装入愈合帽并缝合，选择穿黏膜愈合（a）。对照用的放射线片（b）

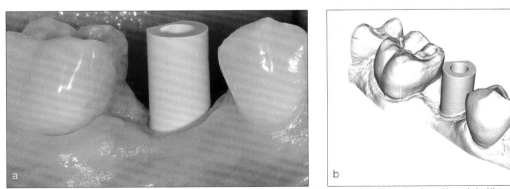

图9a，b 用于45位点口内扫描的螺钉固位的数字化扫描杆装入口腔的临床状态（a）。从口内扫描STL文件获取的物表形态截图，含有软组织轮廓和相邻牙列（b）

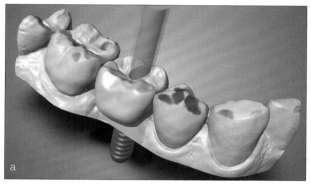
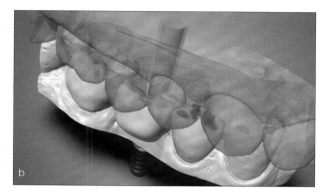
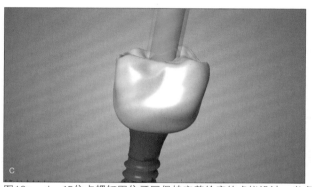
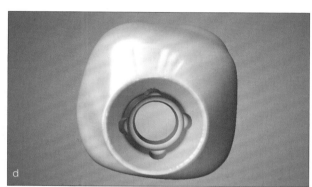

图10a～d　45位点螺钉固位牙冠保持完整轮廓的虚拟设计，考虑到个别咬合情况

术后临床情况及相关的放射线片显示种植体正确的3D位置，与下牙槽神经及邻牙保持一定的安全距离（图8a，b）。

数字化印模

修复和制作步骤所遵循的数字化方案包括IOS（TRIOS Pod；3Shape, Copenhagen, Denmark）、CAD/CAM和一个预制的钛基台（Variobase RN；Institut Straumann AG）。

导板引导下植入种植体后，第二次IOS获取种植体周黏膜结构和邻近的牙齿。将扫描杆装入种植体上，然后扫描种植体3D位置。另外进行对颌牙弓扫描，并以数字化方式转移咬合情况（图9a，b）。

CAD

最终设计的种植修复体为螺钉固位的一体式修复体，它是将二硅酸锂（LS$_2$）CAD/CAM瓷块（Nice CAD；Institut Straumann AG）粘接在预制钛基台（Variobase RN；Institut Straumann AG）上制成的。

基于IOS的STL文件，而非物理模型，使用完全数字化的过程设计和生产具有正确解剖形态的牙冠，并使用集成软件工具虚拟定义了邻接和咬合接触（CARES C-Series；Institut Straumann AG）（图10a～d）。

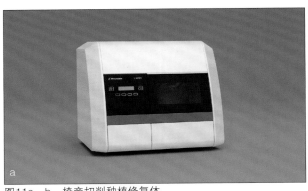
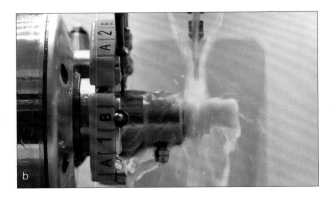

图11a，b　椅旁切削种植修复体

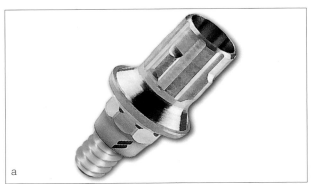
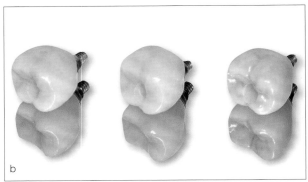

图12a，b　预成的钛基台（a）。后处理序列显示完成二硅酸锂牙冠的制造步骤——切削完成后、抛光后和个性化修形之后（b）

CAM

　　虚拟牙冠的设计处理后，修复体是在一个4轴湿切削和研磨装置（CARES C-Series；Institut Straumann AG）中制作的，用一体式二硅酸锂CAD/CAM瓷块制作牙冠（Nice CAD；Institut Straumann AG）（图11a，b）。

后处理

　　一体式二硅酸锂牙冠切削完成后，再使用95%的乙醇对修复体进行清洁，抛光，并个性化修形。将制备好的二硅酸锂牙冠直接（口外）粘接到预成的钛基台上（Multilink Implant；Ivoclar Vivadent, Schaan, Liechtenstein；and Variobase RN；Institut Straumann AG）（图12a，b）。

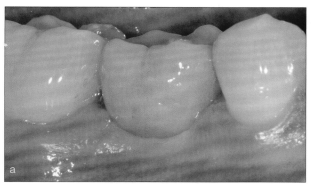 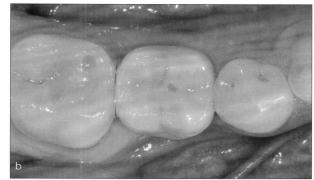

图13a，b 45位点最终完成的种植体支持的一体式二硅酸锂牙冠，侧面观（a）和殆面观（b）。螺钉通道用复合树脂封闭

最终修复

试戴牙冠以确保其边缘和邻接的适合性。使用牙线来检查近中和远中接触点的对等性。对咬合进行静态和动态调整，以实现无侧方殆干扰的正中轻咬合接触。根据种植体制造商的建议，采用螺钉固位一体式修复体，控制扭矩为35N·cm。用PTFE胶带和复合树脂密封螺钉通道。整个口腔内PI值是19%，PPD 1～3mm，BoP约为15%（图13和图14）。

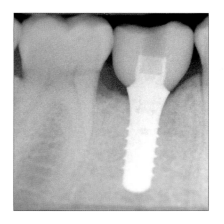

图14 种植修复体戴牙后的口内2D CT图

讨论

以修复为导向的种植是种植治疗成功的关键因素。在此背景下，sCAIS以跨学科的方式为治疗设计、手术种植体植入和修复提供了一个强大的工具。

本临床病例介绍了使用全程数字化工作流程的后牙区单颗种植体支持冠的椅旁治疗程序。外科和修复治疗阶段和修复体的技工制作无缝衔接在使用原厂种植组件的验证方案中，可实现在诊所内部制作修复体（Joda等，2017a）。

全程数字化种植治疗的前提是使用一体式CAD/CAM修复体与预成基台相结合，基于3D放射线片和光学表面扫描确定的以修复为导向的种植位置，保证可预期的结果。这一简化的牙科治疗方案避免使用传统的技工室步骤，同时确保了简化的生产步骤，具有标准化质量的材料具有特殊优势（Joda等，2014）。

初步的随机对照临床试验表明，全程数字化的工作流程在成本效率方面优于传统技术，特别是减少了整体的生产时间（Joda等，2016）。至于患者的成本，经济分析显示，使用集合IOS和CAD/CAM技术制作的种植修复体一线治疗的总体治疗成本（包括技工室成本）有所降低（Joda等，2015a）。

此外，使用全数字化程序和一体式修复体，可以最大限度地减少或甚至消除对例如二次调改和抛光之类的椅旁校正的需要。这减少了工作时间，也可能降低和瓷饰面、陶瓷修复体相关的裂缝及崩瓷的风险（Joda等，2017b）。

13.2　下颌第一磨牙软组织塑形后全冠修复

A. Kökat

一位35岁的女性患者，被转诊到诊所接受在下颌右侧第一磨牙软组织水平种植体的修复。

该牙由于龋病无法治疗而被拔除（图1），4个月后，拍摄锥束计算机断层扫描（CBCT）检查缺牙位点（图2和图3）。按照设计植入Straumann种植体（Standard Plus RN, 4.8mm×12mm; Institut Straumann AG, Basel, Switzerland）。

由于牙槽嵴顶骨的高度，种植体潜入式愈合，术区初期关闭。患者随后被再次安排，并在第一个手术阶段后转到我们诊所。转诊外科医生提供了下颌右侧第二磨牙和第二前磨牙两颗牙的术前牙周指数为1.5（Löe和Sillness，1963）。

对该病例进行SAC评估，表明这是一个简单（S）的修复阶段（表1）。

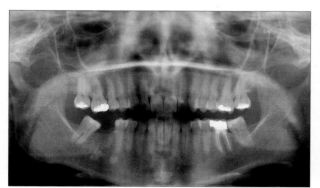

图1　术前全景片

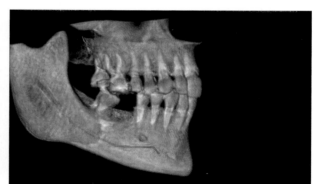

图2　术前缺牙位点的CBCT

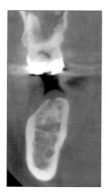

图3a　CBCT扫描邻近前磨牙的区域（矢状面）

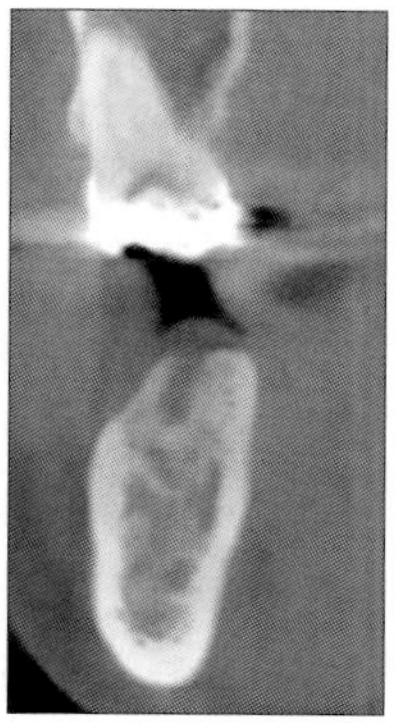

图3b　CBCT扫描邻近第二磨牙的区域（矢状面）

表1   SAC评估

Patient Name:	N Yalcin
Patient ID:	2014-10-AMKTL-212
Date:	03.03.2018 07:43:21

ITI
International Team
for Implantology

Restorative Assessment: Single-Tooth Restoration in the Posterior Zone

Defining characteristics:	One missing tooth to be replaced by an implant-borne crown.

Tilted 47 requires papillary formation and soft tissue management around 46

Basic Indication	Single-tooth gap
Zone Selection	Posterior
Tooth	Molar
Visibility of Treatment Area upon Smiling	No
Inter-Arch Distance	Ideal tooth height +/- 1 mm
Mesio-Distal Space (Molar)	Anatomic space corresponding to the missing tooth +/- 1 mm
Loading Protocol	Conventional or early
Bruxism	Absent
Provisional Implant-Supported Restoration	Restorative margin < 3 mm apical to mucosal margin
Interim Restoration during Healing	Fixed
Retention	Cemented, with restoration margin < 3mm submucosal

Normative SAC Classification	**Straightforward**		
Additional Complexity/Risk based on Modifiers	Low	Medium	High

Restorative Assessment: Single-Tooth Restoration in the Posterior Zone

Defining characteristics:	One missing tooth to be replaced by an implant-borne crown.

Tilted 47 requires papillary formation and soft tissue management around 46

Modifiers

Patient's Expectations	Craniofacial/Skeletal Growth
Low (Low)	Completed (Low)
Oral Hygiene and Compliance	Access
Good (Low)	Adequate (Low)

Additional Complexity/Risk based on Modifiers	Low	Medium	High

种植体植入4个月后，暴露种植体，并装入3mm高愈合基台。在复诊时，探诊检查发现两颗相邻牙齿有少量出血，邻牙的探诊深度为3mm。

牙种植体的穿龈轮廓很重要，不仅在前牙区对美学目的很重要，对保持种植体周黏膜健康同样重要。下颌右侧第二磨牙向近中倾斜，如果下颌右侧第一磨牙没有获得正确的穿龈轮廓，修复后下颌右侧第二磨牙近中会出现缝隙。获得种植体支持式修复体的自然解剖形态和穿龈轮廓对于帮助患者有效地控制邻面菌斑是很重要的。这重要性仅次于美学标准，而美学标准在口腔后部区域显得不是那么重要。然而，功能来自形态，通过重建自然的牙冠轮廓，我们将能够提供最佳的种植体周软组织轮廓，以获得最佳的口腔卫生，并防止形成菌斑积聚的停滞区。向近中倾斜的第二磨牙有可能导致不良的接触点和不自然的牙间间隙，有未来发生种植体周疾病的风险。

Tarnow（2000）显示，在牙槽嵴与邻接点之间的距离小于5mm的情况下，几乎100%可实现龈乳头成形。如果轮廓不自然，患者可能很难用牙刷或牙线清洁该区域。因此，我们决定创造一个以自然形状为主的磨牙，以获得适当的龈外展隙，帮助患者尽可能地保持种植体周组织的健康。

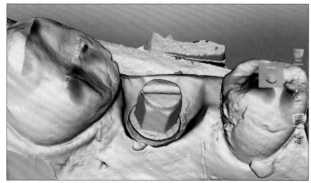

图4   用于临时修复的数字化转移模型

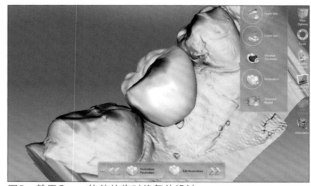

图5   基于Cerec软件的临时修复体设计

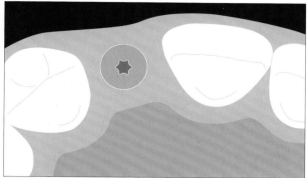

图6　典型的愈合基台就位情况示意图

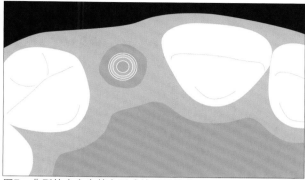

图7　典型的由愈合基台形成的牙龈轮廓

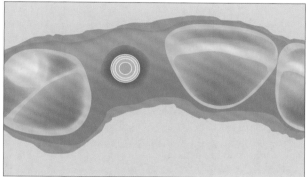

图8　没有安装愈合基台的扫描数据图像

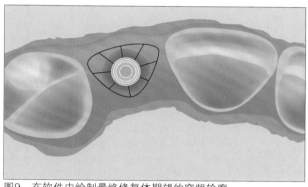

图9　在软件中绘制最终修复体期望的穿龈轮廓

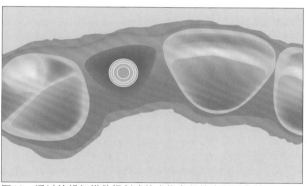

图10　通过编辑扫描数据创建的虚拟穿龈轮廓配置文件

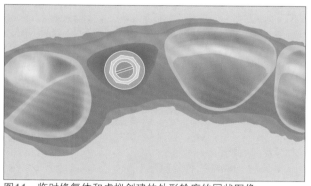

图11　临时修复体和虚拟创建的外形轮廓的网状图像

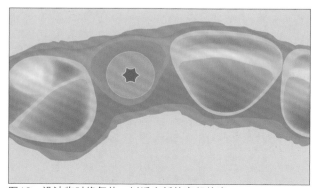

图12　设计临时修复体，以适应新的穿龈轮廓

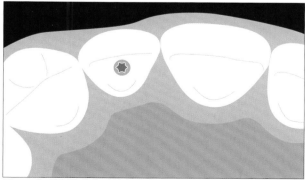

图13　切削制作的临时修复体安装在种植体上

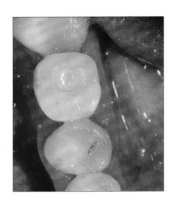

图14 螺钉固位的临时修复体（牙合面观）

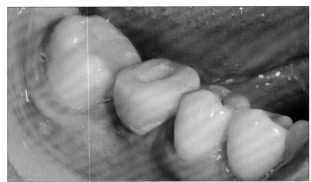

图15 螺钉固位的临时修复体（颊面观）

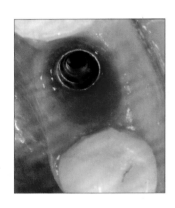

图16 种植体周软组织塑形（牙合面观）

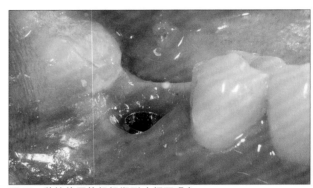

图17 种植体周软组织塑形（颊面观）

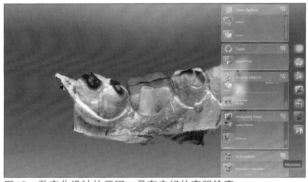

图18 数字化设计的牙冠，具有良好的穿龈轮廓

　　为了获得良好的穿龈轮廓，决定使用Kökat和Akça（2013）描述的技术制作临时修复体。我们选择了一种渐进的方法来塑造磨牙周围黏膜的结构，以表现出天然牙的颈部解剖结构。作为起点，调整了种植体转移模型。转移用的螺钉是用独立的盘个性化制作的。在个性化制作的螺钉中创建了一个凹槽，并将其安装在种植体上。然后进行口内扫描（Cerec BlueCam；Dentsply Sirona, York, PA, USA）（图4和图5）。

　　在虚拟模型上数字化设计修复体穿龈轮廓，并使用图6~图13中所示的工作流程（使用前牙举例）制作临时修复体（Telio CS C&B；Ivoclar Vivadent, Schaan, Liechtenstein）。临时修复体是用牙合面入路创建的，以便于移除和修改更多的组织轮廓（图14和图15）。为此，在软件中的3D图形上绘制牙冠在水平面上的外轮廓。

利用该软件的编辑工具，去除龈缘和种植体肩部之间的牙龈部分，并对其进行平滑处理，以形成虚拟模型上的穿龈轮廓。临时修复体是为适应新的牙龈形状而设计的，可用切削设备加工。临时磨牙的𬌗面上设置有螺钉通道。种植体的转移体做喷砂处理来增加粘接树脂的固位力，并粘接到临时修复体上。立即清除临时修复体上的进入孔，并对组件进行口腔内试戴，以进行邻接和咬合调整。

每隔3～5天拆卸一次临时修复体，用流动复合树脂材料重塑，抛光，然后再重新戴入。形成所需的穿龈轮廓的最终形貌后（图16和图17），装入并拧紧SynOcta粘接基台（Straumam），扭矩为20N·cm，再次进行口内扫描。用Cerec软件设计和制造二硅酸锂牙冠，以支撑塑形完成的穿龈轮廓（图18）。在烧结、抛光、上釉，基台扭矩达到35N·cm后，使用双固化树脂粘固剂（RelyX U200；3M ESPE，St. Paul, MN, USA）粘接二硅酸锂牙冠。

黏膜没有受压的表现，在天然牙和种植修复体之间形成了龈乳头（图19和图20）。对照X线片显示牙冠就位良好，种植体周骨高度良好（图21）。

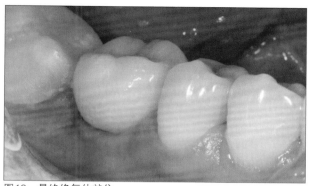

图19 最终修复体就位

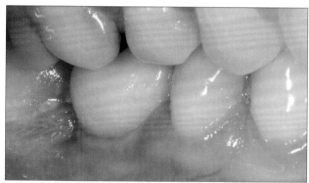

图20 最终修复体就位。种植体周软组织状况良好，修复体与邻牙之间有重建的龈乳头

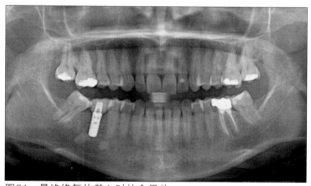

图21 最终修复体戴入时的全景片

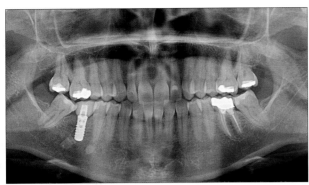

图22　1年后全景片

在1年和2年的随访中，发现牙间龈乳头以及近中和远中稳定的骨水平一直保持不变（图22~图25）。种植体周菌斑指数：第一年为1，第二年为1.25。在两次随访中，种植体周围都没有探诊出血。种植体周探诊深度：在邻面最大为3mm，在颊侧和舌侧最大为2mm。

致谢

手术程序
Prof. Erdem Kılıç － Istanbul, Turkey

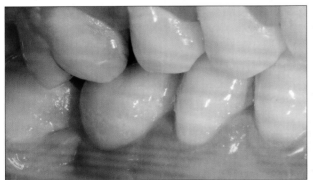

图23　2年后随访（颊面观）

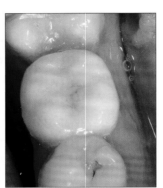

图24　2年后随访（𬌗面观）

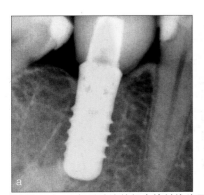

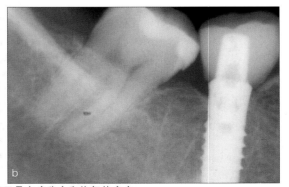

图25a，b　2年后随访的根尖放射线片显示骨高度稳定和修复体密合

13.3 通过临时修复体进行前磨牙种植即刻负荷

C. Fijnheer

病例复杂程度的评估

一位47岁的女性患者，无吸烟习惯，体健，转诊到我科接受种植治疗。患者在之前正畸治疗时，所有上颌第二前磨牙均已拔除。牙周系统治疗后牙周状态在7年多的时间里都很稳定。5年前，上颌右侧第一前磨牙因为龋病无法治疗而被拔除（图1）。

由于颊侧骨板缺失，临床可见缺齿间隙牙槽嵴顶宽度不足。上颌右侧第二前磨牙用复合树脂进行了大范围的充填修复；上颌右侧尖牙也用复合树脂在其远中面进行了充填修复（图2～图8）。

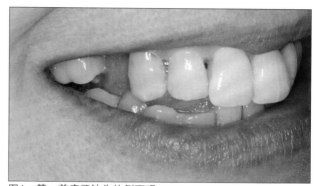

图1　第一前磨牙缺失的侧面观

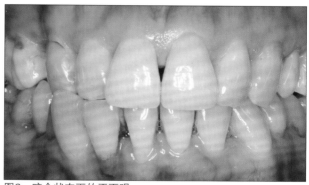

图2　咬合状态下的正面观

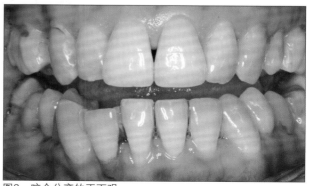

图3　咬合分离的正面观

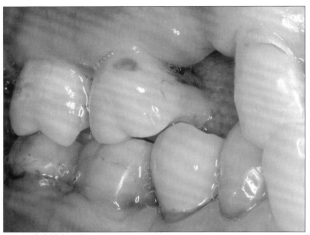

图4　右侧侧面观

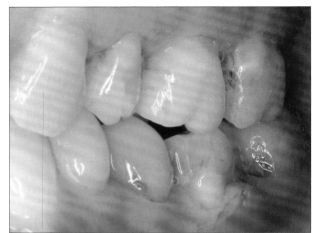

图5　左侧侧面观

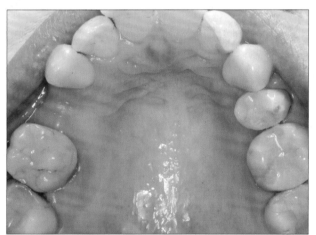

图6　上颌𬌗面观

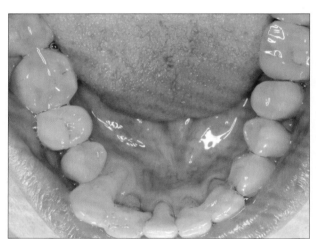

图7　下颌𬌗面观

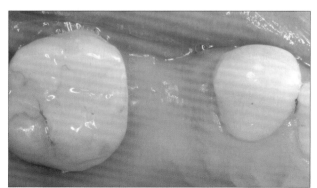

图8　单颗牙缺牙间隙

病例分析、术前设计和种植体选择

CBCT扫描显示颊侧骨皮质有少量吸收。数字化种植设计软件（coDiagnostiX；Dental Wings, Montreal, Quebec, Canada）发现骨量足以实现正确的以修复为导向的种植治疗（图12）。将口内扫描与CBCT扫描相匹配后，将硬组织和软组织数据结合起来用于以制订修复为导向的种植计划（图9~图11）。

设计手术导板，并使用椅旁切削单元进行切削制作（DWX-4；Roland DGA, Irvine, CA，USA）（图12~图14）。通过增加虚拟扫描体，将计划好的种植体位置转移到修复设计软件（DWOS；Dental Wings）中（图15）。

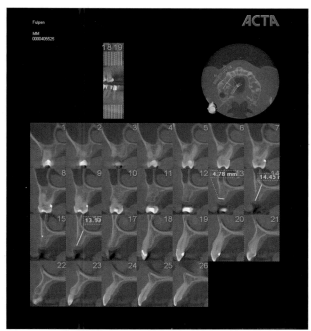

图9　CBCT扫描

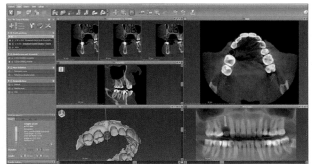

图10　在coDiagnostiX软件上进行种植和修复设计

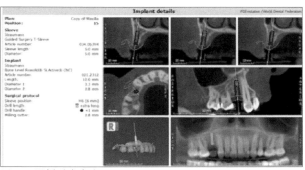

图11　导板手术方案

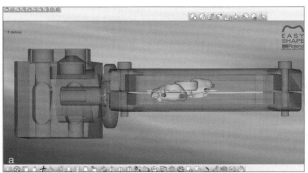

图12a，b　在铣削软件中执行的虚拟开发的手术导板

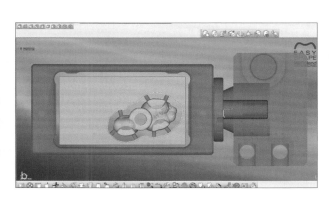

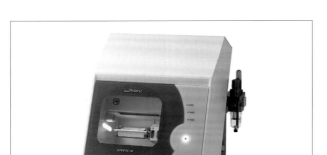

图13   椅旁切削设备（DWX-4）

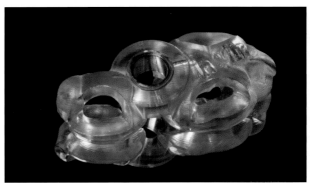

图14   切削完成后的手术导板

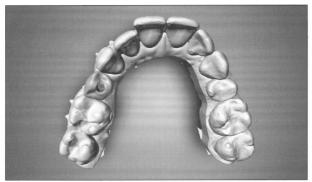

图15   基于虚拟设计的种植体的修复体设计

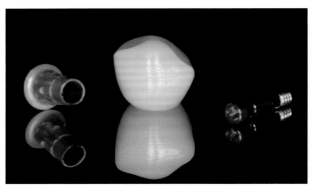

图16   Variobase基台，带有提前设计好的切削牙冠

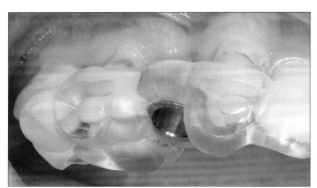

图17   戴入手术导板

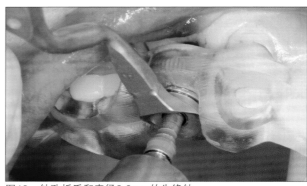

图18   钻孔扳手和直径2.2mm的先锋钻

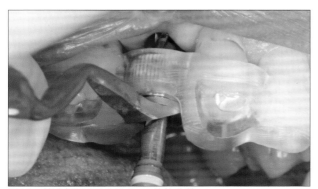

图19   钻孔扳手和直径2.8mm的扩孔钻

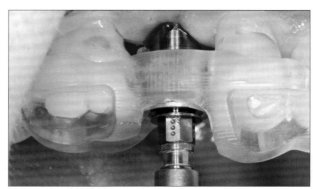

图20   引导种植体植入

基于虚拟的种植体位置设计并切削了牙冠（图16）。用DWX-4切削一个使用螺钉固位的Vita陶瓷冠（Vita ZahnFabrik，Bad Säckingen，Germany），并用Multilink Automix（Ivoclar Vivadent，Schaan，Liechtenstein）将其粘接在标准的Variobase基台上（Institut Straumann AG, Basel, Switzerland）。

引导手术

在局部麻醉下进行种植手术，并在围术期预防性使用抗生素（阿莫西林2g，手术前1小时）。按照引导手术方案，进行了不翻瓣手术，并成功地将骨水平种植体（BL NC，3.3mm×12mm；Institut Straumann AG）植入到上颌右侧第一前磨牙位点（图17~图21）。

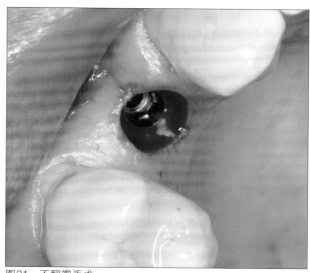

图21　不翻瓣手术

即刻最终修复

种植体植入后，将预先设计好的牙冠（Vita Enamic；Vita ZahnFabrik）以35N·cm的扭矩装入，并用聚四氟乙烯胶带和复合树脂密封螺钉通道（Filtek Supreme；3M ESPE, St. Paul, MN, USA）（图22和图23）。不需要调整邻接触点或咬合，关节模式（articulation pattern）是必要的。6周后，在临床检查中进行基线检查（探诊深度和探诊出血）（表1）。

随访和维护

种植体植入和牙冠即刻戴入1年后，随访检查证实种植体周软组织状况和牙槽嵴顶骨高度稳定（表1和表2；图24~图26）。由于经济状况，种植后立即戴入的临时修复体将在原位再保持1年。

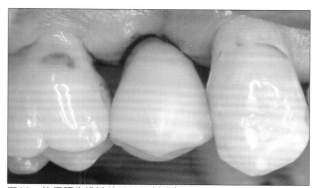

图22　使用预先设计的牙冠即刻修复

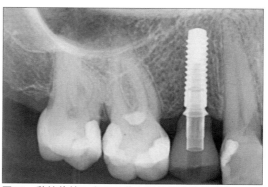

图23　种植体植入和牙冠戴入后的根尖放射线片

表1　在种植体植入和牙冠即刻戴入6周后，探诊深度（PD；mm）和探诊出血指数（BoP；红色）

远中	颊侧	近中
<u>4</u>	2	2
3	1	3
远中	腭侧	近中

表2　在种植体植入和牙冠即刻戴入1年后，探诊深度（PD；mm）和探诊出血指数（BoP；红色）

远中	颊侧	近中
4	2	3
<u>4</u>	2	3
远中	腭侧	近中

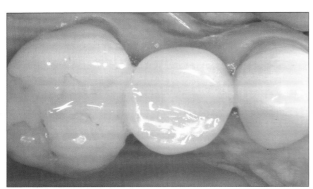

图24　植入1年后的口腔内情况（𬌗面观）

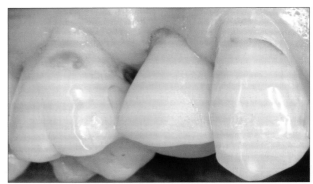

图25　植入1年后的口腔内情况（颊侧观）

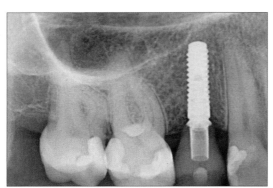

图26　植入1年后的根尖放射线片

结论

广泛应用的用于计算机辅助设计和计算机辅助制造（CAD/CAM）的椅旁设备已将临床实践带入了一个新时代。应用预制的CAD/CAM种植体支持冠即刻负荷是一个新的概念，有望减少临床步骤和总治疗时间，且有可能使治疗更有效，更能被患者和临床医生所接受。

一个完整的数字化工作流程能够成功，是因为它结合了椅旁扫描、手术导板的制作和CAD/CAM提供的即刻种植体支持的牙冠。基于这一个独立的病例，似乎通过虚拟设计的种植体以及基于其虚拟设计的修复体进行即刻负荷可以是一段式程序，它不需要任何其他额外的干预。

13.4 使用椅旁制作的冠修复下颌第二前磨牙

A. Hamilton, A. De Souza, S. Doliveux

一位47岁的男性患者，体健，上颌左侧中切牙缺失，要求种植治疗。这颗牙齿是几年前因外伤而脱落的。该名患者先前曾接受过可摘局部义齿修复，但因其上肢活动受限而无法佩戴，令他难以戴入或摘除该义齿。

患者特别关注种植治疗后的美学效果，包括牙齿和种植体周黏膜的外观。他适度微笑，露出了一个比对侧中切牙宽度大的缺牙间隙；患者同意接受一个小的正中切牙缝隙。牙槽嵴形态良好，仅有轻微的唇部轮廓塌陷（图1a～d）。在检查期间完成美学风险评估（ERA），作为治疗过程的一部分与患者进行讨论（表1）。

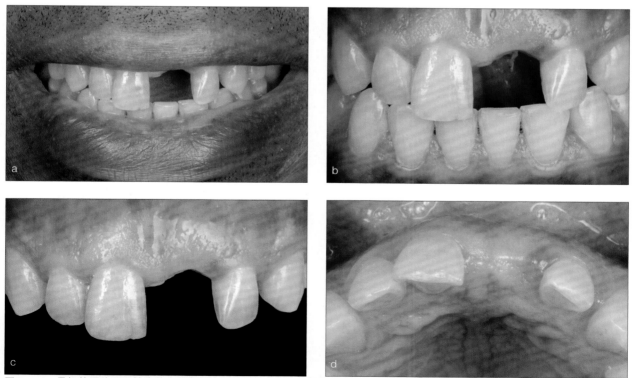

图1a～d 最初的照片显示缺失的上颌左侧中切牙具有良好的软组织高度和轮廓体积，唇侧牙槽嵴轮廓轻微塌陷

表1　美学风险评估（ERA）表

美学风险因素	风险水平		
	低	中	高
全身状态	健康，不影响愈合		影响愈合
吸烟习惯	不吸烟	少量吸烟（<10支/天）	大量吸烟（>10支/天）
大笑时牙龈暴露	低位	中位	高位
缺牙间隙的宽度	单颗牙（≥7mm）[1] 单颗牙（≥6mm）[2]	单颗牙（<7mm）[1] 单颗牙（<6mm）[2]	两颗牙或两颗牙以上
牙冠形态	长方形	卵圆形	三角形
邻牙修复状态	无修复体		有修复体
牙龈表型	低弧线形，厚龈	中弧线形，中厚龈	高弧线形，薄龈
种植位点感染	无	慢性	急性
软组织解剖	软组织完整	炎症	软组织缺损
邻牙骨水平	距邻面接触点≤5mm	距邻面接触点5.5～6.5mm	距邻面接触点≥7mm
唇侧骨壁表型[*]	厚壁表型，厚度≥1mm		薄壁表型，厚度<1mm
牙槽嵴顶骨解剖	无骨缺损	水平向骨缺损	垂直向骨缺损
患者的美学期望	现实的期望	中等美学期望	不现实的期望

[*]如果可以获得牙齿存在时的3D影像，此项可用

[1]标准直径种植体，常规连接

[2]窄直径种植体，窄连接

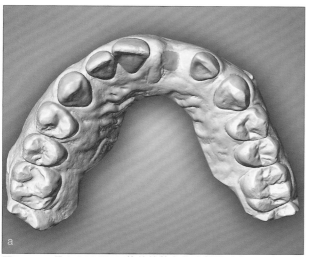
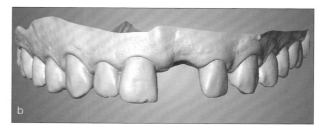
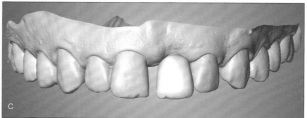

图2a~c　导入CAD/CAM软件的数字化诊断模型（a，b）。详细的数字化诊断蜡型（c）

使用口内扫描仪（iTero；Align Technology，San Jose，CA，USA）对患者进行数字化诊断（图2a，b）。将STL文件导入计算机辅助设计（CAD）软件（CARES Visual 9.0；Straumann，Andover，MA，USA），并创建数字化诊断蜡型，该蜡型遵循牙齿尺寸（宽度、长度、厚度）和使用镜像特征从相邻对侧牙齿获得轮廓。这个数字化蜡型（图2c）形成了我们的种植修复设计的基础，它是虚拟治疗设计的一个组成部分。

采集锥束计算机断层扫描（CBCT）图像（i-CAT；Imaging Sciences，Hatfield，PA，USA），并将其作为DICOM文件导入虚拟种植设计软件（coDiagnostiX；Dental Wings，Montreal，Canada）。仔细地对上颌骨和牙齿解剖图像进行3D渲染和分割，以分离出感兴趣区域（图3a）。必须适当选择阈值并清除任何散射，以产生能够准确叠加数字化诊断蜡型（STL文件）的分段区域（Flügge等，2017）（图3b，c）。这一关键步骤会极大地影响引导种植手术的精准性。

使用同步工具（Synergy；Dental Wings，Montreal，Canada）在CAD软件和设计软件之间

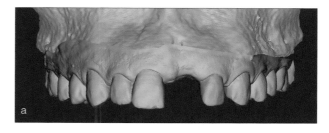
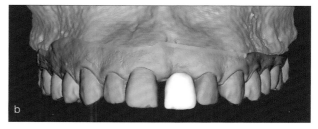
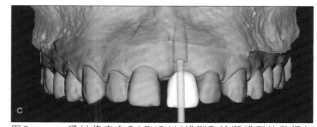

图3a~c　通过将来自CAD/CAM蜡型和诊断模型的数据与CBCT数据集相结合来创建虚拟患者

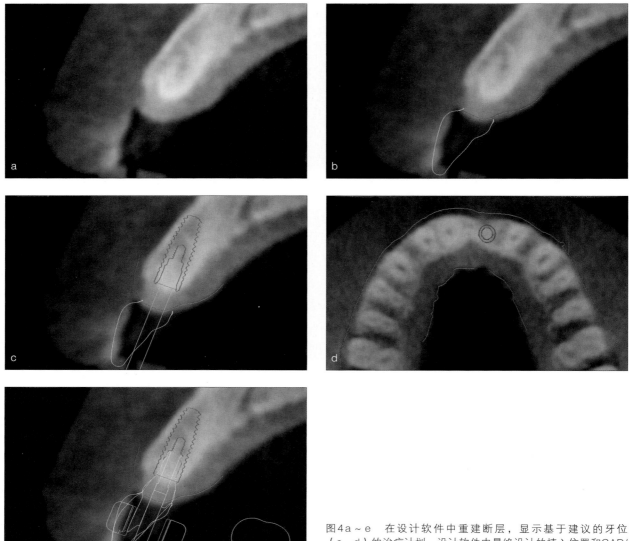

图4a～e　在设计软件中重建断层，显示基于建议的牙位（a～d）的治疗计划。设计软件中最终设计的植入位置和CAD/CAM基台轮廓的可视化显示（e）

传输数字诊断模型和数字化蜡型。该工具记录数据集，并在两个软件程序之间传输数字化蜡型、基台设计和种植位置等信息。一旦数据集传输到设计软件中，然后根据数字化蜡型和放射线解剖学特征，计划理想的螺钉固位修复体的3D种植体位置。为了避免植骨，设计了一颗种植体（BLT，4.1mm×10mm；Institut Straumann AG, Basel, Switzerland）（图4a～d）。

使用设计软件，实时地将种植体位置传输到

CAD软件，牙科技师可以根据修复参数同时评估和输入已设计好的种植体位置。一旦设计的种植体最终位置确定，在CAD软件中根据建议的种植体位置设计CAD/CAM个性化氧化锆基台和PMMA临时修复体，并将其送到集中生产中心进行制作（图5a～g）。同步功能还将基台的设计传输到设计软件，以便可以根据解剖学和生物学参数评估基台的轮廓（图4e）。基台和临时修复体在黏膜边缘略微凹陷，以最大限度地减少对种植体植入时计划进行的上皮下软组织移植物产生压迫。

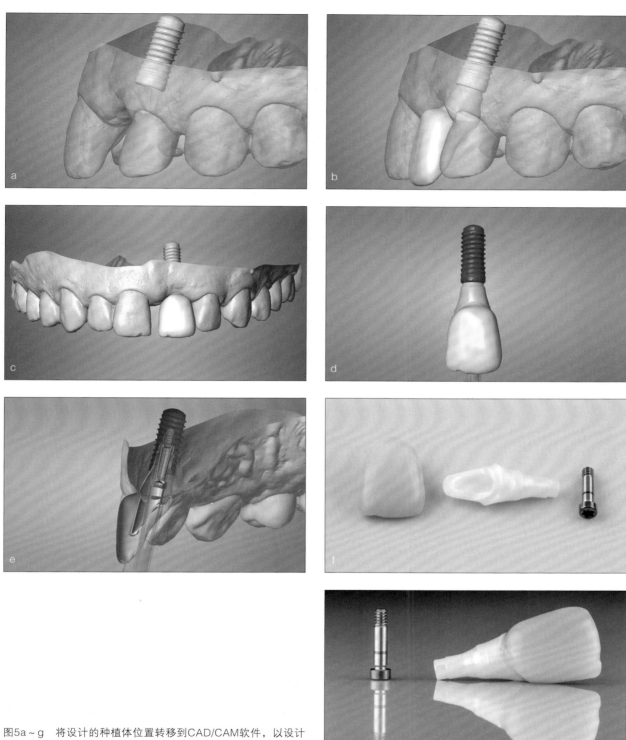

图5a～g　将设计的种植体位置转移到CAD/CAM软件，以设计和制作个性化的氧化锆基台（a～e）和树脂临时修复体（f，g）

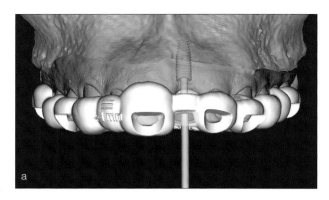

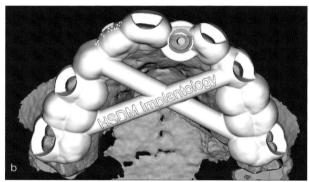

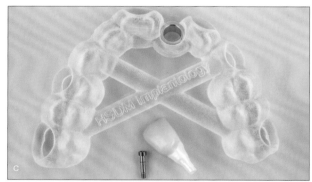

图6a～c 在设计软件中设计的手术导板（a，b）。手术预约前准备好手术导板和预制牙冠（c）

在设计软件中设计手术导板（图6a，b）。咬合支撑从上颌右侧第一磨牙延伸至上颌左侧第一磨牙。放置了6个检查窗。在手术套环和接触面之间建立了3.5mm的壁厚和0.15mm的偏移量。将设计的手术导板导出STL文件，并在使用PolyJet 3D打印机（Objet Eden260VS；Stratasys）进行打印（图6c）。推荐使用种植体旋转标记来控制种植体的旋转位置，因为这样可以准确地复制内部基台连接指数；然而，该患者未使用这些。

基于CBCT和可用的角化组织的量，患者很适合不翻瓣种植（图7a～f）。几个研究小组已经证实了使用牙支持式手术导板进行不翻瓣引导手术的可能性（Raico Gallardo等，2017；D'Haese等，2017）。为了弥补颊侧软组织缺损，在植入种植体时进行了上皮下结缔组织移植（图8a～e）。

放置手术导板，可通过检查窗对导板进行就位情况的可视化验证。使用含1：100000肾上腺素的2%利多卡因在颊侧和腭侧进行局部麻醉。首先使用软组织环切器，然后根据设计软件提供的方法使用外科钻头和手柄的配套装置完成种植，种植体的植入扭矩大于35N·cm。

使用显微手术刀在种植部位的颊侧进行常规的半厚瓣翻瓣，并将其延伸到膜龈联合处之外（图8a）。骨膜显微手术器械确保了该部位的大小足以接受软组织供体移植物。使用Lorenzana和Allen（2000）描述的技术从腭部获取上皮下结缔组织移植物。从尖牙的远中延伸到第一磨牙的近中，在距牙龈边缘约3mm处做一个水平切口。然后在第一个切口内做一个切口，并使用骨膜分离器将组织移植物从骨面制取出来。准备好结缔组织移植物后将其立即放置在种植部位。使用两次间断缝合固定软组织移植物。设计临时修复体用于形成软组织轮廓（图9a，b）。

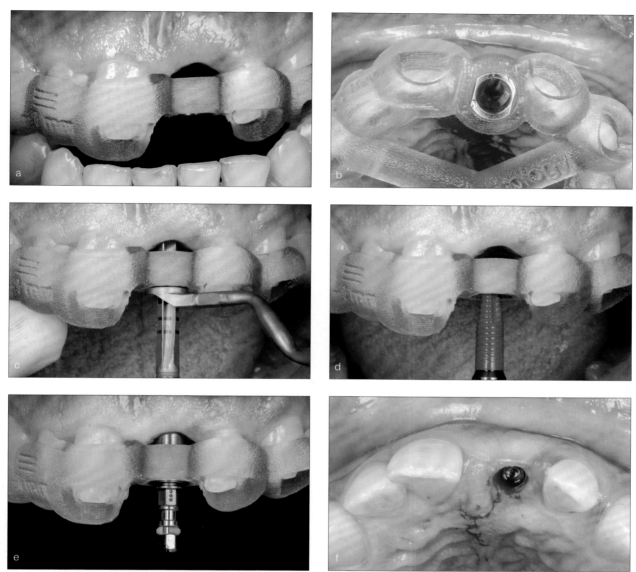

图7a~f 在引导下植入种植体的不翻瓣引导种植手术。通过检查窗对模板密合性进行临床评估（a，b）。引导下种植窝预备（c）。引导种植体植入（d，e）。种植体植入后立即进行修复体软组织轮廓塑形，注意要在临时修复体软组织增量和成形之前（f）

经过8周的愈合，去除临时修复体。对种植体进行骨结合测试，扭矩为35N·cm，发现种植体周软组织依旧是非常健康的。更改临时修复体以形成穿龈轮廓，同时改变唇侧黏膜边缘的位置，以和对侧牙齿的边缘位置更好地匹配。

经过12周的功能负荷后，种植体周软组织外观美观健康（图10a，b）。装入数字化印模扫描杆（Mono scanbody；Institut Straumann AG）（图10c，d），并用口内扫描仪（iTero）（图11a，b）扫描获取最终的数字化印模。

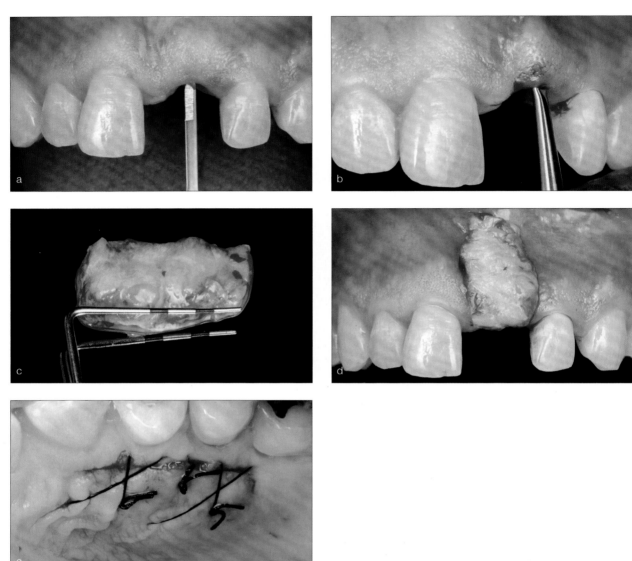

图8a～e　上皮下结缔组织移植

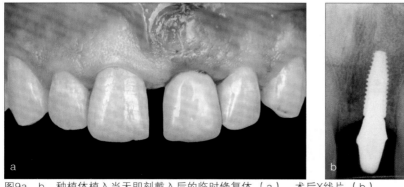

图9a，b　种植体植入当天即刻戴入后的临时修复体（a）。术后X线片（b）

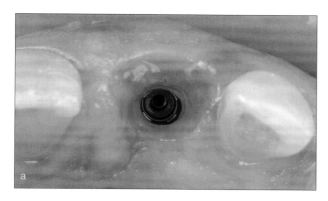
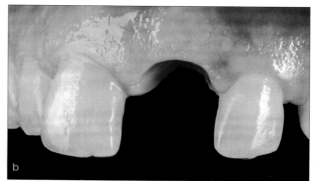
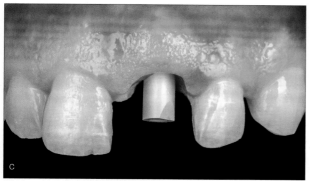
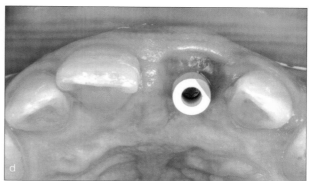

图10a～d 愈合后的软组织轮廓（a，b）。应用数字化扫描杆完成的表面扫描（c，d）

上颌和下颌的模型是基于从表面扫描获得的STL文件切削制成，该STL文件包含一个可重新定位的模拟种植体，以复制实际种植体的位置，这些模型用于修复体的蜡型制作、堆瓷和成型。根据牙科技师的喜好，在切削模型上制作个性化的基台蜡型（图12a，b），切削模型放置在基台扫描把持器上（图12c），并用技工室扫描仪（3Series；Dental Wings）进行扫描。该设计在CAD软件中得到验证（图12d，e），并以数字方式发送到用于制造氧化锆基台的中央切削中心（Straumann Manufacturing；Arlington，VA，USA）（图13a～c）。

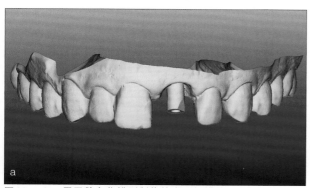
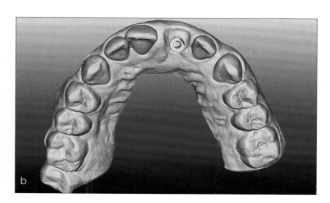

图11a，b 用于数字化模型制作的表面扫描的STL文件

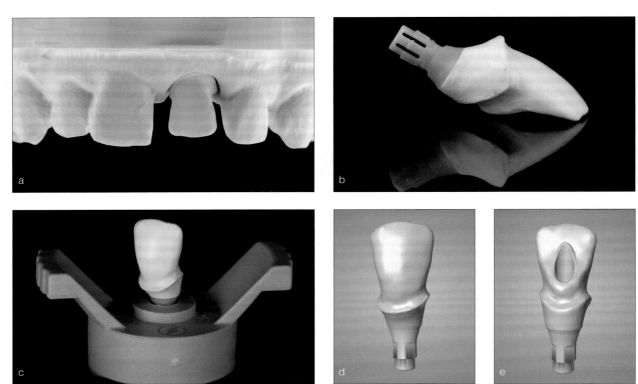

图12a～e 定制基台的常规蜡型（a，b），扫描后（c）为CAD/CAM制造提供数字化基台设计（d，e）

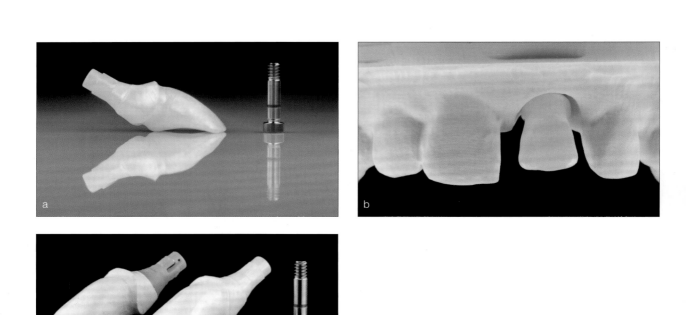

图13a～c CAD/CAM定制的氧化锆基台（a，b），它完全复现了传统的蜡型形态（c）

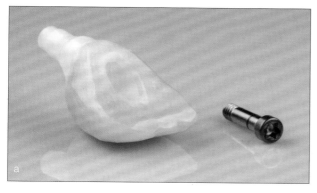
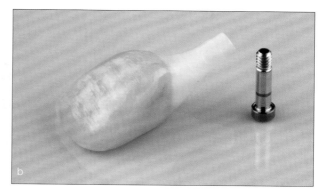
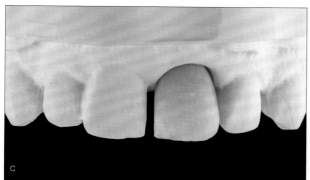
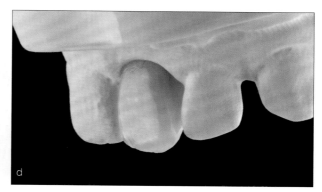
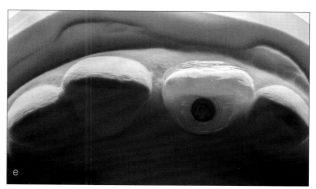

图14a～e　高级牙科技师在CAD/CAM氧化锆基台上制作的长石陶瓷螺钉固位最终修复体

蜡型步骤可以使用CAD软件的全数字化工作流程来代替，使用数字化技术设计基台。技师更喜欢传统的基台蜡型方式，因为他认为这会更快，并且认为当为长石陶瓷材料提供理想支撑时，对基台形状有更多的控制。选择全氧化锆基台是因为其具有良好的软组织生物相容性，并能最大限度地发挥红色和白色美学的潜力（Linkevicius和Vaitelis，2015）。

良好的咬合有助于确保所有可用材料具有低的机械/技术并发症风险。可以选择将氧化锆基台粘接在预制钛基底上作为替代物，以避免在种植体-基台连接界面含有氧化锆。将长石陶瓷材料应用于基台，制作一种螺钉固位种植体支持式的一体式修复体（图14a～e）。

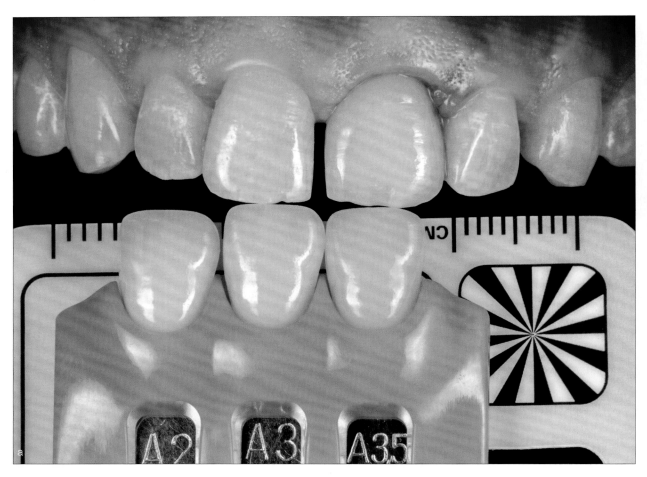

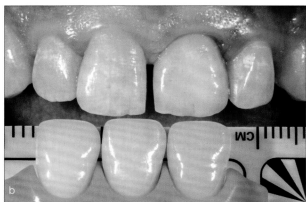
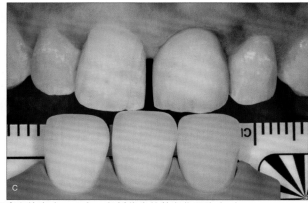

图15a～c 试戴时使用的数字化照片来表示所需更改的修复体的色度和轮廓（a，b）。包括偏光的数字化照片（c）

　　在试戴时，评估咬合情况为了在最大间隙处保持轻微的摆动间隙，并且没有偏移接触。拍摄根尖放射线片确保基台在种植体上完全就位。使用数字化照片将所需修改的轮廓和修复体的色度传递给牙科技师（图15a～c）。

　　在最终修复体戴牙时（图16a～g），将基台螺丝扭矩拧紧至35N·cm；使用PTFE保护基台螺丝，并使用复合树脂封闭螺钉通道。

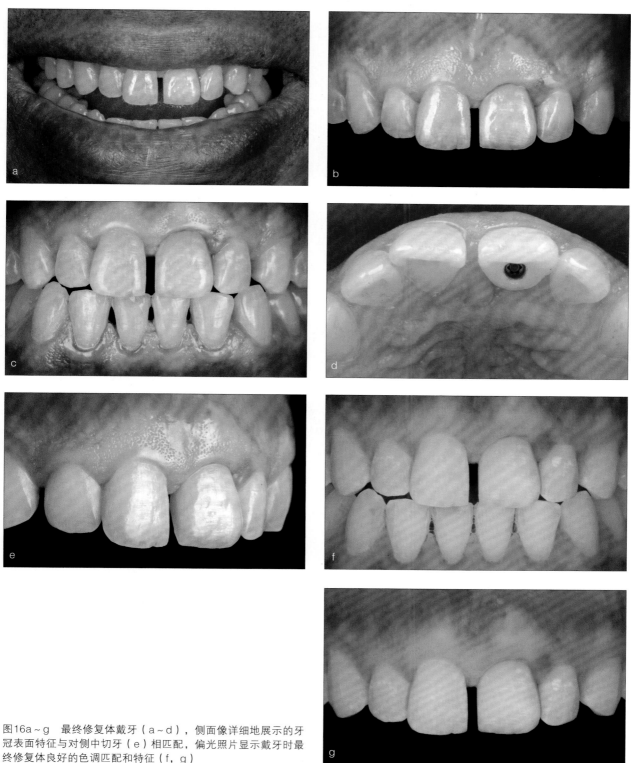

图16a～g　最终修复体戴牙（a～d），侧面像详细地展示的牙
冠表面特征与对侧中切牙（e）相匹配，偏光照片显示戴牙时最
终修复体良好的色调匹配和特征（f，g）

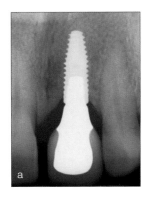

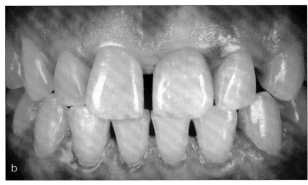

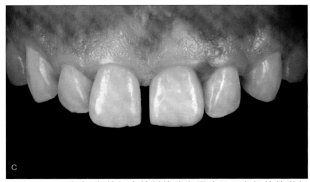

图17a～c　随访1年的根尖放射线片和照片显示良好的美学与健康的软组织，种植体周牙槽嵴顶部有轻微的骨重塑

在1年的随访中，牙齿根尖放射线片确认了稳定的邻面骨高度（图17a），种植体周黏膜健康，没有探诊出血或发炎的迹象（图17b，c）。患者对美学和咬合功能结果非常满意。对患者进行了口腔卫生强化和指导，并将继续每1年对患者进行一次检查，以评估其种植体周健康状况。

这份病例报告展示了数字化技术结合科学原则和临床技术的成功应用，为修复单颗缺失的上颌中切牙提供了最佳的美学和功能效果。虚拟种植设计和引导种植手术是整个治疗阶段的一个有价值的辅助手段，并允许使用在种植体植入时交付的数字化预制临时修复体。

致谢

技工室程序

Yasu Kawabe － Oral Design Boston, Boston, MA, USA

13.5 上颌切牙区两颗种植体支持的四单位螺钉固位桥修复体

K. Chmielewski, B. Roland

一位22岁的女性患者在一次事故中失去了上颌左侧中切牙，随后被转诊到我们诊所进行种植治疗（图1）。 邻牙也有受损，上颌右侧中切牙和两颗侧切牙表现为Ⅱ度松动。事故发生后，第一次牙科治疗进行了松动牙的复位和刚性夹板固定（图2）。

患者在创伤3天后复查。进行了详细的检查，包括锥束CT（CBCT）检查（图3）。患者身体状况良好（非吸烟者），口腔内检查显示局部软组织有炎症，上颌右侧中切牙和双侧侧切牙松动，与对颌牙咬合时有疼痛感，下唇的撕裂伤已缝合完毕。CBCT的垂直面断层影像显示在上颌右侧中切牙和双侧侧切牙位点牙槽突唇侧骨板骨折（图4）。

美学风险评估（ERA；Martin等，2006）确认临床情况为高风险类别。

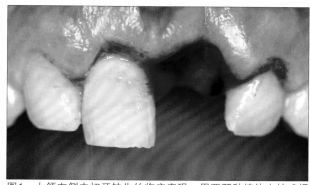

图1 上颌左侧中切牙缺失的临床表现。用两颗种植体支持式螺钉固位的固定桥修复4颗上颌切牙

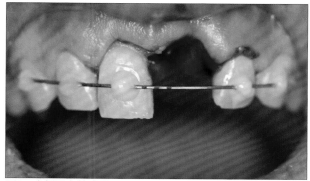

图2 夹板固定松动牙

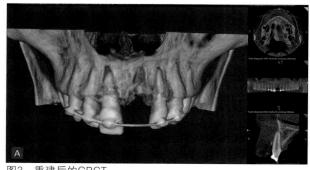

图3 重建后的CBCT

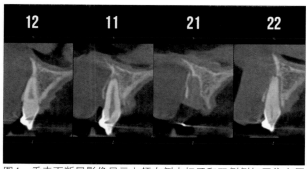

图4 垂直面断层影像显示上颌右侧中切牙和双侧侧切牙位点唇侧骨板骨折

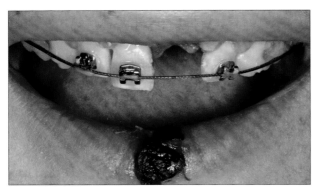

图5　弹性夹板

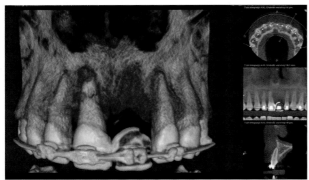

图6　3D重建图显示骨质破坏和牙齿吸收

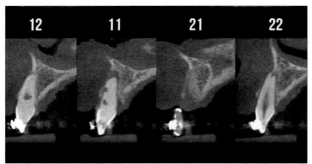

图7　CBCT影像详细展示了骨质破坏和牙齿吸收

正畸医生将刚性夹板换成固定矫治器，以便更好地对齐牙齿（图5），计划佩戴3个月，以使牙槽骨完全愈合。

创伤后第56天，患者上颌右侧中切牙区域出现疼痛。口内检查发现上颌右侧中切牙根尖上方有一个开放性瘘管。

进一步的CBCT扫描显示先前损伤区域发生骨吸收，此外，还发现上颌右侧中切牙和双侧侧切牙的牙根有吸收表现（图6和图7）。

因此，不得不将剩下的上颌切牙拔除，从而形成更大的无牙间隙。手术和美学风险评估为高度复杂（C），解剖学风险较低，但美学并发症的风险很高。此病例归类为复杂（A）。

在与患者及其父母讨论了情况后，患者接受了这一项治疗计划，其中包括使用手术导板手术，即刻种植Straumann种植体（Institut Straumann AG, Basel, Switzerland），同时进行引导骨再生术，以及应用临时修复体即刻负荷。

在接受治疗计划后，计划采取以下步骤：

- 拔除上颌右侧中切牙和双侧侧切牙。
- 在上颌双侧侧切牙位点使用计算机手术导板手术的即刻种植。
- 在缺失牙的上颌左侧中切牙位点和拔牙后牙槽窝上颌右侧中切牙和双侧侧切牙骨缺损部位进行引导骨再生（GBR）。
- 使用复合基台和粘接临时桥进行种植体的即刻非功能性负荷。
- 负荷4～5个月后进行种植体骨结合和软组织轮廓的评估。
- 6个月时用四单元的全瓷桥进行最终修复。

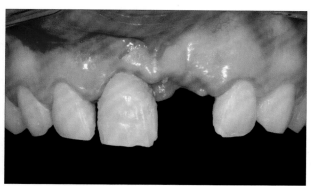

图8 卸下托槽后

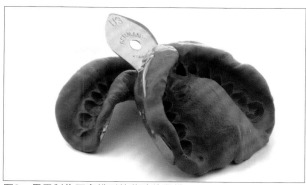

图9 用于制作石膏模型的藻酸盐印模

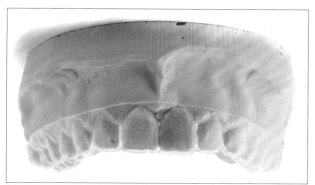

图10 为缺失的上颌左侧中切牙制作蜡型

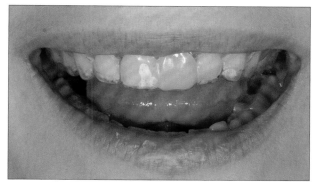

图11 上颌左侧中切牙的临时修复体

手术方案与即刻种植（1型）和即刻负荷的概念一致；然而，还制订了一个备选方案，以防植入的种植体初始稳定性不足时选用。

备选方案：

- 即刻植入种植体，同期进行GBR。
- 最初愈合的3个月使用临时义齿。
- 用于软组织塑形的临时种植桥。
- 4~6个月后进行最终修复。

治疗实施

去除正畸矫治器，包括托槽（图8）。取上、下颌藻酸盐印模制取传统石膏模型（图9）。

对缺失的上颌左侧中切牙制作基础蜡型，可以制作真空成型的保持器样过渡义齿（图10），用丙烯酸树脂填充无牙间隙后，可用作即刻临时修复使用数日（图11）。

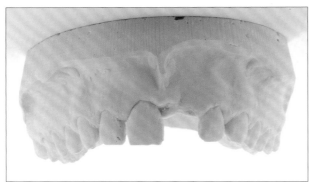

图12 用于扫描的石膏模型

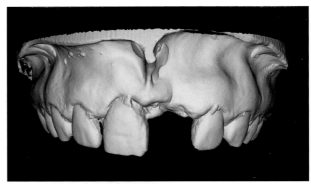

图13 上颌STL文件数据的显示

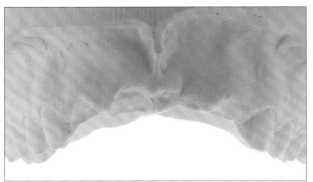

图14 磨除上颌右侧中切牙和双侧侧切牙后重新扫描上颌

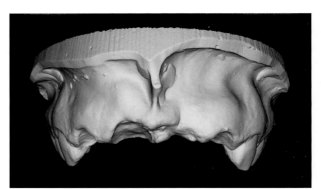

图15 STL文件数据的结果表示

　　上颌和下颌模型（图12）用技工室台式扫描仪生成数字化STL文件（图13）。为了优化计划和设计Straumann引导手术的手术导板，磨除了上颌右侧中切牙和双侧侧切牙，并重新扫描了上颌模型，以生成额外的STL文件（图14和图15）。

种植体位置的规划和手术导板的设计

使用coDiagnostiX设计种植体植入位置和手术导板（Dental Wings, Montreal, Quebec, Canada）。导入未压缩的CBCT的DICOM文件后，计划过程如下：

步骤1：分割数据以创建表示骨骼和牙齿的上颌3D数字化模型。为了更好地展示和区分结构，每个分割层使用不同的颜色（图16）。

步骤2：将分割的DICOM数据（绿色）与含有软组织和牙齿的STL数据（蓝色）叠加（图17）。

步骤3：进一步叠加第二组拔除牙齿后的STL数据（上颌）（图18）。

步骤4：计划上颌右侧侧切牙种植体（图19）和上颌左侧侧切牙种植体（图20）以匹配以修复为导向的最佳的3D位置。可用的STL软组织信息允许根据软组织位置定位种植体的修复平台（图21）。

为了促进最佳的骨结合，SLActive表面种植体是首选（Institut Straumann AG, Basel, Switzerland）。因此，计划中的种植体是：

- NC BLT SLActive Roxolid，Straumann 3.3mm × 12mm，上颌右侧侧切牙。
- NC BLT SLActive Roxolid，Straumann 3.3mm × 14mm，上颌左侧侧切牙。

步骤5：设计套环。选择直径5mm、高度4mm的套环（图22）。

步骤6：手术导板的设计基于STL数据（图23），使用额外的数据来实现正确的种植体空间位置（图24）。

步骤7：使用coDiagnostiX软件中的WeTransfer文件传输功能，将设计与扫描的物理模型的STL文件一并发送到牙科技工室。

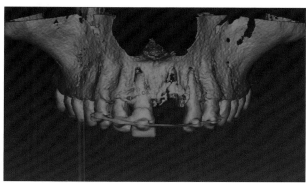

图16　上颌的3D数字化模型

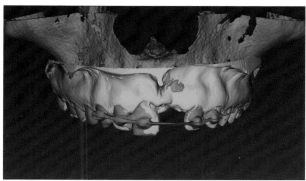

图17　上颌DICOM数据（绿色）与STL数据（蓝色）叠加

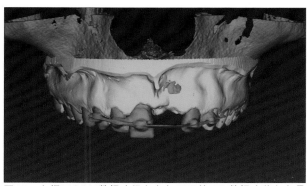

图18　上颌DICOM数据（绿色）与无牙的STL数据（蓝色）叠加

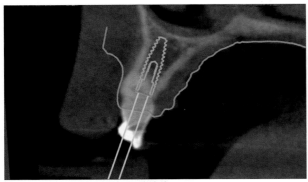

图19　设计上颌右侧侧切牙种植体

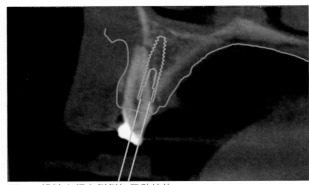

图20　设计上颌左侧侧切牙种植体

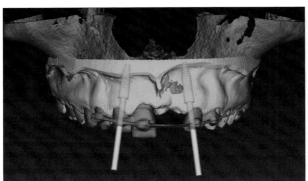

图21　在软组织水平检查种植修复体平台的位置

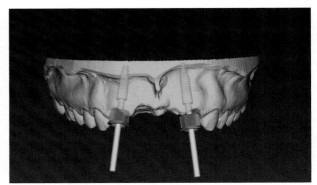

图22　设计套环（深绿色）

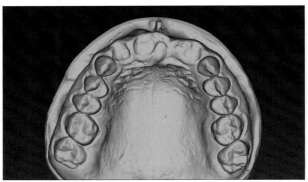

图23　基于上颌模型STL数据的导板设计

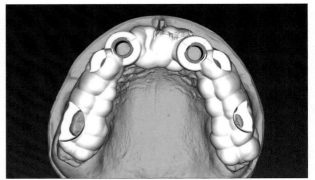

图24　手术导板的设计

打印手术导板

使用coDiagnostiX的生产版版本，牙医或牙科技师可导出设计好的手术导板（图25）的STL文件数据，以便使用3D打印（增材）或切削（减材）的方法进行生产。在本病例中，使用Formlabs Form 2 SLA打印机（Formlabs, Somerville, MA, USA）（图26）和透明医用树脂打印导板。

然后将导板在干净的异丙醇中冲洗，并完全固化，以优化其机械性能。在插入选定的金属引导套环之后，在手术使用之前准备消毒好手术导板。为了提供更多的视觉参考，为指引线添加了黑色标记（图27）。

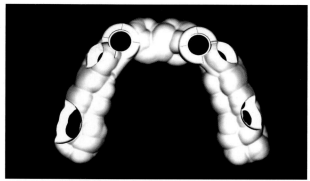

图25　手术导板的STL文件数据

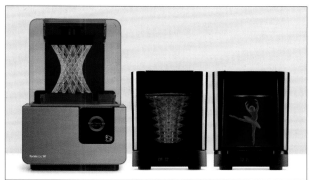

图26　使用Formlabs Form 2 SLA打印机打印导板

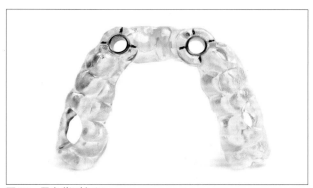

图27　黑色指引标记

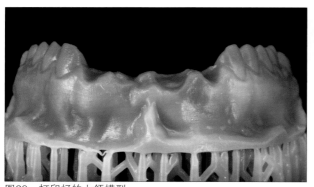

图28 打印好的上颌模型

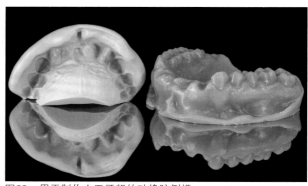

图29 用于制作人工牙龈的硅橡胶倒模

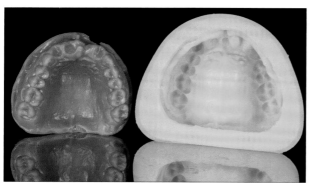

图30 用聚乙烯基硅氧烷硅橡胶复制模型

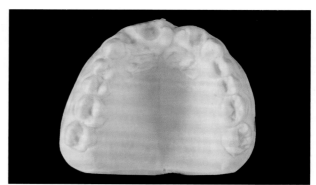

图31 复制石膏模型

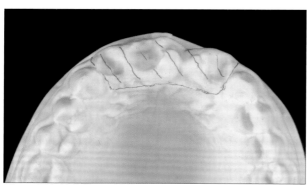

图32 用铅笔在前牙区域做记号

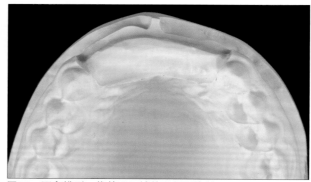

图33 石膏模型，将前牙区域的牙龈面降低2~3mm

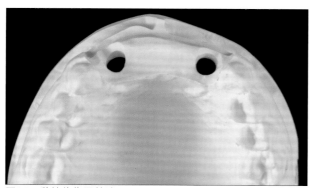

图34 种植体位置钻孔

准备基台和临时桥

步骤1：使用Formlabs Form 2 SLA打印机，用标准灰色树脂打印上颌和下颌模型（图28）。

步骤2：为了制作人工牙龈，制作了硅橡胶倒膜（TS 5000；Merz Dental, Lütjenburg, Germany）（图29）。

步骤3：用硅橡胶复制3D打印的灰色模型（Elite Double 22 Fast；Zhermack, Badia, Italy）（图30），灌制石膏模型（Quadro Rock white；Picodent, Wipperfürth, Germany）（图31）。

步骤4：石膏模型的前牙区域用铅笔标记（图32），牙龈面降低2～3mm（图33），为人工牙龈留出空间。

步骤5：根据未来的植入位置，在模型上钻了两个孔（图34），使用打印的手术导板将种植体替代体安装在正确的位置（图35）。这些替代体不能接触石膏模型的孔壁，是用树脂材料将它们固位的（TriadGel；Dentsply, York PA, USA）（图36）。

步骤6：使用硅橡胶倒模（从**步骤2**开始），制作人工牙龈（Majesthetik Gingiimplant；Picodent, Wipperfürth, Germany）（图37和图38）。

步骤7：个性化基台是由冠用NC Vario Base基台（Institut Straumann AG）和氧化锆（Katana HT 12；Kuraray Noritake Dental, Tokyo, Japan）通过遮色粘接剂粘接（Panavia V5；Kuraray Noritake）制成的（图39和图40）。

步骤8：扫描石膏上基台的位置并将扫描数据导入CAD软件（Exocad；Exocad, Darmstadt, Germany）生成STL文件来设计临时修复体。这个临时修复体是用复合树脂盘（Bredent Bio HIPC, shade A2；Bredent, Senden, Germany）切削而成，回切，然后使用VisioLign材料（Bredent）饰面（图41和图42）。

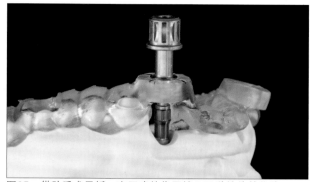

图35　借助手术导板，在正确的位置植入了种植体替代体

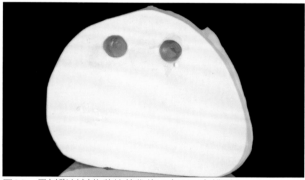

图36　用树脂材料将种植替代体固定于石膏模型上

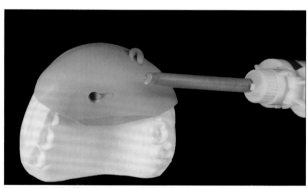

图37　用于制作人工牙龈的硅橡胶倒模

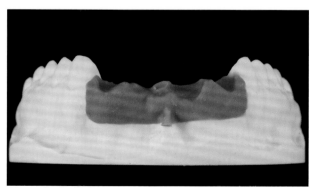

图38　人工牙龈

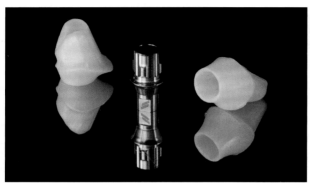

图39 个性化制作基台（Variobase+氧化锆）

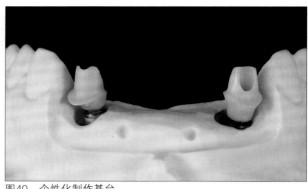

图40 个性化制作基台

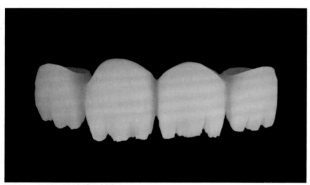

图41 回切后的临时桥

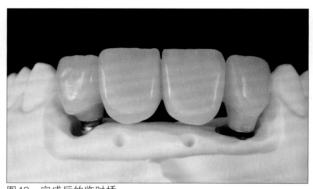

图42 完成后的临时桥

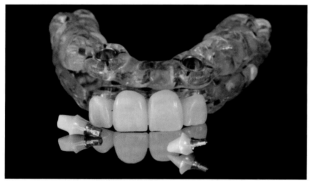

图43 手术导板、两个独立的复合基台以及临时桥

步骤9：牙科技工室制作完成了手术导板、两个独立的复合基台、临时桥和打印好的模型（图43）。

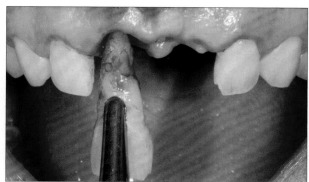

图44　拔除上颌右侧中切牙

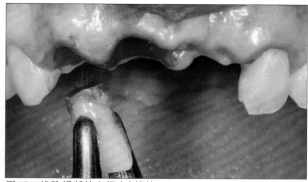

图45　拔除折断的上颌右侧侧切牙

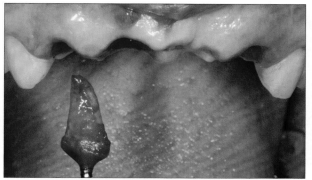

图46　使用Benex拔牙系统拔除上颌右侧侧切牙折断的余留牙根

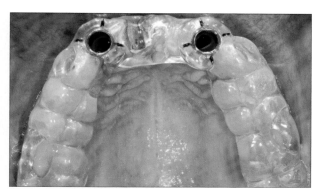

图47　检查手术导板是否密合

手术程序

术前24小时给予克林霉素（2×600mg）作为预防用药。

在获得完全的局部麻醉（Ubistesin Forte；含1∶100000肾上腺素的4%阿替卡因）后，拔除剩余的切牙（图44和图45）。使用Benex拔牙系统（Zepf Medizintechnik，Seitingen，Germany）拔除上颌右侧侧切牙折断的余留牙根（图46）。拔除后立即检查打印的手术导板的就位情况（图47）。

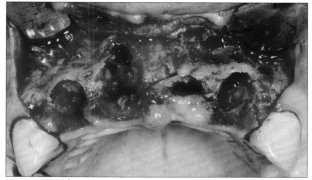

图48　瓣设计

手术开始采用梯形皮瓣，在缺牙位点牙槽嵴顶做全厚切口，龈乳头位置行龈乳头分裂翻瓣技术切口（split-papilla technique），并在上颌双侧尖牙的近中轴角处做两个垂直松弛切口（图48）。在翻起全厚瓣后，骨缺损的全部范围得到清晰显示。

使用Straumann引导手术器械（图49），按照coDiagnostiX软件（图50）制订的手术方案进行种植窝预备。

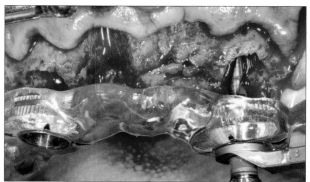

图49　种植窝预备

coDiagnostiX™	Patient data							
Version 9.6 Licensed to: 100002601 Kris Chmielewski,	Name: Date of birth: Patient ID: 685892669712297...			dental wings				
Maxilla (Final [Date N/A]; Locked globally)			**Surgical protocol**					FDI notation (World Dental Federation)
			Straumann® GuidedSurgery sleeve					
Color code	Position	Implant art. no.	Implant	Sleeve	Sleeve position	Guided drill	Drill handle	Milling cutter
●	**12**	021.3312	Bone Level Tapered Roxolid® SLActive® (NC) Ø 3.3 mm 12 mm	H: 5 mm Ø: 5 mm	H4	☰ extra long	●●● +3 mm	2.8 mm
●	**22**	021.3314	Bone Level Tapered Roxolid® SLActive® (NC) Ø 3.3 mm 14 mm	H: 5 mm Ø: 5 mm	H4	☰ extra long	● +1 mm	2.8 mm

图50 从coDiagnostiX 软件获取的手术方案

　　为了最大限度地减少植入过程中的偏差，在导板引导下植入种植体（图51）。植入深度由H4深度止停标识（图52）控制；种植体内连接位置指引是通过将种植体携带体上的标志点与导板上印刷的黑色指引线对齐（图53）获得的。

　　在去除导板和种植体携带体之后，手术计划中的种植体平台位置变得清晰可见。种植体与颊侧骨板之间的距离为2mm，确保在植入生物材料后维持空间稳定的正确容积（图54）。

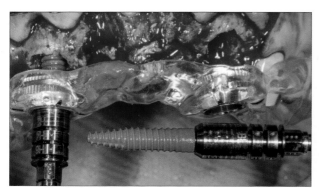

图51 植入骨水平锥柱状Roxolid SLActive（NC）种植体

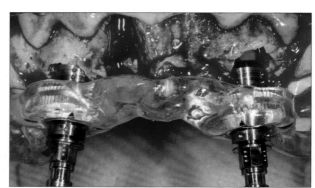

图52 植入深度由H4深度止停标识

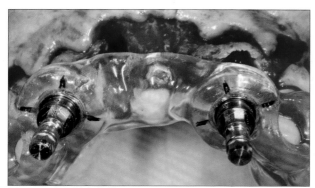

图53 已经到达标识位置

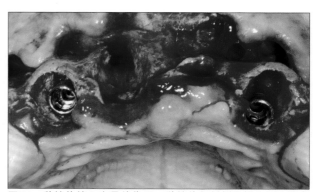

图54 种植体植入在最佳位置，种植体与颊侧骨板之间的距离为2mm

在植入骨增量材料之前，检查基台和临时桥是否能正确就位（图55）。桥的偏移量（用于粘接的间隙）必须增大，以补偿制作完成后产生的匹配公差。牙科技师必须设计一个粘接间隙，以补偿种植体和修复体之间的任何错位。

使用50%异种骨（Cerabone小颗粒；Botiss Biomaterials, Berlin, Germany）和50%同种异体骨（Maxgraft皮质骨松质骨颗粒；Botiss Biomaterials）进行引导骨再生。为了促进软组织愈合和血管生成，将两个富含血小板的纤维蛋白膜（APRF方案）切割成小块，并与生物材料混合（图56和图57）。增量的部位被额外的APRF膜和一层心包胶原膜覆盖（Jason membrane；Botiss Biomaterials）。

戴入基台，用聚四氟乙烯胶带封闭螺纹孔。使用5-0不可吸收的聚丙烯单股缝合线无张力缝合黏骨膜松弛切口（图58）。术后，立即用临时水门汀粘接剂（Temp-Bond NE；Kerr, Orange, CA, USA）粘接临时桥（图59）。

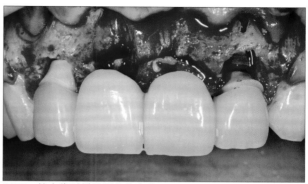

图55　检查临时桥是否就位密合

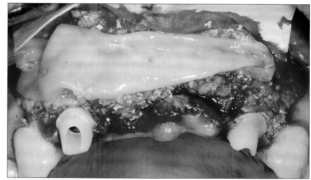

图56　骨增量部位覆盖Jason膜（Botiss Biomaterials）

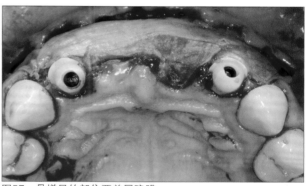

图57　骨增量的部位覆盖屏障膜

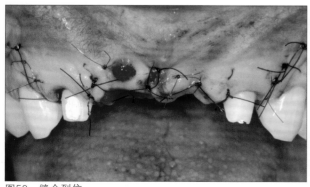

图58　缝合到位

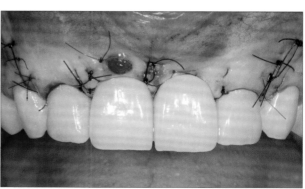

图59　粘接完成的临时桥

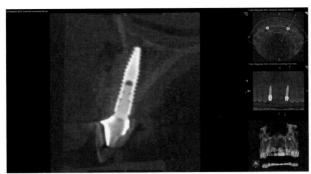

图60　上颌左侧侧切牙种植体植入后的CBCT

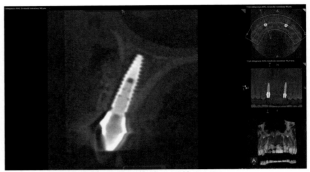

图61　上颌右侧侧切牙种植体植入后的CBCT

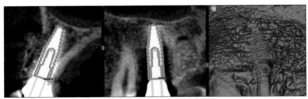

图62　蓝色和红色的种植体轮廓分别表示计划的和最终的种植体位置

评估种植体的位置

术后拍摄的CBCT可以在垂直断层上验证种植体的3D位置（图60和图61）以及骨增量材料增量后的前庭体积。

coDiagnostiX有一个软件工具，可用于与最初的规划对比，对种植体植入位置进行科学评估，允许在导板手术后检查偏移量或错位情况。种植体轮廓的蓝色线和红色线分别表示种植体的初始设计位置和最终位置。在本例中，上颌右侧侧切牙位点的3D偏移为−0.19mm，上颌左侧侧切牙位点的3D偏移为−0.04mm（图62）。

愈合

手术后2周拆除缝线（图63）。在术后的4个月内，软组织已经很好地适应了临时修复体的轮廓。然而，上颌右侧侧切牙复合基台的近中侧表面开始暴露（图64）。再经过3个月的愈合，软组织有轻微的改善（图65）。

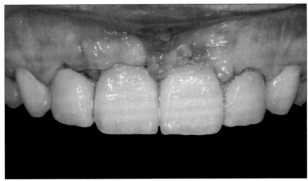

图63　术后2周拆除缝线

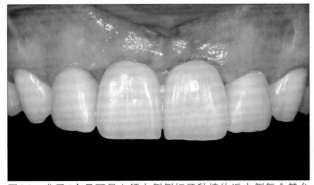

图64　术后4个月可见上颌右侧侧切牙种植体近中侧复合基台边缘暴露

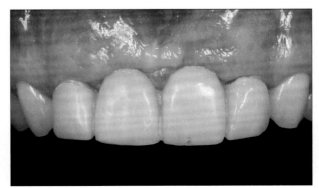

图65　术后7个月

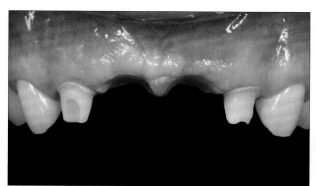

图66 愈合19个月后的软组织

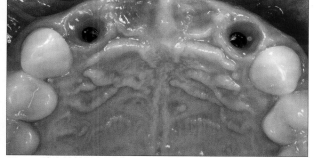

图67 健康的软组织形貌

最终修复

从即刻种植和负荷开始，经过19个月的愈合和功能恢复，成熟软组织的体积、形状和质量非常稳定（图66）。

最初使用初始基台制作最终修复体的概念必须调整。决定需要用新的基台制作最终的螺钉固位固定桥。在去除复合基台时，可见软组织很健康，有足够的体积进行最终修复（图67）。

将非开窗印模的印模帽安置在种植体上（图68），并制取硅橡胶印模。将种植体替代体插入印模，然后将印模送到技工室（图69）。

使用反射光和交叉偏光（图70和图71）方式拍摄额外的比色照片以进行色调匹配。

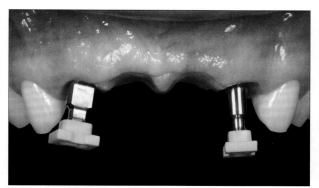

图68 非开窗印模帽

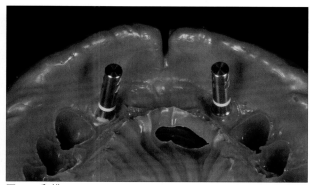

图69 印模

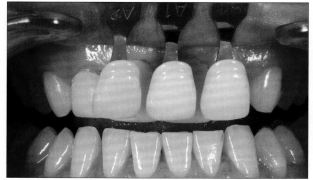

图70 比色照片

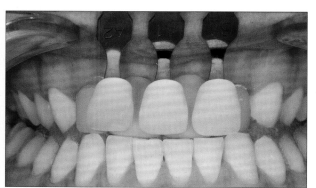

图71 应用交叉偏光方式拍摄的比色照片

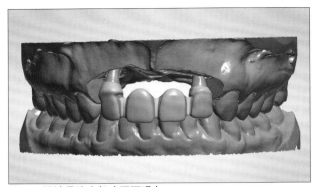

图72 设计最终支架（正面观）

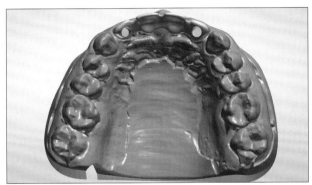

图73 设计最终支架（𬌗面观）

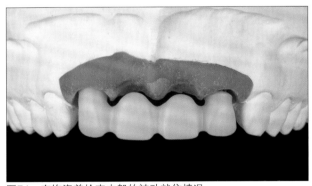

图74 在饰瓷前检查支架的被动就位情况

使用Exocad设计软件进行设计和制作最终修复部件。设计氧化锆支架的形状并进行切削（图72和图73）。由于选用了Variobase角度基台，腭部螺钉通道与理想种植体位置的角度差高达25°，这为带角度植入的种植体螺钉固位修复提供了更多美学选择。

根据制造商的说明书，用氧化锆块（Katana HT 12；Kuraray Noritake）研磨修复体支架，然后在1500℃下烧结（Austromat 664i furnace；Dekema, Freilassing, Germany）120分钟。于饰瓷前在石膏模型上检查支架的密合性（图74）。

然后进行饰瓷（CZR, shade A1；Kuraray Noritake），并烧结（Austrat 624；Dekema）。用相同的材料为相邻的上颌双侧尖牙制作了两个陶瓷贴面（图75）。

最后烧制后，将Variobase基台粘接到支架（Panavia V5不透明水泥；Kuraray Noritake）并检查石膏模型（图76和图77）。Variobase基台的腭侧通道需要使用专用螺钉和螺丝刀（图78）。图79和图80显示了戴牙前的临床情况和修复体。

使用聚四氟乙烯（PTFE）胶带封闭螺钉通道（图81），并用复合树脂（Genial Flo；GC, Tokyo，Japan）密封（图82）。

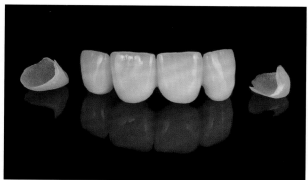

图75　最终修复体

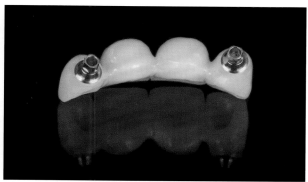

图76　Variobase基台粘接到支架上

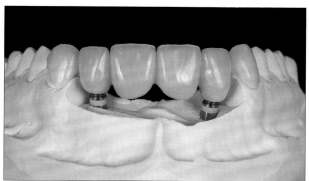

图77　在石膏模型上检查修复体情况

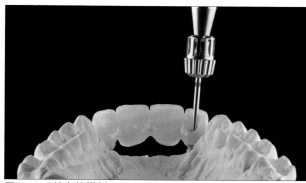

图78　AS基台的腭侧开口

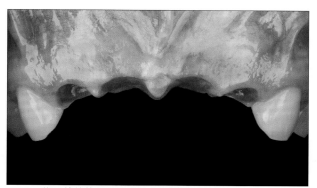

图79　戴牙前的软组织状态（唇面观）

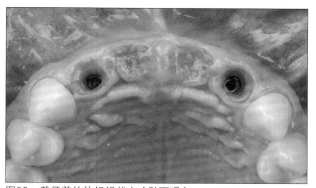

图80　戴牙前的软组织状态（𬌗面观）

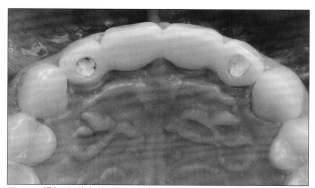

图81　螺钉通道中的PTFE胶带

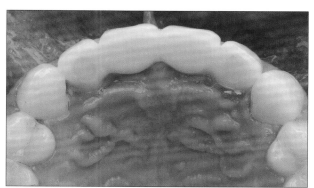

图82　用复合树脂封闭螺钉通道

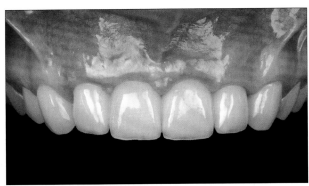

图83　最终结果，上颌唇面观

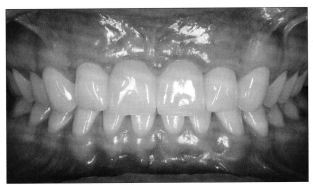

图84　最终结果（正面观）

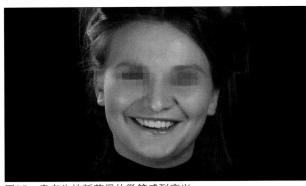

图85　患者为她新获得的微笑感到高兴

最终的修复体和软组织外观美观性极佳（图83~图85）。

根尖放射线片显示种植体即刻负荷2年后骨高度稳定（图86和图87）。

讨论

尽管最初的临床情况非常具有挑战性，本病例的治疗仍获得了令人满意的美学结果。这位患者的治疗计划包括拔除另外3颗牙齿，因为这些牙在过去已经进行了进一步的修复治疗。由此产生的缺牙间隙达到4颗牙齿，只通过植入2颗种植体来完成修复。

这种方法避免了美学区相邻种植的风险，并能更好地控制桥体区域软组织的形状，在那里，"龈乳头"样的组织比种植体之间的高。桥体部位的水平向轮廓增量提供了优化美学效果的机会。在拔牙时即刻种植同期骨增量的单次手术程序显著减少了患者的治疗时间和发病率。然而，即刻种植后种植体周围的骨改建仍可能影响最终结果。

临床医生应该明白，这也许是"流行"术式造成的直接结果，某种程度上可能也是"毕其功于一役"的理念导致了存在局限的临床效果。

致谢

技工室程序

Björn Roland － Klein-Winternheim, Germany

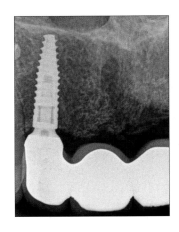

图86　上颌右侧侧切牙种植体负荷2年后骨状态稳定

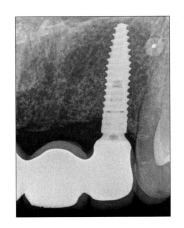

图87　上颌左侧侧切牙种植体负荷2年后的骨情况，有近中侧骨质丢失的迹象。近中侧探诊深度为6mm，大于之前的4mm

13.6　使用即刻负荷固定义齿修复3颗下颌后牙

W. D. C. Derksen

一位60岁的男性患者，体健，下颌左侧固定义齿（FDP）出现问题（图1a，b）。固定桥已经从下颌左侧尖牙和下颌左侧第二前磨牙基牙脱落，下颌左侧尖牙已经龋坏，下颌左侧第二前磨牙几乎没有剩余的组织结构。由于摘除下颌左侧尖牙到下颌左侧第三磨牙的FDP会影响功能并会引起患者美观上的忧虑，因此我们研究了即刻种植和临时修复的可行性。

术前手术计划

进行锥束CT（CBCT）扫描和口内扫描（IOS）（3M True Definition scanner；3M，St. Paul，MN，USA）。两次扫描都被上传到引导手术设计软件（coDiagnostiX；Dental Wings，Montreal，Quebec, Canada）。为了将外科和修复的信息评估结合起来，使用以牙齿为参考点的所谓"最佳拟合"排列，将扫描排列在相同的几何位置（图2）。由于后牙已经用金属基底和氧化锆修复体修复，因此只有包含前牙才能准确对齐。

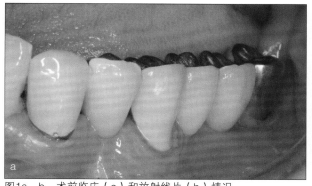 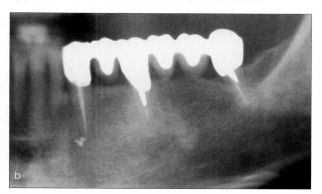

图1a，b　术前临床（a）和放射线片（b）情况

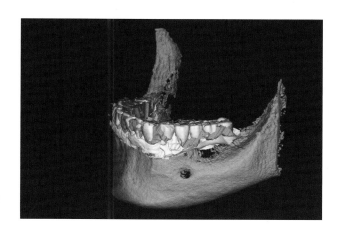

图2　引导手术设计软件（coDiagnostiX；Dental Wings）中CBCT（棕色）和IOS（白色）匹配的情况

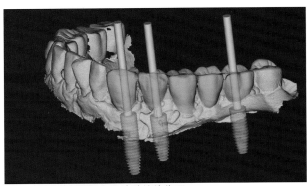

图3 基于现有修复体设计种植体位置

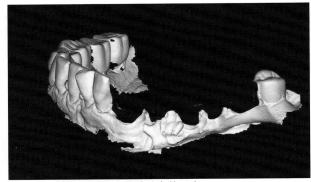

图4 从口内扫描图像中移除选定的牙齿

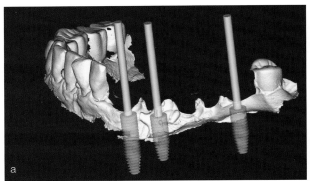

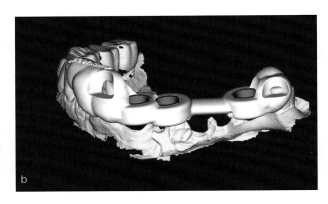

图5a，b 设计手术导板

在评估了可用骨量后，认为在这种特殊情况下即刻负荷是可能的。由于现有修复体的形状和位置可以接受，因此不需要进行单独的修复体设计，并且可以在现有修复体的基础上设计种植体（图3）。该软件允许选择合适的种植体类型、尺寸和位置。由于治疗设计要求即刻种植，并可能要求即刻修复，因此选择了锥柱状设计的种植体（允许种植窝预备不足），以实现较高的初始稳定性（Bone Level Tapered RC；Institut Straumann AG，Basel，Switzerland）。

由于使用牙支持式手术导板的计算机引导种植是设计好的，但是现有的FDP要在同一步骤中拆除，因此在CAD/CAM软件（DWOS；Dental Wings）中从口内扫描数字文件中移除下颌左侧尖牙到第二磨牙，创建了一个新的STL文件，并将其导入引导手术软件中（图4）。

此STL文件与其他扫描文件对齐到相同的几何位置。根据设计的种植体位置设计了手术导板，并由剩余的牙齿支撑（图5a，b）。为了给手术导板提供额外的支撑，并保持后牙区的稳定性和本体感觉，决定保留下颌左侧第三磨牙及其牙冠。

从下颌左侧第三磨牙的近中侧切开失败的FDP。手术导板由透明的PMMA树脂块切削而成，手动将所需的钛套环插入到指定位置。

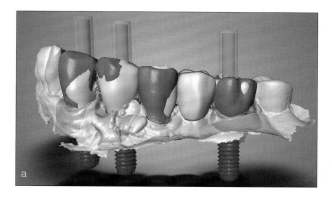
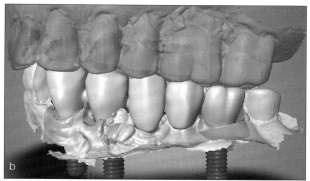

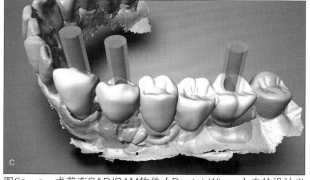
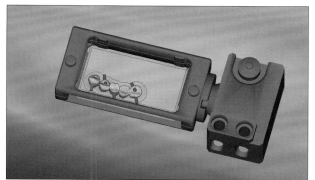

图6a～c　术前在CAD/CAM软件（Dental Wings）中的设计义齿。蓝色的图像是旧义齿的扫描，用作虚拟蜡型

图7　在CAD/CAM软件中设计临时桥

术前修复体设计

将设计的种植体位置从引导手术设计软件输出到CAD/CAM软件（Dental Wings）中，用作即刻临时修复体的术前修复设计。口内扫描使用旧的原位FDP作为虚拟蜡型，用以快速转变为种植体支持式临时固定桥的设计（图6a～c）。这种修复体信息显著地减少了完成设计所需的时间。

用PMMA树脂块切削临时FDP（图7）。如果种植体可以植入在设计的位置，并且可以获得足够的初始稳定性，那么在植入手术之前制作的CAD/CAM修复体可以用于即刻临时修复（Schrott等，2014）。引导手术不是绝对准确的；设计的和实际的植入位置之间可能会有微小的偏差（Tahmaseb等，2014）。这些潜在的误差要求设计的基台和临时PMMA桥之间的粘接间隙要稍微增大一些，以确保在植入种植体后桥和基台之间可以被动就位。

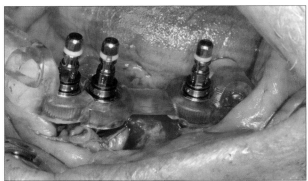

图8 引导下植入种植体

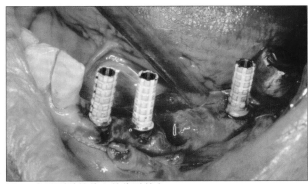

图9 安装到种植体上的临时基台

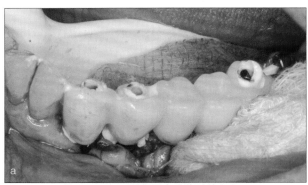

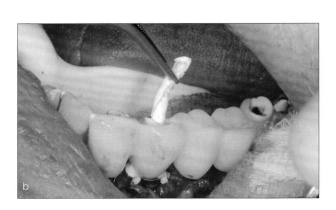

图10a，b 将PMMA FDP重新固定在临时基台上

手术阶段

在下颌左侧第三磨牙的近中侧切开FDP并将其取出后，拔除下颌左侧尖牙和第二前磨牙剩余的牙根，并使用手术导板在下颌左侧尖牙、下颌左侧第一前磨牙和下颌左侧第二磨牙位点植入种植体（图8）。获得了合适的初始稳定性（>35N·cm），于口腔外在非抗旋的临时基台上涂抹遮色树脂，然后装入种植体（图9）。在关闭创口前，试戴临时桥以确认其被动就位的适合性，并使用双固化遮色复合树脂将其重新固定在临时基台上。固化后，取下

密封螺钉通道的聚四氟乙烯胶带，拧下连接到基台上的固定桥（图10a，b），清除附着在修复体和基台上的多余粘接剂。

外科医生在牙槽骨缺损处进行引导骨再生并缝合软组织时，修复医生在口腔外调改并完成临时桥（图11a~c）。清除多余的粘接剂，用流动复合树脂填充空隙，并对桥体进行抛光、超声波清洁和消毒。

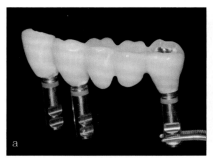

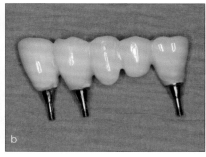

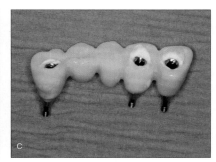

图11a~c 口外打磨抛光PMMA FDP

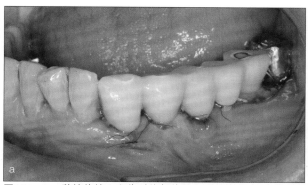
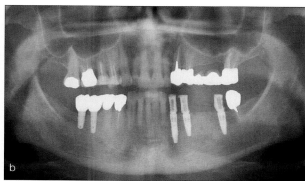

图12a，b　种植体植入和临时修复体戴入后的临床（a）和放射线片（b）情况

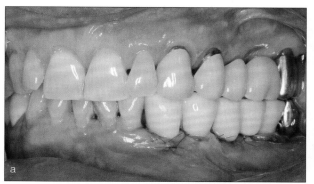
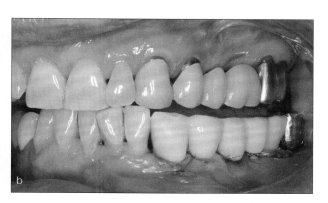

图13a，b　确认所需的咬合以及侧方殆的自由度

即刻负荷

缝合后，将螺钉固位的临时种植桥连接到种植体上（最大加扭矩至20N·cm以防止旋转）。使用特氟隆和复合树脂密封咬合螺钉通道（图12a，b）。将牙桥设计成咬合接触状态，但不受侧向咬合力的影响，这一点在口腔内进行了确认（图13a，b）。患者对即刻修复体的外观感到满意（图14）。

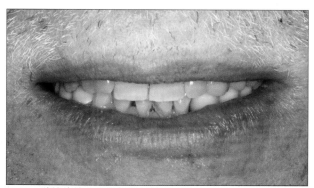

图14　种植体植入和修复后口外观

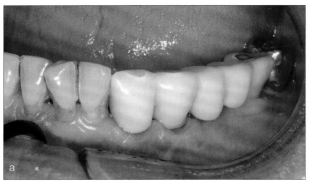
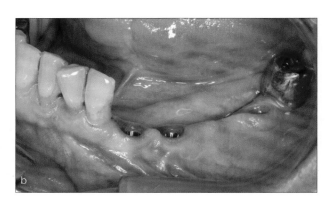

图15a，b　愈合3个月后的情况

最终修复

愈合过程非常平稳。种植体植入3个月后，拧下临时桥（图15a，b）。使用扫描杆（RC Mono；Institut Straumann AG）获得种植体植入位置的数字化印模（True Definition Scanner；3M）（图16）。

使用CAD技术设计了一种一体式氧化锆FDP（图17）。为了给牙科技师提供工作模型，制作了一个包括3个特别设计的可复位替代体的光固化模型（图18）。螺丝固位的一体式氧化锆桥体粘接在3个钛基台上（Variobase RC；Institut Straumann AG）。由于在引导下植入种植体可实现种植体轴线完全平行，因此可以使用内连接基台（图19）。

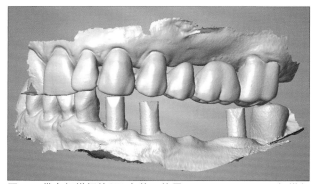

图16　带有扫描杆的STL文件，使用3M True Definition扫描仪获取

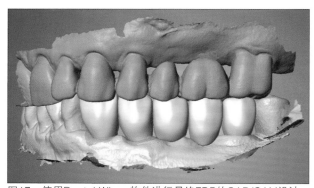

图17　使用Dental Wings软件进行最终FDP的CAD/CAM设计

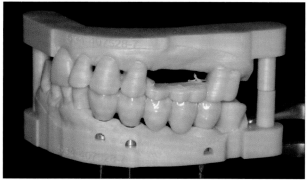

图18　在光固化模型上确定的一体式氧化锆固定桥

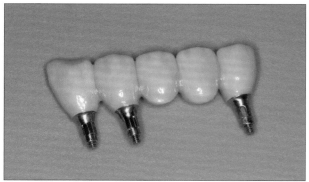

图19　螺钉固位的FDP粘接在钛基台上

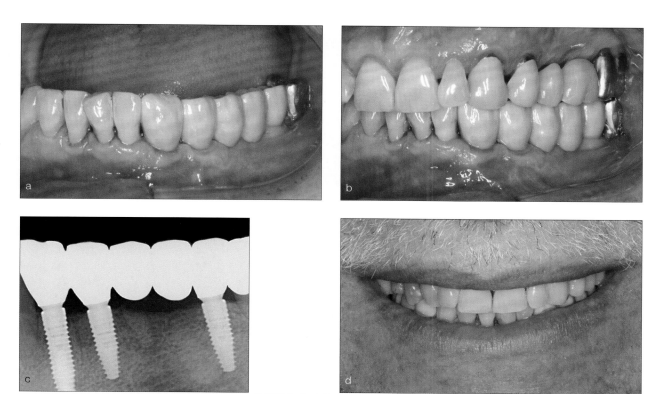

图20a～d　在戴入最终FDP后的口内（a，b）、放射线片（c）和口外（d）视图

除了下颌左侧尖牙种植体远端存在一些骨吸收外，种植体似乎整合良好，并发现有足够的角化组织（图20a～d）。决定保留下颌左侧第三磨牙和它的金冠，基于它仍然处于良好的状态和功能，以及它提供的本体感觉，给患者带来了舒适感。

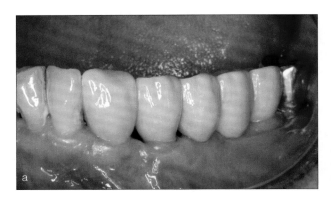

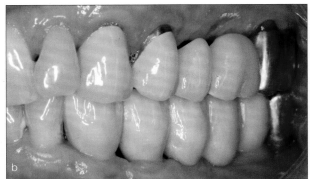

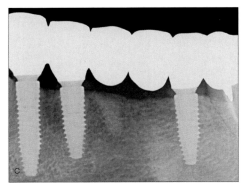

图21a～c 2年回访时的临床和放射线片情况

随访

　　患者在戴入最终修复体1年和2年后复诊。根尖放射线片显示下颌左侧第一前磨牙种植体周围的骨有一些额外的重建；然而，所有种植体周组织外观健康，没有发现炎症、化脓或深牙周袋（图21a～c）。

致谢

临床程序

W. D. C. Derksen – Arnhem, Netherlands
H. B. Derksen – Arnhem, Netherlands

13.7 下颌种植体支持式全口固定义齿修复的临床应用

P. Papaspyridakos

一位68岁男性患者，下颌全口义齿，与上颌全口临时固定义齿（FDP）相对，进行种植咨询（图1和图2）。他的系统病史没有禁忌证，也没有牙科种植治疗相关的禁忌证。

患者的主诉是对义齿咀嚼时的稳定性不满意，以及期望对下颌进行固定修复。患者在7年前已经植入了两颗种植体（Certain；Biomet 3i，West Palm Beach，FL，USA），现有的下颌义齿依赖于愈合基台固位。临床检查显示，下颌义齿在语音、美学、垂直咬合距离、牙位等方面的质量均可接受。现有的两颗种植体中有一颗由于存在进行性骨吸收而被认为是没办法保留的，而另一颗种植体被认为是可以进行修复的。在完成全面的诊断模型和介绍各种治疗方案选项之后，患者同意进行完全由种植体支持的下颌固定修复。

复制下颌义齿，使用双扫描技术的锥束计算机断层扫描（CBCT）制作放射线诊断模板。这项技术（Nobel Guide；Nobel Biocare，Yorba Linda，CA，USA）在无牙颌中是必需的；对佩戴放射线诊断模板的患者进行第一次扫描，并单独对放射线诊断模板进行第二次扫描（Papaspyridakos等，2017）。将放射线阻射的基准标记合并到导板中，并在虚拟设计软件中合并两次扫描。

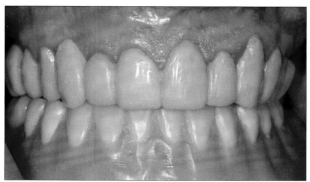

图1 初始状态

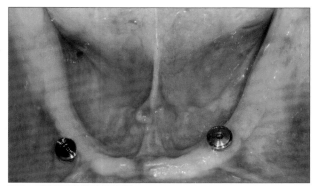

图2 下颌无牙颌的𬌗面观

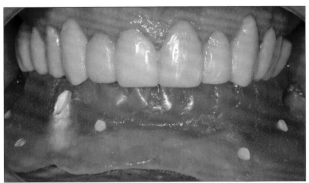

图3 放射线诊断模板，用一颗现有的种植体螺钉固位，并覆盖在另一颗种植体的愈合基台上。无牙颌的双扫描技术是必要的——患者佩戴放射线诊断模板拍摄一次CBCT，单独给放射线诊断模板拍摄一次CBCT。在虚拟计划CAD软件中，利用放射线阻射的基准标记将两次CT扫描合并

放射学模板被螺钉固定在一颗现有种植体上，并覆盖固定在另一颗种植体的愈合基台上（图3），以在CBCT扫描期间为导板提供额外的稳定性，因为无牙颌的软组织具有弹性。 将CBCT生成的DICOM文件导入虚拟计算机辅助设计（CAD）软件（Nobel Clinician；Nobel Biocare，Zürich，Switzerland）中。虚拟计划完成后，文件通过电子邮件发送到计算机辅助制造（CAM）设备上，用于使用立体光固化成型打印技术生产引导手术导板（图4）。在收到完成的立体光刻打印的手术导板后，对其进行试用和验证。为了便于导板的定位，进行了咬合配准（图5）。

使用计算机引导手术和引导下植入程序将4颗骨水平的种植体（NobelReplace Conical Connection；Nobel Biocare）植入在下颌骨（图6和图7）。由于种植体获得了超过35N·cm的初始稳定性，因此决定采用即刻负荷方案。

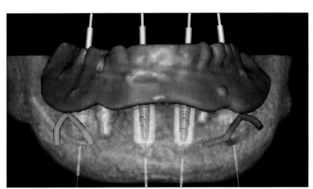

图4 使用CAD软件进行以修复为导向的数字化种植计划

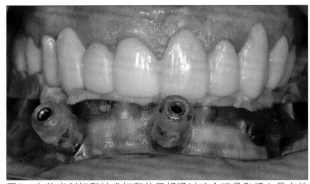

图5 立体光刻打印技术打印的导板通过咬合记录和插入骨内的固位钉来固位

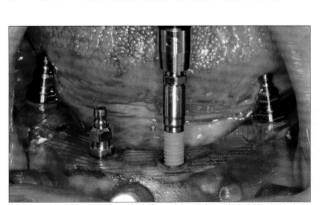

图6 通过导板引导植入种植体。使用适合立体光刻打印技术打印的导板的钻针套环来引导种植体的就位

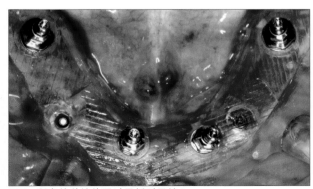

图7 所有的种植体通过导板引导植入

随后，将分体式直基台以35N·cm的扭矩连接到种植体上。临时基台连接到分体式基台，缓冲下颌义齿以容纳临时基台（图8）。用橡皮障隔离下方的软组织。将分体式临时基台手动拧紧在种植体上，并拍摄全景片（图9）。用丙烯酸树脂将临时基台连接到下颌义齿上，并用修复体转换技术取出，包括缓冲现有义齿，形成容纳种植体上临时基台的空间。在临时基台周围注射丙烯酸树脂，取出义齿。在技工室进行修复体打磨成型时，临床上取出失败的种植体。口内戴入螺钉固位的修复体后（图10），并用聚四氟乙烯胶带和复合树脂封闭螺钉通道。

经过2个月的平稳愈合后，取出临时修复体，并以35N·cm的扭矩测试确认种植体的骨结合。在愈合期内对临时修复体进行美学、发音和咬合垂直维度的评估，患者对固定修复体表示满意。修复过程是通过4次临床复诊使用以下数字化工作流程完成的（Papaspyridakos等，2017）：

第一次临床复诊： 采用夹板式开窗印模技术制作最终的基台水平种植体印模，并采用双层浇注技术制作工作模型。还制作了口内验证咬合记录，以验证工作模型的精准性。

第二次临床复诊： 记录上颌临时FDP与下颌临时修复体的正中咬合关系，临时修复体被螺丝固定在石膏工作模型上。然后，使用面弓转移将石膏模型安装在半可调𬌗架上。随后，使用高精度技工室扫描仪对临时修复体和相应工作模型进行两次数字化扫描（Activity 880 scanner；Smart Optics, Bochum, Germany）。然后，将临时修复体戴回患者口内。

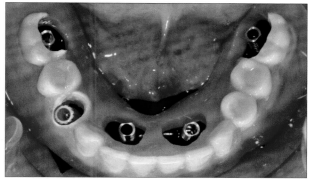

图8 修复体转换技术。下颌义齿松脱，准备用丙烯酸树脂将临时基台连接上

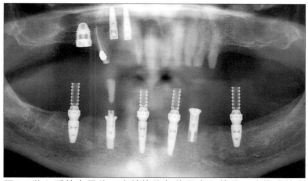

图9 装入后的全景片。在转换修复体程序之前装入分体式基台和临时基台

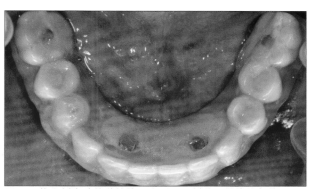

图10 将左侧失败的种植体取出后，即刻戴入转换修复体

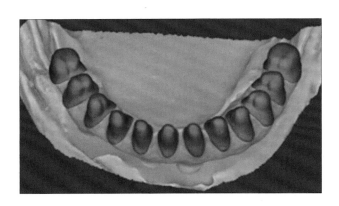

图11 数字化扫描后的支架的STL数据物理图形，导入CAD软件。转换修复体之前已经进行数字化扫描，并用PMMA切削了一个复制模型，随后进行了传统的手动回切，以创建支架的物理图形

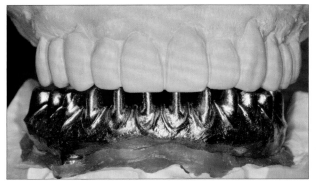

图12 安装在𬌗架上的CAD/CAM切削钛支架

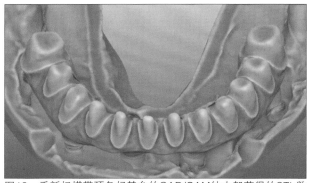

图13 重新扫描带预备好基台的CAD/CAM钛支架获得的STL数据，导入CAD软件1

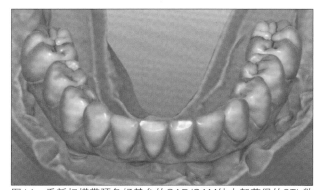

图14 重新扫描带预备好基台的CAD/CAM钛支架获得的STL数据，导入CAD软件2

在技工室中，扫描仪生成的标准细分曲面语言（STL）文件被合并导入与CAM切削单元（Tizian Cut plus；Schütz, Rosbach, Germany）链接的CAD软件包（Exocad DentalCAD；exocad, Darmstadt, Germany）中。用预制的聚甲基丙烯酸甲酯（PMMA）树脂块切削出临时修复体的复制模型（ZCAD Temp-Fix 98；Harvest Dental, Brea, CA, USA）。然后手动回切PMMA原型，以设计出带有预备好的个性化基台的支架。预备好的个性化基台用作全瓷单冠的基台。用相同的技工室扫描仪重新扫描PMMA支架原型（图11）。将生成的STL数据发送到CAM设备（NobelProcera, Nobel Biocare）以切削钛支架。

第三次临床复诊： 对已切削后的钛支架进行了试戴，并从临床和放射线片上证实了其就位的精准性。将支架安放在𬌗架上，用技工室扫描仪重新扫描（图12和图13）。用CAD软件（Exocad）设计单冠，并在二硅酸锂（Katana EMAX；Kuraray Noritake, Tokyo, Japan）中切削（图14）。设计的咬合方案是在前牙引导下交错保护𬌗。

进行了一次修复体的试戴，并做了少量的美学调整。使用红色咬合纸（AccuFilm Ⅱ；Parkell, Edgewood, NY, USA）和Hanel铝箔咬合纸（Coltene Whaledent；Langenau, Ulm, Germany）进行咬合评估。

在技工室，除了3个二硅酸锂单冠外，所有的牙冠都粘接在钛支架上，如下所示（图15）：

牙冠内表面喷砂，用4.9%氢氟酸酸蚀20秒，用水冲洗1分钟，再用无油空气吹干。

然后，将含有10-甲基丙烯酰氧癸二氢磷酸酯（MDP）的粘接/硅烷偶联剂混合物（Clearfil Ceramic Primer；Kuraray Noritake, Tokyo, Japan）涂抹在牙冠和钛支架上60秒，再用自粘接树脂粘接剂（Clearfil SA；Kuraray Noritake, Tokyo, Japan）粘接。其余3个全冠由于下方有螺钉通道，未进行口外粘接，因此计划采用口腔内粘接。

第四次临床复诊：将螺钉固位基台水平钛支架加扭矩力至15N·cm，螺钉通道内填充聚四氟乙烯胶带和复合树脂。使用上述技术对其余3个全冠进行了粘接（图16和图17）。这位患者接受了口腔卫生和种植体清洁指导。

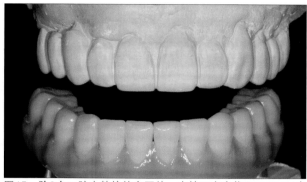

图15 除3个口腔内粘接的全冠外，在技工室内将CAD/CAM磨制的二硅酸锂全冠粘接在CAD/CAM钛支架上

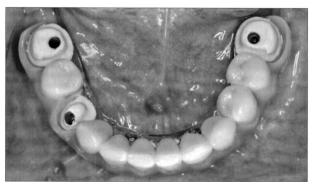

图16 3个CAD/CAM切削后的二硅酸锂冠粘接之前，位于口内的CAD/CAM钛支架

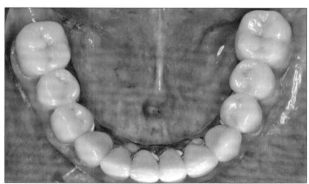

图17 CAD/CAM二硅酸锂冠戴入在CAD/CAM钛支架上的验面观

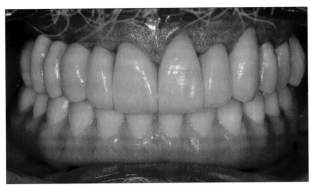

图18 上颌和下颌修复体戴入后的正面像

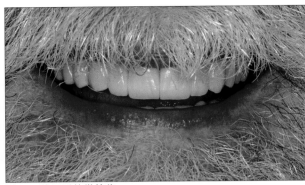

图19 戴牙后的微笑像

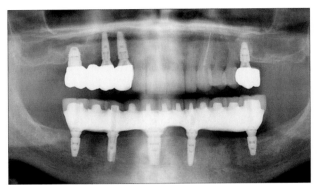

图20 临床负荷1年后的全景片

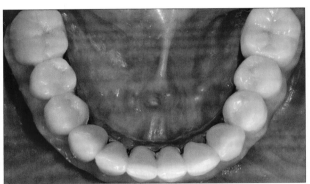

图21 下颌修复体临床负荷1年后的𬌗面观

　　1个月后，采用牙支持式和种植体支持式单冠和FDP相结合的分段式方法修复上颌缺失牙。患者对修复体的美学和功能表示非常满意（图18和图19）。使用夜磨牙𬌗垫来保护义齿，减少崩瓷以及使其不受副功能的影响。

　　在1年的随访中，临床和放射线检查显示结果是稳定的（图20~图22）。在2年的随访中，患者满意度仍然很高，没有发现生物学或技术并发症（图23）。按照临床原则，在整个随访期内，一直都没有取出最终修复体。

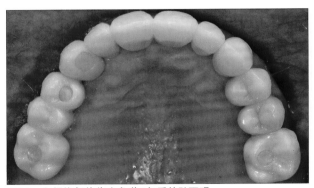

图22 上颌修复体临床负荷1年后的𬌗面观

讨论

这份临床报告描述了全牙弓种植体支持式修复重建的数字化工作流程，该修复采用螺钉固位的钛支架，具有预备好的个性化基台设计和单独粘接的二硅酸锂单冠。2年的随访证实了治疗结果的稳定性。没有发现明显的种植体周出血或化脓表现。

文献报道，108个无牙颌采用与本临床报告相同的修复设计，在钛支架上粘接单冠，10年的临床随访显示长期修复效果良好（Maló等，2012）。然而，在上述研究中，几乎没有报道关于种植体周参数的证据。

数字化技术在种植牙科的各个方面的使用，从数字成像和计算机引导的种植，到数字化印模和CAD/CAM修复，都是既定事实（Papaspyridakos等，2017，2018）。这份临床报告说明了数字化技术在种植牙科的临床应用现状，以及数字化技术在全无牙患者中的整合情况。

"数字化印模"实际上是由口腔内扫描仪（IOS）获取的表面扫描，生成STL文件。与传统的印模技术相比，它们有几个优点：不需要选择托盘、分配和设置印模材料、消毒和运送印模到技工室；患者舒适性更佳，可能是一个额外的优势（Papaspyridakos等，2016）。STL文件可以电子存储，这解除了存储管理的问题，支持无纸化实践，并有助于高效记录，同时还可用作患者教育工具。

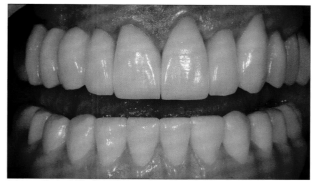

图23　临床功能2年后的正面观，结果稳定而令人愉快

STL数据用于为完整的数字化工作流程生成物理模型或数字化模型。当这位患者在2015年接受治疗时，使用IOS的数字化印模没有得到科学验证。取而代之的是，进行传统的印模技术来制作传统的石膏模型；然后用技工室扫描仪将这些印模进行数字化处理。数字化技术正在以极快的速度发展，最近的进展显示出令人振奋的结果。最近的几项研究表明，全牙弓数字化印模（TRIOS；3shape, Copenhagen, Denmark）可能显示出与传统印模相同或更高的精准性（Amin等，2017；Papaspyridakos等，2016）。

全牙弓数字化印模的不断进步可能很快就会使完整的数字化工作流程变得可行，而不需要传统的印模或数字化的石膏模型。数字化印模还可用于使用3D打印技术生成打印的模型。

关于从全牙弓数字化印模生成的打印模型的精准性，需要进行更多的研究。

在CAD/CAM修复阶段，对转换后的修复体进行数字化扫描，并复制加工出PMMA原型。随后，以常规方式将切削后的原型进行回切以获得具有定制基台预订量的支架的物理图案，然后重新扫描。现在不再需要这样的物理图案，因为在切削支架之前可以使用CAD软件执行虚拟削减（Papaspyridakos等，2017）。因此，可以用扫描的转换修复体的STL数据进行数字回切，并且可以在完整的数字化工作流程中对支架进行铣削。

在口腔修复方面，主要的好处是降低了材料断裂的风险，这是金属-丙烯酸和金属-陶瓷混合型全牙弓修复体经常遇到的问题。在这种方法中使用的单冠的潜在技术并发症可以通过CAD/CAM切削新的牙冠来处理。从长远来看，这可以降低维护和维修成本。然而，钛支架的使用仅限于具有足够修复空间的患者；与其他类型的陶瓷混合修复体相比，钛支架可能需要更多的空间，在治疗计划阶段必须考虑到这一点。

在设计全牙弓种植体支持的固定修复体时，目前还无法实现完整的数字化工作流程。数字化工作流程和传统工作流程相结合是现行的护理标准。在虚拟关节、虚拟面弓记录和打印铸造制造领域继续取得巨大进展，这意味着在不久的将来，完整的数字化工作流程可能成为全牙弓种植体支持的康复的现实。

致谢

临床程序

Dr. Sarah Amin, BDS, MS - Cairo, Egypt

技工室程序

Yukio Kudara, CDT, MDT - Boston, MA, USA（definitive prostheses）

13.8　使用3个独立桥体修复上颌无牙颌

G. Finelle

　　一位55岁的女性患者，被转诊到我们诊所进行种植治疗。她很健康，两年前就戒烟了。10年前，这位患者上下颌牙齿都接受过牙科治疗。根据患者报告，从那时起，她的牙齿状况逐渐恶化。在当时，上颌桥体是松动的。临床和放线片检查显示，支持桥的所有牙齿和其他牙齿都出现了高度受损的情况（图1~图4）。

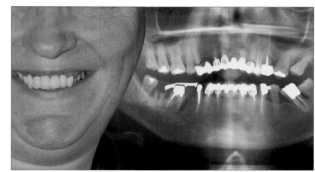

图1　患者微笑和全景片

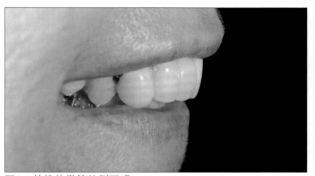

图2　基线处微笑的侧面观

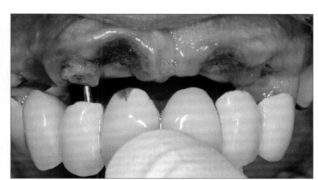

图3　口腔内基线情况

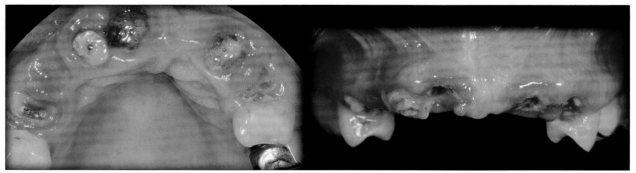

图4　桥移除后的口内情况（殆面观和正面观）

表1 美学风险评估（ERA）表

美学风险因素	风险水平		
	低	中	高
全身状态	健康，不影响愈合		影响愈合
吸烟习惯	不吸烟	少量吸烟（<10支/天）	大量吸烟（>10支/天）
大笑时牙龈暴露	低位	中位	高位
缺牙间隙的宽度	单颗牙（≥7mm）[1] 单颗牙（≥6mm）[2]	单颗牙（<7mm）[1] 单颗牙（<6mm）[2]	两颗牙或两颗牙以上
牙冠形态	长方形	卵圆形	三角形
邻牙修复状态	无修复体		有修复体
牙龈表型	低弧线形，厚龈	中弧线形，中厚龈	高弧线形，薄龈
种植位点感染	无	慢性	急性
软组织解剖	软组织完整	炎症	软组织缺损
邻牙骨水平	距邻面接触点≤5mm	距邻面接触点5.5～6.5mm	距邻面接触点≥7mm
唇侧骨壁表型[*]	厚壁表型，厚度≥1mm		薄壁表型，厚度<1mm
牙槽嵴顶骨解剖	无骨缺损	水平向骨缺损	垂直向骨缺损
患者的美学期望	现实的期望	中等美学期望	不现实的期望

[*]如果可以获得牙齿存在时的3D影像，此项可用

[1]标准直径种植体，常规连接

[2]窄直径种植体，窄连接

我们进行了详细的多学科临床和影像学检查，以评估牙齿的预后，并制订合适的治疗计划。分析显示，慢性广泛型中度（和局部严重）牙周炎伴上下颌的大量修复性和牙髓损害的牙齿。

全景片和根尖放射线片证实了临床结果，显示整个上颌严重的修复性和牙周损伤，建议采用种植体支持的固定全牙弓修复。下颌的治疗计划是保留天然牙齿，但不能治疗的下颌右侧第一磨牙和第二磨牙牙齿除外。只要牙周健康，就要提供种植体支持式修复体修复，每4~6个月进行一次牙周回访。

根据美学风险评估（ERA），该病例高度复杂（C），13个参数中的10个属于风险类别（表1）。

在与患者详细讨论情况后，决定实施以下治疗计划：

1. 不翻瓣拔除上颌双侧第二前磨牙及其之间的牙齿及施行牙槽清创术。
2. 即刻戴入可摘局部义齿。
3. 治疗广泛型牙周病。

4. 经过3个月的愈合：3D数字分析、植入位置的虚拟计划和3D打印的手术导板制作。
5. 使用基于牙黏膜混合支持的计算机生成的手术导板植入8颗SLActive种植体（Institut Straumann AG，Basel，Switzerland）；并同期行引导骨再生。
6. 再过2个月后：载入PMMA块磨成的全牙弓螺钉固位固定临时修复体。
7. 再过2个月：螺钉固位的分段式CAD/CAM桥（3个）作为最终修复体，每段桥体都是钛支架，CAD/CAM二硅酸锂单冠（e.max；Ivoclar Vivadent，Schaan，Liechtenstein）在技工室就预粘接在支架上。

初期清创和牙周治疗

由于存在活动期感染，为了在植入时获得完全愈合的软组织，选择延迟种植（12周）而不是即刻种植。最初的牙龈和牙周清创是为了减少口腔内的细菌负荷。拔除上颌双侧第二前磨牙及其之间的牙齿，拔除下颌右侧第二前磨牙和第一磨牙。临时可摘局部义齿是基于面部因素而制作的，考量因素包括咬合、功能和美学。

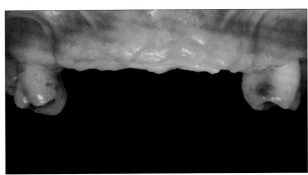

图5　拔牙后8周上颌牙槽嵴愈合

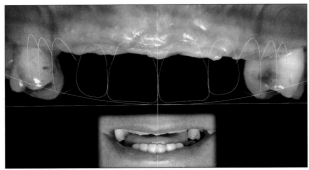

图6　数字微笑设计（DSD）分析

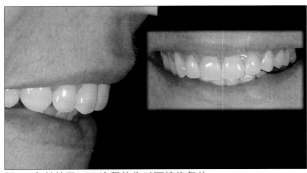

图7　交付基于DSD流程的临时可摘修复体

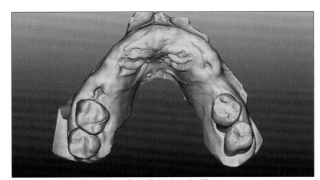

图8　拔牙8周后对愈合情况进行表面扫描

数字诊断与虚拟种植设计

经过8周的愈合（图5），重新评估了临床和美学分析，以确定患者的美学风险概况。患者大笑时呈现一条中等唇线，显示上颌无牙颌前部现有牙龈的一部分。患者为厚龈生物型，有足够的角化龈。为了达到以下目标，进行了数字分析：

- 用数字微笑设计（DSD）分析和面部驱动设置确认美学要求（图6和图7）（Coachman，2016）。
- 使用3D设计软件将修复体和美学（包括口外和口内）信息与下方的骨结构合并。
- 以修复为导向确定所建议种植体的理想3D位置。
- 根据上述方案设计并制作3D打印的手术导板。
- 确保将建议的治疗方案传达给牙科团队的所有成员。

与传统诊断不同，3D种植设计软件包（CoDiagnostiX；Dental Wings，Montreal，Quebec，Canada）允许将不同类型的临床信息叠加和合并到一个通用的计划平台上，以进行集成诊断。这使牙科团队可以同时可视化有关硬组织和软组织、计划中的修复体、预期的种植位置和口外面部参考的信息。

在此特定情况下，记录了以下信息：

- 锥束CT测量3D骨体积（CBCT；输出：DICOM文件）。
- 数字化口内表面扫描显示牙齿和软组织轮廓的临床情况（输出：STL文件）（图8）。

基于DSD分析的美容设置的预期治疗结果通过进一步的口内表面扫描（输出：STL文件）显示了治疗结束时的理想义齿状态（图9）。

手术导板的虚拟3D计划和制造的数字化工作流程如下：

1. 上颌骨结构数据的导入与分割（来源于CBCT）。
2. 输入上颌表面扫描评估软组织相对于骨的位置和厚度。
3. 导入基于DSD面部分析的数字化理想设置。
4. 以修复为导向的种植体选择和3D定位（图10和图11）。
5. 钻针套环的相应定位。
6. 手术导板的虚拟设计（图12和图13）。
7. 导出手术导板设计（STL文件）和钻孔方案（PDF文件）。
8. 通过CAD/CAM增材制造技术（3D打印）制造手术导板（图14）。

CBCT数据和几个STL文件的叠加允许外科医生从全局出发，以基于修复需求和软组织情况的多学科视角来计划种植过程。

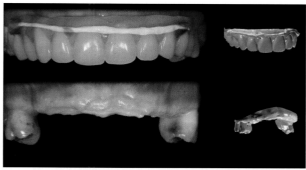

图9 关于修复体位置（美学设置）、唇线位置（聚四氟乙烯线）和软组织位置（口腔内情况）的数字信息

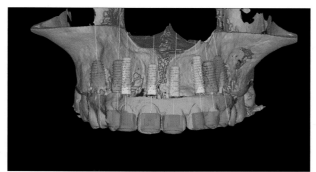

图10 以修复为导向的植入位置和修复体设计

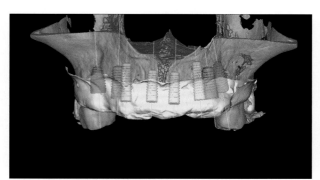

图11 植入位置和可用的软组织

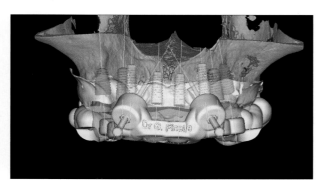

图12 牙-黏膜混合式手术导板的设计

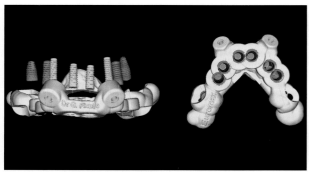

图13 手术导板设计和植入位置

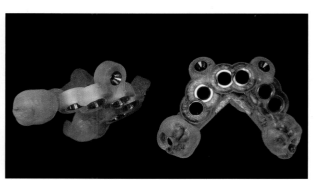

图14 CAD/CAM制作（3D打印）的手术导板

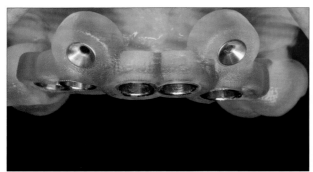

图15　手术前手术导板就位

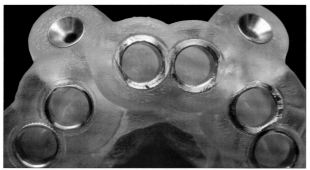

图16　就位后手术导板的𬌗面观

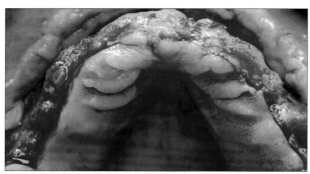

图17　偏腭侧的嵴顶切口，以优化颊侧角化组织的供应

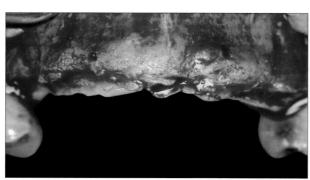

图18　翻瓣

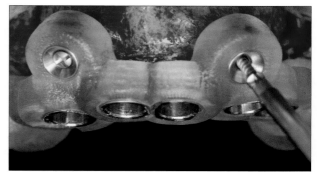

图19　在通过导板进行预备之前插入固定螺钉

计算机引导种植外科手术

在拔牙（延期种植方案）12周软组织愈合后，根据修复为导向的数字计划，植入种植体同期行引导骨再生（GBR）进行轮廓扩增。

根据Gallucci等（2008）的建议，在这种情况下选择了分段修复体设计，在种植体上支持3个独立桥体（16-14、13-11-21-23、24-26）。

关于上颌左侧第一磨牙位置的种植体放置，详细地向患者解释了上颌窦底提升与倾斜种植相比的风险和益处。患者选择倾斜种植以避开上颌窦，减少手术创伤。

最初的混合式手术导板由腭黏膜和上颌右侧第一磨牙、第二磨牙以及上颌左侧第一磨牙、第二磨牙支持。检查位置的稳定性和重复性（图15和图16）。偏腭嵴顶切口仅在颊侧翻开皮瓣，以允许在腭部就位。在种植体准备过程中，为了提高导板的固位力和稳定性，在上颌双侧侧切牙处使用了两个固定螺钉作为锚（图17~图19）。

根据软件（coDiagnostiX）导出的手术方案和种植体制造商推荐的计算机引导手术进行种植窝预备手术：

1. 铣刀（图20）。
2. 与相应直径的手柄套匹配的相应导向钻（图21）。
3. 导向成型钻。

8颗具有特定引导转移基台的种植体（Institut Straumann AG）（表2）在全程手术导板引导下放置，确保控制种植体的轴向位置及其植入深度（图22和图23）。

在放置6颗前部种植体之后，拔除上颌右侧第一磨牙和上颌左侧第二前磨牙，并立即使用第二个手术导板，使用与已经描述的引导序列类似的引导序列将种植体放置到牙窝的牙槽间隔中（图24）。

正如3D计划所预期的那样，需要使用低替代率的骨替代品（Cerabone；Botiss, Berlin, Germany）进行引导骨再生（GBR），以增加前牙种植体颊侧的骨支持，并填补新鲜拔牙窝处的缺损。根据引导骨再生的原则，移植物在最初的骨愈合过程中被一种猪源性非交联的可吸收胶原膜（Jason membrane；Botiss）覆盖作为临时屏障（图25）。

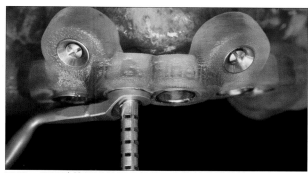

图20　用于计算机引导手术的第一个旋转仪器是铣刀（Institut Straumann AG）

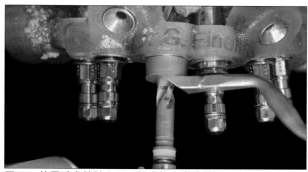

图21　使用手术钻针和匹配的手柄套实施钻孔程序

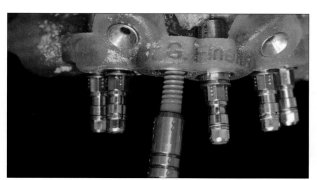

图22　通过引导套环引导种植体的插入

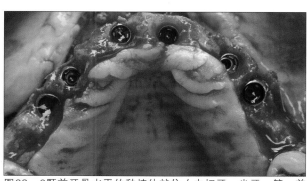

图23　6颗前牙骨水平的种植体就位（中切牙、尖牙、第一前磨牙）

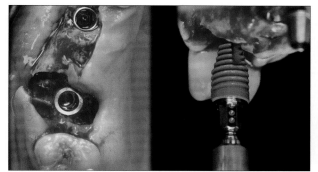

图24　拔牙后立即植入上颌双侧第一磨牙种植体

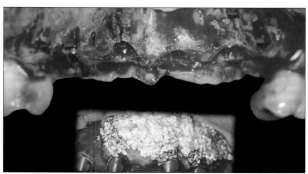

图25　使用颗粒状异种骨替代品和可吸收膜的GBR手术

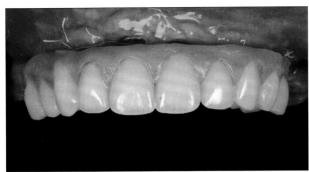

图26 在骨结合过程中使用的临时可摘义齿

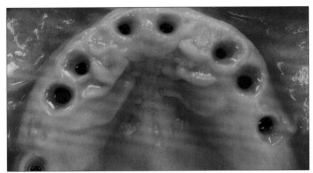

图27 8周时的临床情况

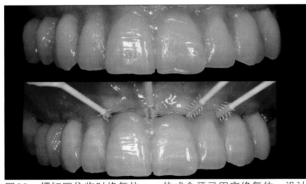

图28 螺钉固位临时修复体：一体式全牙弓固定修复体，设计有足够的通道以控制菌斑

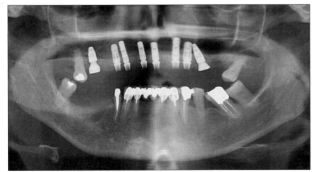

图29 种植体植入后的全景片

表2 种植体型号及位点

位点	直径 (mm)	长度 (mm)	型号	表面处理
16	4.8	8	Regular CrossFit/ Bone Level Tapered	SLActive
14	4.1	10	Regular CrossFit/ Bone Level	SLActive
13	3.3	12	Narrow CrossFit/ Bone Level	SLActive
11	3.3	10	Narrow CrossFit/ Bone Level	SLActive
21	3.3	10	Narrow CrossFit/ Bone Level	SLActive
23	3.3	12	Narrow CrossFit/ Bone Level	SLActive
24	4.1	10	Regular CrossFit/ Bone Level	SLActive
26	4.1	10	Regular CrossFit/ Bone Level Tapered	SLActive
45	3.3	8	Regular Neck/ Standard Plus	SLActive
46	4.1	8	Regular Neck/ Standard Plus	SLActive

黏膜瓣采用骨膜松弛切口推移，创口用不可吸收的5-0缝合材料缝合（Gore-Tex suture；Gore Medical，Flagstaff，AZ，USA）。当时没有拔掉上颌双侧第二磨牙，原因如下：

- 为手术导板提供稳定的牙支持。
- 在直至最终修复体交付的整个治疗期间保持咬合的垂直距离（VDO）。
- 在种植体骨结合过程中帮助稳定临时可摘局部义齿（6周）（图26）。

资源调配

术后8周，软组织状况良好，牙弓轮廓清晰（图27）。取常规封闭托盘印模，在初始诊断设计（来自数字微笑设计）之后，在技工室制作一体式CAD/CAM（PMMA）螺钉固位临时修复体（图28和图29）。

最终修复

在没有并发症的临时修复阶段之后，最后的修复设计包括3个分独立的桥体，以便在出现技术并发症的情况下更容易进行修改，提供更好的清洁选择，并简化技工室程序。

为了全牙弓种植水平印模的变形最小化，使用聚乙烯硅氧烷（PVS，加成型硅橡胶）印模材料进行传统的开窗技术，并用刚性树脂材料（DuraLay；Reliance，Alsip，IL，USA）将印模帽夹板固定在一起（图30）。在同一次就诊中进行了面弓记录（图31）。使用种植体支持的上颌树脂基边缘（DuraLay；Reliance）记录了颌间关系，咬合记录材料是基于该边缘定位的。VDO由上颌双侧第二磨牙控制，这两颗牙齿是为此目的而保留的。

为了辅助最终修复体支架的CAD/CAM设计，对临时修复体进行了聚乙烯硅氧烷印模。然后从这些印模中倒出一个带有种植体替代体的传统石膏模型。

为了验证模型的准确度和精密度，并确保未来修复的可预测被动就位性，在种植体连接中插入了3个石膏验证指标（对应于所选的分段设计）。这些分段石膏指示块没有折裂，证实了被动就位令人满意（图32）。

这两个模型都安装在𬌗架上（Artex；Amann Girrbach，Koblach，Austria），保持正确的颌间关系并进行数字化（Dental Wings）（图33）。在扫描模型之前，将数字化扫描体插入到每个种植体替代体中。安装的上颌和下颌模型以及临时修复模型被送到外部铣削设施（Createch Medical，Pabellón，Spain），以协助模型扫描和钛支架的设计和铣削的数字化工作流程。

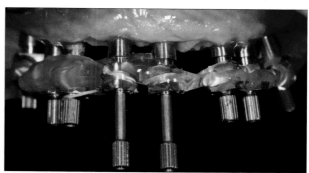

图30　最终常规开窗印模与夹板连接的印模柱

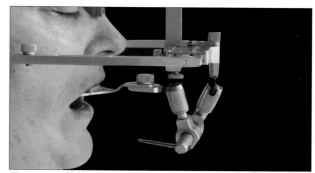

图31　面弓转移

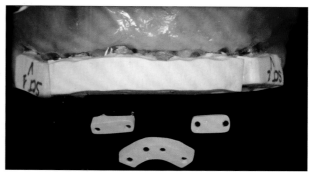

图32　用分段石膏指示块验证工作模型的精准性

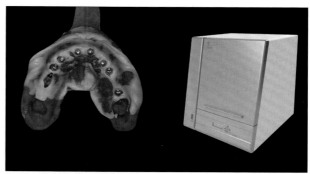

图33　灌制印模，扫描模型

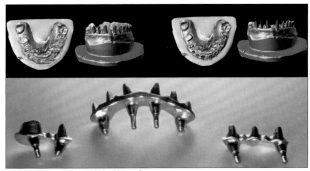

图34　3个减材钛支架的设计

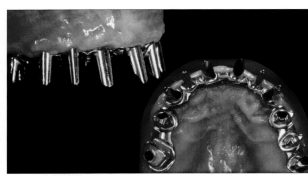

图35　支架试戴

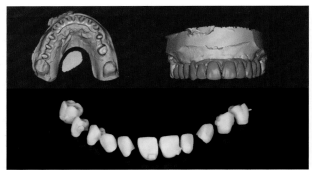

图36　12个单面切削后的一体式CAD/CAM陶瓷全冠的设计与制作（e.max CAD；Ivoclar Vivadent；二硅酸锂）

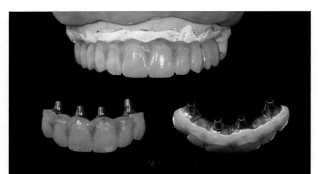

图37　最后的桥在单个牙冠染色并粘接到支架上后，准备戴入

钛支架的设计是由技工室（Laboratoire Nouvelle Technologie, Paris, France）与切削公司（Createch Medical）合作完成的。采用非转位种植体连接方式构建3个钛支架。支架的牙龈部分进行牙龈色饰瓷。制作单个全冠并粘接到支架上（图34和图35）。在临床试戴中证实了具有足够咬合空间的被动就位。

在技工室将牙龈色陶瓷材料分层烧结到钛支架上。设计了16个定制的CAD/CAM冠（Dental Wings），并在二硅酸锂（IPS e.max CAD；Ivoclar Vivadent）中进行了切削。在染色和烧结后，将冠单独粘接到支架上（玻璃离子粘接剂）。设计种植体上方牙冠的螺钉通道（图36和图37）。

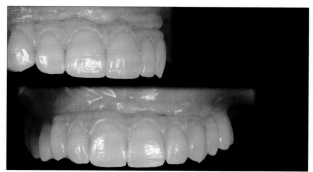

图38 牙桥的最终戴入

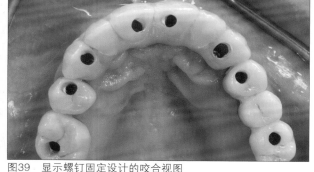

图39 显示螺钉固定设计的咬合视图

将3个桥体（16-14、13-11-21-23、24-26）以35N·cm的扭矩拧到各自的种植体上。螺钉通道用聚四氟乙烯橡胶和复合树脂材料密封（Gænial A02；GC，Tokyo, Japan）（图38和图39）。在18个月的随访中，种植体周软组织没有炎症迹象，也没有明显的骨吸收，全景片证实修复体正确就位。患者感到舒适，同时对修复体的美学、语音和功能感到满意（图40~图42）。

使用传统的修复技术重建下颌牙弓，在保留的牙齿上结合传统的陶瓷全冠和桥修复体（e.max Press；Ivoclar），并将种植体支持式全冠粘接到Variobase基台上（Institut Straumann AG）。

每6个月安排一次随访，包括专业的口腔卫生维护，以确保适当的维护和检查患者自己的口腔卫生的效果。

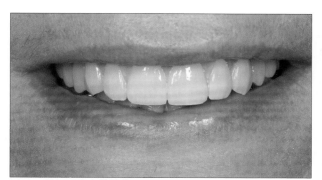

图40 戴牙后患者微笑像

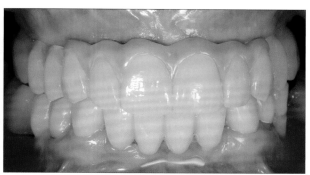

图41 18个月随访时的口内正面观，包括所有最终修复体

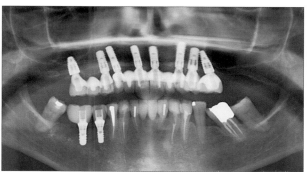

图42 在18个月的随访中拍摄全景片

13.9　临时即刻负荷固定修复体修复上颌无牙颌

A. Lanis, O. Álvarez

　　一位54岁的女性患者，身体健康状况良好，被转诊到智利圣地亚哥的高级口腔修复和数字牙科诊所进行评估。主诉上颌牙列缺失，全口可摘丙烯酸义齿修复失败（图1~图4）。她要求以骨结合种植体为基础进行固定修复。作为临床检查的一部分，使用了SAC评估工具，本病例手术和修复风险为高度复杂（C）（图5和图6），并拍摄了初步诊断照片。

　　口腔内检查发现上颌双侧尖牙及右侧第一前磨牙残根，治疗难度高于常规治疗（图7~图9）。牙周评估显示患有牙龈炎（图10和图11）。

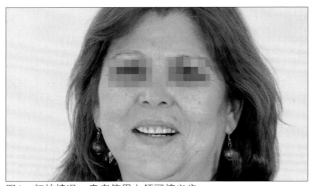

图1　初始情况。患者使用上颌可摘义齿

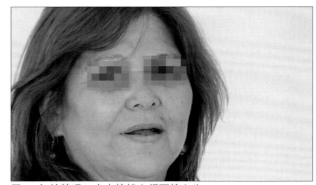

图2　初始情况。患者摘掉上颌可摘义齿

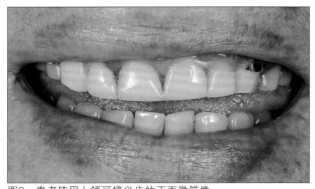

图3　患者使用上颌可摘义齿的正面微笑像

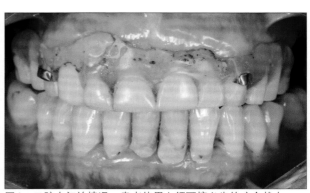

图4　口腔内初始情况。患者使用上颌可摘义齿的咬合状态

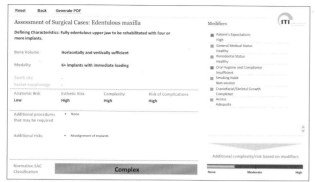

图5　对手术病历的SAC评估

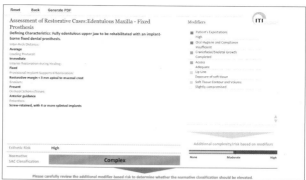

图6　对修复病历的SAC评估

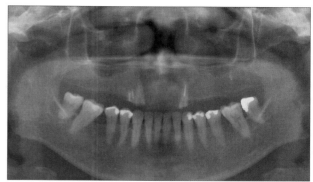

图7　患者初始的全景片

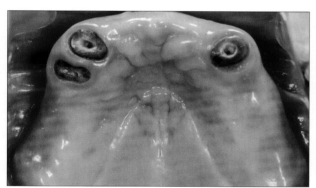

图8　上颌𬌗面观

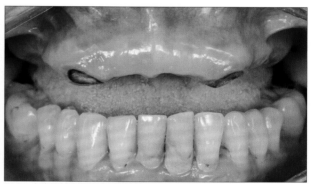

图9　颌间关系的口内正面观

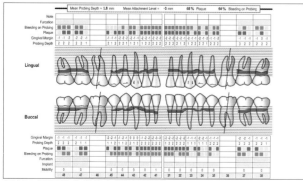

图10　牙周治疗前的上颌牙周评估

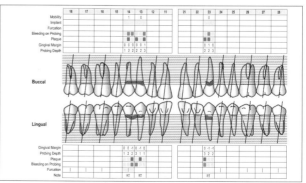

图11　牙周治疗前的下颌牙周评估

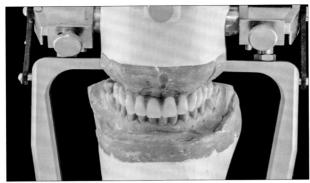

图12 上颌蜡型

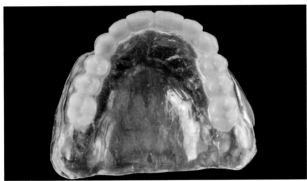

图13 上颌放射线诊断模板

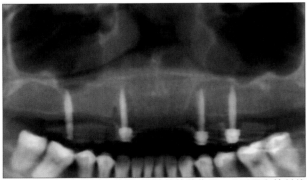

图14 CBCT全景图，显示4颗种植体的位置、O形圈和放射线诊断模板。在上颌右侧第二前磨牙位置，由于垂直空间有限，无法安装O形圈

拔除上颌残根后进行牙周治疗。经过4周的愈合，制作了上颌诊断性修复蜡型（图12），进行了临床验证，并用半透明的丙烯酸树脂复制了放射线诊断模板（图13）。添加钢球以作为数字化工作流程的阻射标记。

在接下来的预诊中，按照Gallucci等（2015）提出的方案，在上颌双侧尖牙、第二前磨牙部位植入4颗一体式过渡性种植体（直径2mm；Serson Implant, São Paulo, Brazil）。这一过程有助于提升CBCT扫描过程中放射线诊断模板和手术过程中手术导板的稳定性，并为骨结合期间的临时修复提供固位力和稳定性（图14）。O形圈附件包括在放射线诊断模板中。

CBCT扫描是按照双扫描方案进行的。对佩戴模板的患者进行第一次CBCT扫描，并单独对放射学模板进行第二次扫描。将CBCT获得的DICOM文件导入手术设计软件（coDiagnostiX；Dental Wings，Montreal，Quebec，Canada），进行完整的虚拟分析和数字化种植计划（图15和图16）。然后将数字化设计的手术导板导出为STL文件并进行3D打印（Objet Eden 260VS；Stratasys，Eden Prairie，MN，USA）。清洗后，将引导手术T形套管（Institut Straumann AG, Basel, Switzerland）插入手术导板（图17）。

上颌无牙颌的修复计划是在计算机引导下不翻瓣植入7颗Straumann骨水平（BL）SLActive种植体（Institut Straumann AG）。根据数据分析获得的黏膜高度信息，选择合适高度的螺钉固位基台（SRA；Institut Straumann AG）进行全牙弓固定即刻负荷。最终的修复体为全牙弓CAD/CAM螺钉固位金属烤瓷修复体。

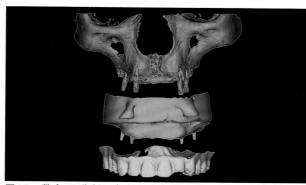

图15 数字3D分割。灰色为上颌骨分割。绿色为过渡性种植体。粉红色为黏膜分割和过渡性种植体顶部。浅蓝色为放射线诊断模板

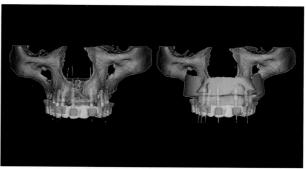

图16 显示不同数字分段叠加的3D视图，包括选定的种植体和基台

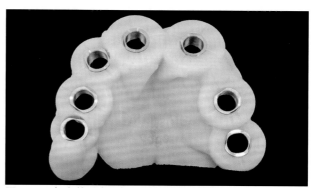

图17 3D打印的手术导板与引导手术T形套管（Straumann）

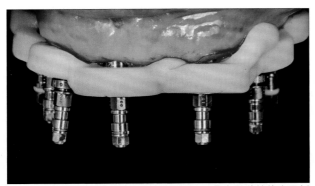

图18 不翻瓣植入种植体。7颗Straumann骨水平种植体在导板引导下植入就位

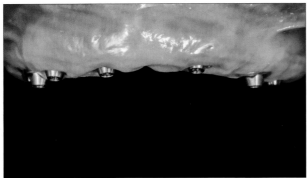

图19 种植后预先选择的SRA基台就位的口内正面照片

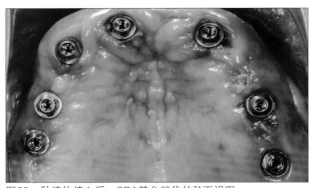

图20 种植体植入后，SRA基台就位的骀面视图

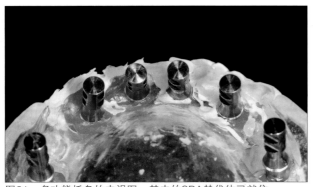

图21 多功能托盘的内视图，其中的SRA替代体已就位

外科手术

局部麻醉采用颊腭侧浸润麻醉（Scandicaine 2%；Septodont, Lancaster, PA, USA）。手术导板固定在上颌过渡性种植体上。按照Straumann引导手术工具包的说明，使用圆形手术刀在每个植入部位切割角化组织。然后取下手术导板，用Buser剥离子（Hu-Friedy, Chicago, IL, USA）取出预切的软组织。然后再次将手术导板放置在过渡种植体上。在全程引导下，按照计划的手术方案，通过手术导板进行种植窝预备和种植体植入（图18）。放置了以下种植体：

- BL NC，3.3mm×12mm，上颌右侧中切牙及左侧侧切牙。
- BL NC，3.3mm×10mm，上颌右侧尖牙及双侧第一前磨牙。
- BL RC，4.1mm×8mm，上颌双侧第一磨牙。

上述种植体型号全是Institut Straumann AG，均以超过50N·cm的扭矩植入。然后取出种植体携带体、手术导板和过渡性种植体。预先选择的SRA基台按照修复方案就位，并在35N·cm的扭矩下进行加力（图19和图20）。

根据Leighton Fuentealba和Carvajal Herrera在2013年描述的多功能托盘方案，将咬合的垂直距离、义齿位置和种植体/基台位置传达给技工室技术人员（图21）。在基台上放置SRA覆盖螺钉（Institut Straumann AG），患者第二天出院。服用酮洛芬（Profenid；Sanofi-Aventis, Bridgewater, NJ, USA）100mg，每日2次，连续服用3天。

使用多功能托盘，技师制作了一个工作模型，并将其安装在骀架上（Whip Mix 2000；Whip Mix, Louisville KY, USA）。使用钛杆焊接到临时钛基台（Institut Straumann AG）上制成金属支架。使用硅橡胶倒模作为参考，技工室人员将丙烯酸注入其内，以创建与最初义齿蜡型中设计的相同的牙齿形状和位置。

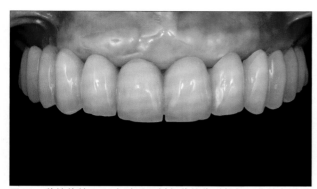

图22　种植体植入24小时后即刻负荷的临时螺钉固位修复体的口内正面观

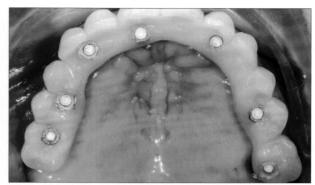

图23　种植体植入24小时后临时即刻负荷螺钉固位修复体的口内𬌗面观

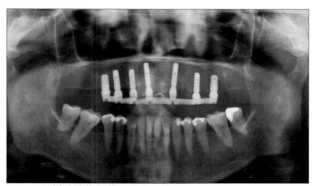

图24　即刻种植体负荷后的全景片

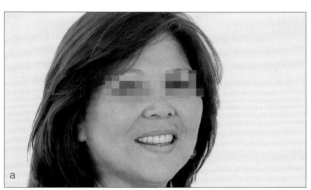

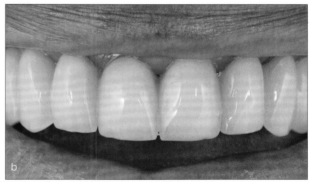

图25a，b　即刻修复体负荷后（种植体植入后24小时）患者的口外视图（a）。即刻负荷后微笑特写视图（b）

患者在种植体植入后24小时再次就诊接受钛加强螺钉固位的全牙弓临时丙烯酸树脂修复体的即刻修复（图22~图25）。

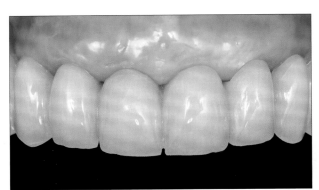

图26 50天随访时的临时修复体正面观

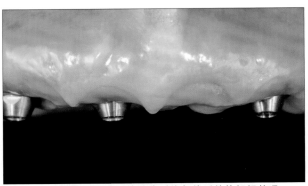

图27 在90天的随访中，摘除临时修复体后的软组织状况

分别在术后第3、10、14、30、50、70、90天复查，未发现并发症。在30天的随访中，软组织轮廓开始通过添加复合树脂（Tetric N-Ceram；Ivoclar Vivadent, Schaan, Liechtenstein）或去除丙烯酸来修改临时穿龈区的轮廓。在下面的复诊中重复该过程，直到获得所需的软组织轮廓（图26和图27）。

在90天的随访中，使用开窗托盘技术获取基台水平的印模，并制作工作模型。以临时修复体为参照，将工作模型固定在𬌗架上，并制作修复体蜡型（图28）。蜡型是用丙烯酸树脂复制的，用于口腔内验证。通过添加树脂（Tetric N-Ceram；Ivoclar Vivadent）或去除丙烯酸（图29和图30）进行微小的修改。

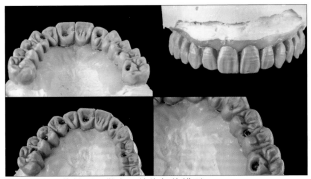

图28 在工作模型上做全面的修复体蜡型

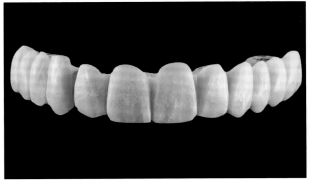

图29 蜡型用丙烯酸树脂复制，以便口内验证

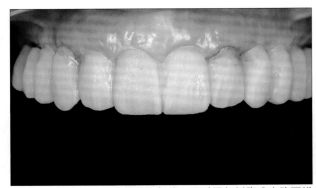

图30 在口内检查了丙烯酸修复体。通过添加树脂或去除丙烯酸进行微小的修改，直到获得所需的形状

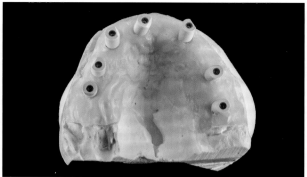

图31 工作模型SRA扫描体就位，用于扫描过程

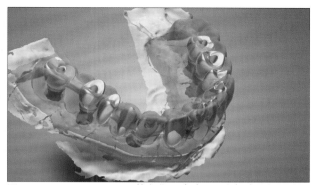

图32 Straumann CARES数字化设计过程。修复体支架是在修复体蜡型的基础上设计的，并考虑了烤瓷层的厚度

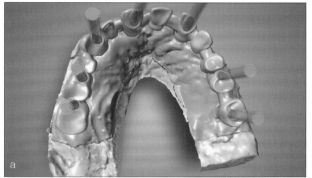

图33a，b Straumann CARES数字化设计过程

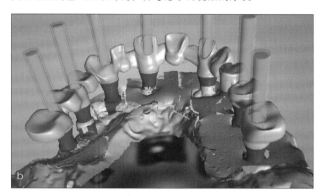

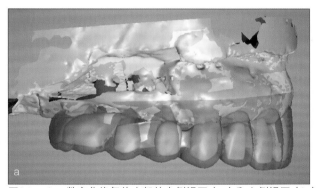

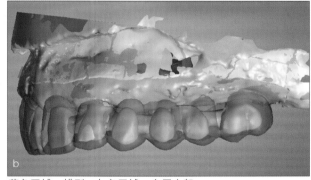

图34a，b 数字化修复体支架的右侧视图（a）和左侧视图（b）。蓝色区域，蜡型；灰色区域，金属支架

使用技工室扫描仪（3Series；Dental Wings）对带有SRA扫描体、替代体模型和丙烯酸修复体的工作模型进行扫描。导出生成的STL文件并发送到位于巴西库里蒂巴的Straumann CARES铣削中心，用于最终金属支架的CAD/CAM制造（图31~图35）。

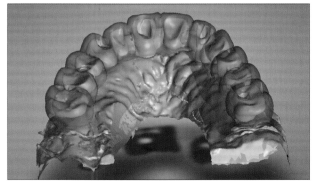

图35 数字化修复体支架的后视图。蓝色区域，蜡型；灰色区域，金属支架

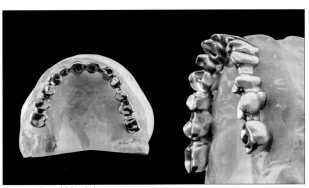

图36 全口钴铬支架

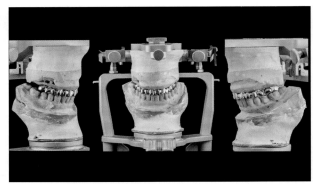

图37 在𬌗架中检查钴铬支架

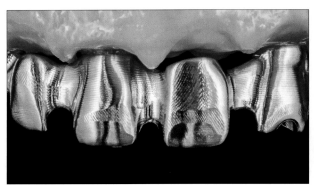

图38 钴铬支架就位的口内正面观

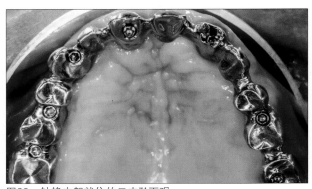

图39 钴铬支架就位的口内𬌗面观

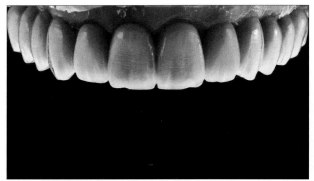

图40 根据修复体蜡型，在金属支架上构建了Ceramco 3陶瓷

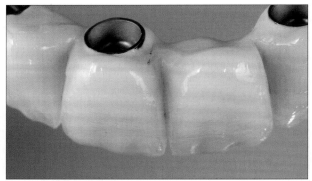

图41 最终修复的特写

　　10天后收到了切削后的全口钴铬支架。在𬌗架和口内检查修复体之间是否有足够的被动就位（图36~图39）。在蜡型的基础上，制作硅橡胶倒模作为堆瓷参考。选择Ceramco 3（DentsplySirona, York, PA, USA）瓷粉作为饰瓷材料（图40和图41）。

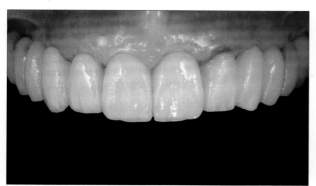

图42 最终修复体的交付

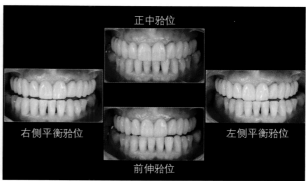

正中殆位

右侧平衡殆位　　　　　　左侧平衡殆位

前伸殆位

图43 最终修复体的功能检查。咬合方案选择前牙引导和尖牙引导的相互保护殆

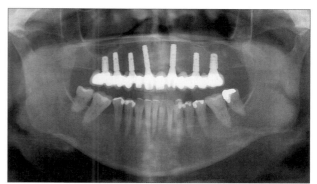

图44 戴牙当天最终修复体的全景片

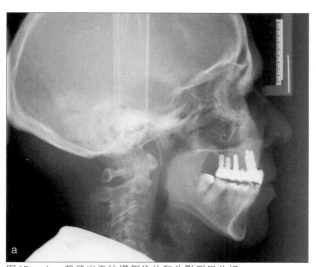

图45a，b 戴牙当天拍摄侧位片和头影测量分析

在临床试戴后，最终的修复体被戴入患者口内，并拧紧到35N·cm。螺钉通道上覆盖聚四氟乙烯塞和复合树脂（Tetric N-Ceram；Ivoclar Vivadent）（图42）。考虑到天然对颌牙列提供的牙周本体感觉，选择前牙引导和尖牙引导的相互保护殆作为咬合方案（图43）。

进行头影测量分析的全景片和侧位片（图44和图45），以检查修复体方案是否与正常的头影测量参数一致。患者出院后随访2年，无并发症报道（图46~图50）。

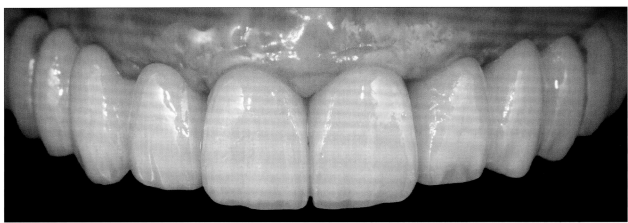

图46　随访2年时，最终修复体口内正面观

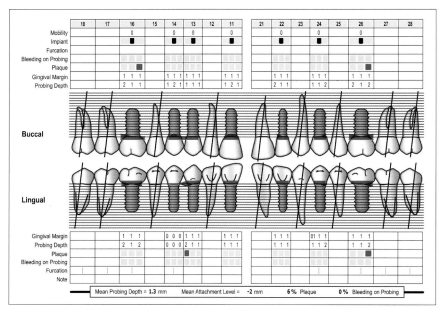

图47　种植治疗后（随访8个月）上颌牙周评估表

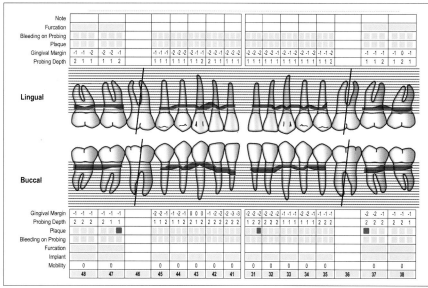

图48　种植治疗后（随访8个月）下颌牙周评估表

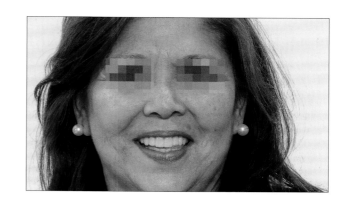

图49　修复体戴牙当天最终结果的口外照片

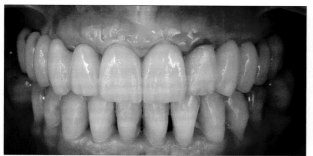

图50　戴牙后修复体的口内照片和最初的临床情况

讨论

计算机引导的种植体手术可以进行详细的手术计划和准确的种植体放置。这项技术还可以通过使用不翻瓣方案来实现侵入性较小的外科手术。由于不翻瓣手术是一种"盲视"技术，强烈建议在严格的手术导板下进行手术，避免术中并发症，如开窗、裂开或重要的解剖结构。计算机引导的计划过程便于在实际手术之前评估大量的手术和修复体信息，因此应该能够在将手术风险降至最低的同时进行准确的手术。

对于固定修复体修复无牙患者所需的种植体数量，意见不一。所使用的种植体数量通常是基于多种因素来确定的，例如修复体设计及其范围、种植体的分布、所使用的修复材料、上颌牙弓的形状、对颌牙列的性质，以及与患者相关的经济因素。

人们认识到，种植体支持式修复体显著降低了咬合本体感觉，影响了机械感觉平衡。牙种植体

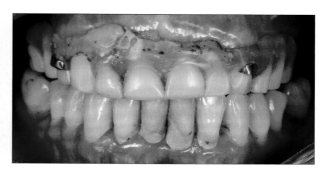

周围牙周韧带的缺失和随之而来的本体感觉的缺乏可能会导致咬合超负荷，并伴有生物学并发症和技工工艺并发症。在上述的临床情况下，上颌修复设计完全由骨结合种植体支持。因此，计划和分布了7颗种植体，以减少种植体之间的距离，减少种植体之间桥体宽度，并为修复体支架提供最大限度的支持。设计的修复体是为了抵消任何咬合超负荷的影响，并减少功能或副功能的应力。

多单元修复体支架的刚度和耐久性取决于材料成分和连接桥体的高度与宽度。因此，合适的修复体设计和夹板对修复体在即刻负荷时的性能非常重要。已经提出不同的义齿材料用于全牙弓即刻功能负荷。

在其他学者中，Tarnow等（1997）、Gallucci等（2004）和Thomé等（2015）分别描述了使用金属或丙烯酸树脂的不同夹板技术，报告了相近的种植体存活率。

尽管如此，材料的组成似乎与种植体的存活率没有直接关系，但当使用减小的连接桥体尺寸时，仍应该加以注意，例如使用固定的PF1丙烯酸临时修复体。刚性夹板的原理最初被描述为在最近放置的种植体上均匀分配咬合负荷，避免单颗种植体的过载。由于连接桥体强度降低而导致的修复体组件断裂，可能会在骨结合的早期阶段使单颗种植体负荷过重，从而导致早期种植体失败。

显然，在决定使用临时修复体进行全牙弓即刻功能负荷的材料之前，应该考虑很多因素，以确保在种植体骨结合过程中使用足够的夹板。

在上述的临床情况下，使用刚性一体式金属支架作为临时修复，以降低与所选修复体设计相关的折断风险。种植体是否植入在合适的位置，影响种植体的数量及其分布，使能够使用一体式切削金属支架作为最终选择，从而避免了分段式桥体设计可能需要的不必要的悬臂。

致谢

临床程序和影像

Dr. Orlando Álvarez del Canto – Santiago, Chile Dr. Rodrigo Danesi – Santiago, Chile

技工室程序

Dental Technician Victor Romero – Santiago, Chile Dental Technician Geraldo Thomé Junior – Curitiba, Brazil

13.10 数字牙科辅助的口腔修复：预制临时修复体的即刻功能性负荷

A. Lanis

评估、数据采集和稳定

一位45岁的女性患者，被转诊到智利圣地亚哥的高级口腔修复和数字牙科诊所进行评估。主诉是与晚期口腔退化相关的长期美学和功能问题。此外，患者自述双侧颞下颌关节区域长期存在轻度疼痛（图1~图6）。

在临床分析和初步成像之后，进行了关节、牙周、肌肉和修复体诊断（图7和图8）。作为临床检查的一部分，进行了SAC评估，根据手术和修复风险，该病例为高度复杂（C）。

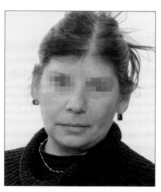
图1 患者面像

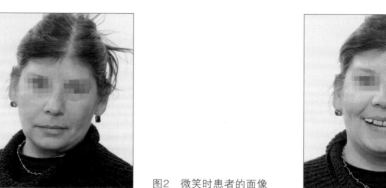
图2 微笑时患者的面像

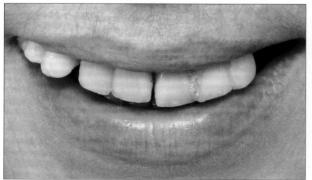
图3 基线微笑特写

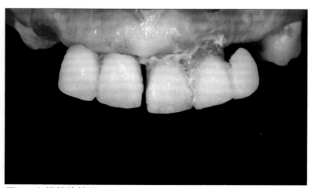
图4 上颌基线情况

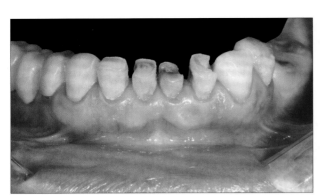

图5 下颌基线情况

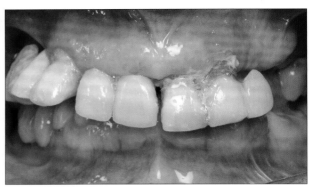

图6 最大间隙

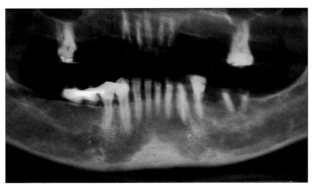

图7 基线时全景片

根据初步情况，确定第一阶段治疗包括牙周系统治疗、下颌左侧中切牙至尖牙和下颌右侧中切牙的牙髓再治疗，以及拔除不可修复的上颌右侧尖牙－上颌左侧第一前磨牙、下颌左侧第一前磨牙至第一磨牙和下颌右侧第一前磨牙。患者使用了几个牙支持的烤瓷桥，修复和牙周预后很差。由于很长一段时间她的咬合不稳定，最初的计划是专注于提供稳定的咬合。

在拔牙之前，取常规的藻酸盐印模（Tropicalgin；Zhermack，Badia Polesine，Italy），并灌制石膏模型（EliteRock；Zhermack）。使用蜡堤和面弓，将模型和铸模安装在𬌗架上（Whip Mix 2000；Whip Mix，KY，USA），获得初步的垂直距离和上下颌矢状面关系。然后磨除无法修复的石膏牙，并绘制修改区的轮廓，模拟拔牙后的软组织轮廓。

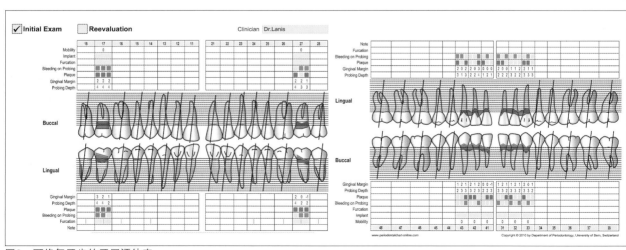

图8 可修复牙齿的牙周评估表

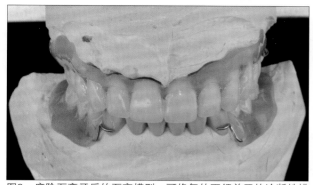

图9 磨除石膏牙后的石膏模型。可修复的下颌前牙的诊断性蜡型。上颌和下颌的临时义齿

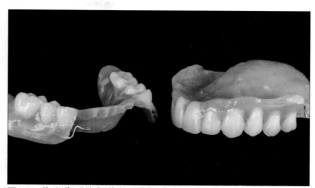

图10 作为临时修复体的即刻修复体

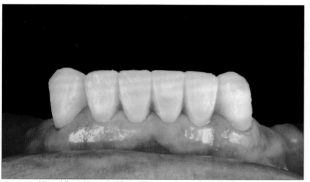

图11 基于蜡型的下颌前牙模型。在牙髓再治疗后,这些牙齿在纤维桩上进行粘接修复重建

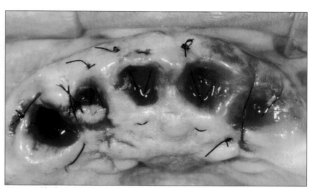

图12 拔除上颌不可修复的牙齿并缝合牙槽窝

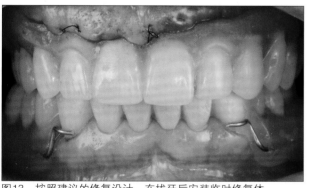

图13 按照建议的修复设计,在拔牙后安装临时修复体

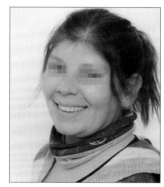

图14 在21天的随访中。患者戴着临时修复体

制作了上颌和下颌即刻丙烯酸临时修复体(图9和图10)。此外,还对可修复的下颌前牙制作功能性蜡型。

在对下颌左侧中切牙至尖牙和下颌右侧中切牙进行牙髓再治疗后,用纤维桩修复下颌前牙,并在蜡型的基础上用双丙烯酰胺(Luxatemp Star A1;DMG, Hamburg, Germany)进行重建(图11)。在局部麻醉下(Scandicaine 2%: Septodont, PA),按计划拔除上颌右侧尖牙-上颌左侧第一前磨牙、下颌左侧第一前磨牙至第一磨牙和下颌右侧第一前磨牙。

缝线横跨上颌牙槽窝以维持血块(Perma-Hand Silk 4-0;Ethicon, Johnson & Johnson, NY, USA)(图12)。安装上颌和下颌修复体(图13)。酮洛芬(Profenid;Sanofi-Aventis, NJ, USA)100mg,每日两次,连用3天。在7天的随访中,拆除缝线。在第14、21、30、45天对患者进行复查,没有观察到生物学并发症或修复体并发症(图14)。

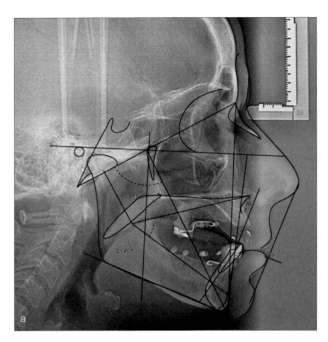

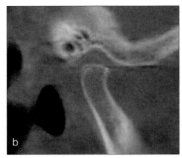

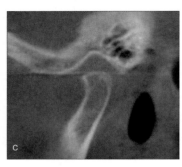

图15a～c　头影测量分析和颞下颌关节CBCT检查

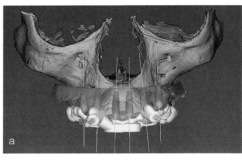

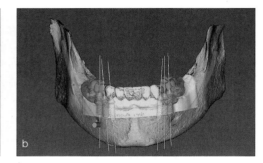

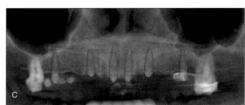

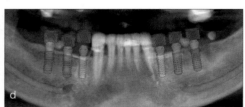

图16a～d　上下颌虚拟种植设计

每次复查都进行关节、肌肉、功能和语音评估，以确定垂直距离和上颌矢状及水平的关系是否合适。通过调整咬合关系进行微小的调整。

在咬合稳定45天后，获取双侧颞下颌关节（TMJ）的头影测量分析和锥束计算机断层扫描（CBCT）图像（图15），以评估关节窝中新的髁状突位置。根据适当的初始治疗位置，两个髁突都出现了适当的中心关系。患者在此阶段没有表现出任何关节或肌肉病理的体征或症状。咬合稳定后约2周，先前弥漫性颞下颌关节的疼痛感也消失了。

在功能和美学上获得患者认可后，通过添加直径为2mm的圆形钢球作为阻射标记，将两种修复体转换成放射线诊断模板。同时提出了一种双扫描方案，在患者佩戴模板的情况下进行CBCT扫描，并分别对每个放射线诊断模板进行另外两次CBCT扫描。然后，对上颌和下颌取第二组藻酸盐印模，灌模，并用光学技工室扫描仪（3Series；Dental Wings, Montreal，Canada）进行扫描。将CBCT扫描的DICOM（医学数字成像和通信）文件和光学扫描仪获得的STL（标准三角面片语言）文件导入手术设计软件（coDiagnostiX；Dental Wings）中，进行完整的虚拟分析和数字化种植计划（图16）。

计划阶段

为了治疗下颌牙列缺损，计划在下颌左侧第一前磨牙至第一磨牙和下颌右侧第一前磨牙–下颌右侧第一磨牙两个部位植入6颗种植体（Straumann BL SLActive；Institut Straumann AG, Basel，Switzerland），在计算机引导下进行不翻瓣种植体植入。预先计划好下颌种植体的早期负荷方案。双侧都计划采用三单元夹板螺钉固定的氧化锆CAD/CAM一体式修复体，种植体水平固位。采用一体式CAD/CAM二硅酸锂全冠修复下颌前牙。

对于上颌无牙颌，计划在计算机引导下放置6颗种植体（Straumann BLT SLActive；Institut Straumann AG）。提出一种PMMA CAD/CAM螺钉固位功能性临时修复体的即刻负荷方案。在黏膜厚度数字分析的基础上，选择不同高度的螺钉固位基台（SRA；Institut Straumann AG）。

临时CAD/CAM修复体是在植入前根据放射线诊断模板设计和制造的（表1）。计划将一种全牙弓螺钉固定的氧化锆CAD/CAM结构作为最终的修复体解决方案。为了获得最佳的美学效果，决定在铣削结构的颊部表面手工饰瓷。每侧（上颌双侧第二磨牙）各保留两颗磨牙以保持牙周本体感觉，上颌左侧第二磨牙采用氧化锆CAD/CAM一体式修复体。

表1 种植术前CAD/CAM临时修复的方案概要

临床检查
修复体计划
CBCT与STL数据采集
数字计划
手术导板和工作模型设计
手术导板和工作模型设计3D打印
通过手术导板植入种植体替代体
𬌗架安装
种植体替代体上的基台安装
模型扫描
临时修复设计
临时修复铣削
界面的粘接
𬌗架检查

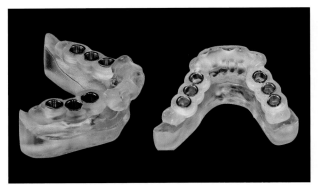

图17　3D打印模型上的下颌手术导板

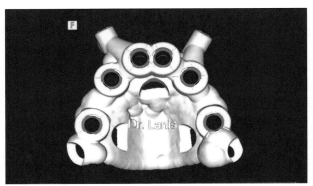

图18　上颌手术导板的数字化设计

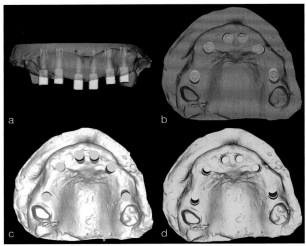

图19a~d　先进的虚拟分割，将种植体替代体合并到3D软组织模型中

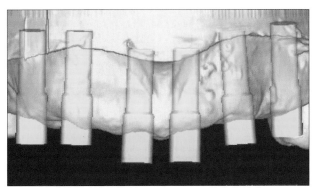

图20　在种植平台水平设计4.8mm×6mm的穿龈轮廓

手术导板、工作模型和临时修复体的制作

根据数字化种植计划，设计了下颌手术导板，并使用FDA批准的树脂材料（PreForm, Formlabs 2, Dental SG Resin；Formlabs, MA, USA）进行3D打印。引导手术T形套管（Institut Straumann AG）被压入导板的套筒孔中（图17）。

上颌导板是基于放射线诊断模板内部区域的高级分割结合上颌无牙颌嵴的STL文件设计的。匹配两个合适套筒（Neodent, Curitiba, Brazil）的固位钉经数字化设计放置到上颌双侧尖牙，以优化手术导板的固位（图18）。使用coDiagnostiX 9中包含的功能，可以按照计划期间确定的种植体坐标，将种植体替代体合并到3D软组织分割区域中。在拔出种植体替代体后，可以生成一个带有空间或"孔"的虚拟模型，将在其中插入"真实的"种植体替代体（图19）。因为种植体替代体的尺寸是标准化的，所以所有数字模拟的设计都是一样的——4.1mm×10mm。由于选定的SRA基台具有4.6mm的轮廓，而设计的种植体具有4.1mm的平台直径，因此在种植体平台水平上设计了4.8mm×6mm的穿龈轮廓（图20）。提出的轮廓设计将有助于实现SRA基台和替代体在3D打印模型中的正确就位。然后将手术导板和工作模型以STL格式导出，并导入3D打印软件。最后再进行3D打印（图21）。

清洁所有的3D打印设备，引导手术T形套管（Institut Straumann AG）和Neodent固定针套（Neodent, Curitiba, Brazil）插入手术导板，然后将其安装在打印的工作模型上，并用固位针（Neodent, Curitiba, Brazil）固定。遵循植入方案，使用引导手术植入支架，根据计划的植入深度，通过设计通道插入种植体替代体（图22）。然后移除种植体支架和手术导板。

对手术导板进行口内测试，以确保其正确配合。检查后，以患者的上颌种植体作为咬合参照，制作新的面弓记录。还通过记录先前确定的颌间关系（Occlufast；Zhermack）来获得咬合记录。然后取出上颌和下颌临时义齿，分别放置在3D打印的工作模型和下颌模型上。然后二者都安装在一个𬌗架上（图23）。

扫描（3Series；Dental Wings）各个模型，包括修复体和它们的咬合关系。为了转移种植体和基台的位置，将SRA扫描体（Institut Straumann AG）放置在SRA基台上。导入所有的数字信息到CAD软件包（Dental System；3Shape, Copenhagen, Denmark）中。

根据义齿位置和它们之间的咬合关系，设计了一种种植体支持式桥体，并在虚拟𬌗架上进行了功能检查（图24）。然后将数字结构导出为STL文件，并在PMMA（AnaxCAD；Anaxdent, Stuttgart, Germany）中进行铣削（K5；VHF, Ammerbuch, Germany）。一旦加工完工，它就被清洗和染色。金属界面（Institut Straumann AG）粘接到PMMA支架（Multilink；Ivoclar Vivadent, Schaan, Liechtenstein）的修复体连接的内部区域（图25）。临时CAD/CAM修复体安装在3D工作模型上，并在模拟𬌗架中进行功能检查（图26）。

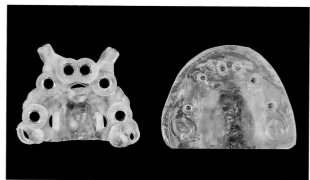

图21　3D打印的手术导板和3D打印的带有中空圆柱体的工作模型，用于放置种植体替代体

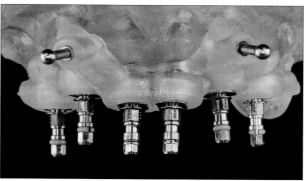

图22　种植体替代体通过手术导板放入工作模型设计的空间内，替代体通过外孔用液体粘接剂固定

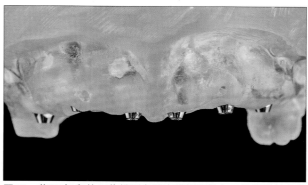

图23　将3D打印的工作模型安装在模拟𬌗架中，按照修复方案定位SRA基台

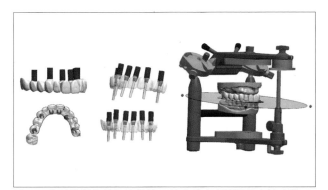

图24 临时修复体的CAD设计，检查其在虚拟𬌗架中的功能

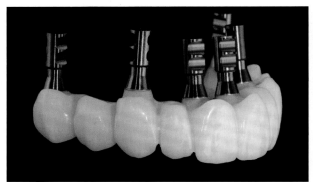

图25 PMMA CAD/CAM在铣削和染色后固定。在结构上放置SRA替代体，直视检查与修复体轮廓相关的未来植入位置

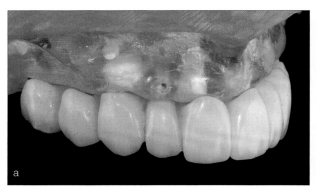

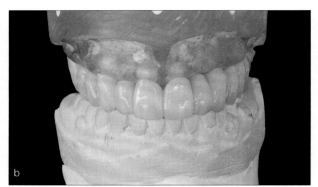

图26a，b CAD/CAM临时安装在3D打印模型（a）上，然后检查模拟𬌗架（b），将其与虚拟𬌗架分析进行比较，显示相似的结果

下颌外科手术

对于下颌外科手术，使用局部麻醉剂注射到无牙牙槽嵴的颊舌侧（盐酸甲哌卡因2%；Septodont）。15分钟后，在下颌骨上放置手术导板。根据Straumann的手术指导说明，用圆刀切除角化组织。取下手术导板，用Buser剥离子取出预切软组织。将手术导板放置在下颌骨嵴上。按照手术方案，通过手术导板进行骨预备和种植体。

放置。所有6颗种植体都是在扭矩>50N·cm的情况下植入的。移除种植体支架和导板。将高度为4mm修复基台安装在种植体上（Institut Straumann AG）（图27）。酮洛芬（Profenid；Sanofi-Aventis）100mg，每日两次，连续服用3天。分别在3天和7天出院后对患者进行回访，没有观察到并发症。

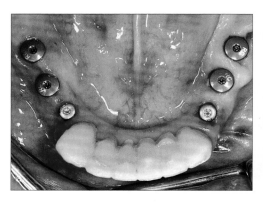

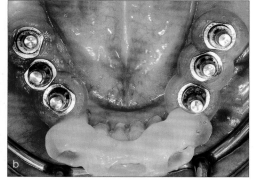

图27a，b 下颌外科手术。通过手术导板以一种不翻瓣的方式放置种植体

上颌外科手术与即刻负荷

上一次手术10天后，患者计划植入上颌种植体。局部浸润麻醉（盐酸甲哌卡因2%；Septodont）无牙牙槽嵴的颊舌侧。进行类似于下颌骨的黏膜手术。在上颌骨上方放置手术导板，并用两个锚钉（Neodent, Curitiba, Brazil）固定。按照手术方案，通过手术导板进行骨预备和种植体植入。植入所有种植体的扭矩均大于50N·cm（图28）。移除种植体支架和导板。选定的SRA基台按照修复设计定位，并使扭矩至35N·cm（图29）。然后将PMMA CAD/CAM临时桥体放置在SRA基台上，并手动拧紧修复体螺钉（图30）。检查咬合情况，并进行了轻微的咬合调整。选择具有双侧组牙功能的相互保护𬌗。将PTFE塞放在修复体螺钉上，用光聚合树脂材料密封（Fermit；Ivoclar Vivadent）。使用一个小的结缔组织移植物来加宽上颌左侧侧切牙和上颌左侧尖牙位置周围的牙槽嵴轮廓（图31和图32）。需要拍一张全景片（图33）。酮洛芬（Profenid；Sanofi-Aventis）100mg，每日2次，连服3天。患者分别在出院后第3、7、14、21、30、45天进行复诊，未观察到生物学并发症或修复体并发症。

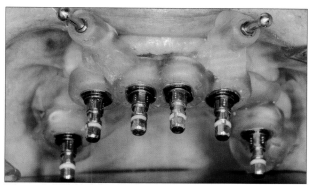

图28　上颌外科手术。通过手术导板以一种不翻瓣的方式放置种植体

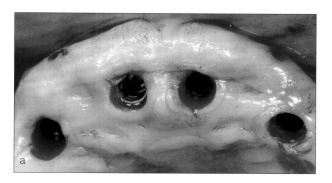

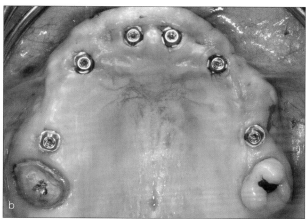

图29a，b　取下手术导板，按照修复方案放置和扭转SRA基台

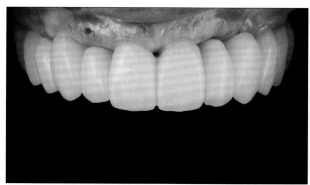

图30　采用手动扭转将PMMA CAD/CAM临时安装在SRA基台上

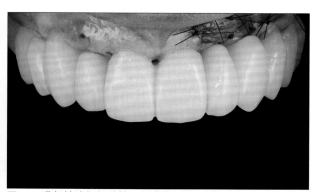

图31　进行结缔组织移植，以获得22和23位置周围理想的牙槽嵴轮廓

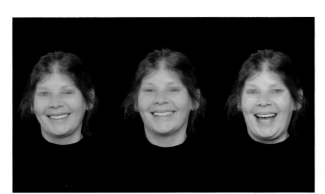

图32　手术后30分钟，患者即刻负荷

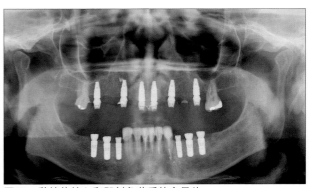

图33　种植体植入和即刻负荷后的全景片

在30天的随访中，开始出现软组织轮廓重塑，通过添加复合树脂（Tetric N-Ceram；Ivoclar Vivadent）或去除PMMA来修改临时桥体穿龈轮廓，其目的是将桥体区的形状改变为卵圆形。在接下来的预诊中重复这一过程，直到获得所需的软组织轮廓（图34）。每次随访时也进行关节、肌肉、功能和语音评估。在此过程中未发现并发症。

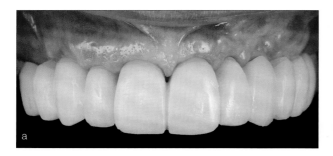

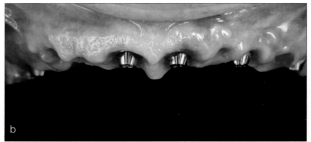

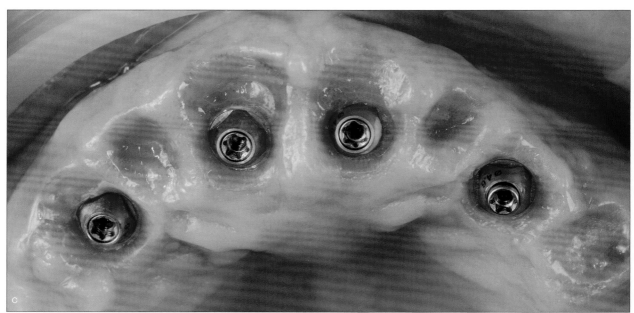

图34a～c　植入后3个月。通过临时修复体的软组织调整获得所需的牙龈轮廓

下颌最终修复体

术后6周，对后牙种植体、上颌PMMA结构和咬合关系进行数字化记录。在CAD设计和铣削过程之后，每侧为三单位螺丝固位的CAD/CAM联冠（Variobase, Institut Straumann AG；and Katana；KurarayNoritake, Tokyo, Japan）（图35）。将修复体螺钉拧紧至35N·cm，并用PTFE塞和复合树脂（Tetric-N；Ivoclar Vivadent）覆盖。

一旦安装了后牙牙冠并检查了咬合关系，就对前牙模型和牙齿准备进行数字化印模（Trios；3Shape）（图36）。数字化记录上颌PMMA结构及其咬合关系，并将数据导入CAD软件（Dental System；3Shape）。下颌前牙修复体按照模型形状设计，模仿最初的蜡型。所设计的修复体是由一块二硅酸锂（e. max CAD；Ivoclar Vivadent）研磨（K5；VHF）而成。检查后，它们在绝对隔湿下（Nic Tone Dental Dam；Nic Tone, Bucharest, Romania）粘接（Variolink Esthetic DC；Ivoclar Vivadent）（图37）。

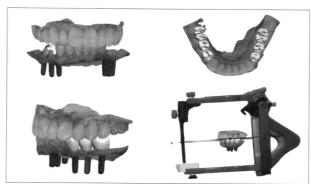

图35　下颌后部种植体支持修复的CAD设计

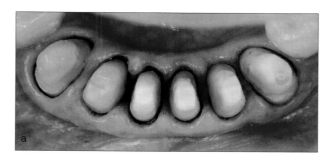

图36a，b　下颌前牙预备后将取数字化印模。使用#000和#0排龈线

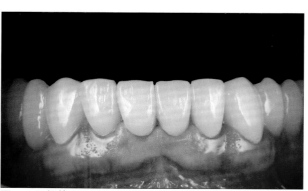

图37　下颌前牙CAD/CAM冠的粘接随访

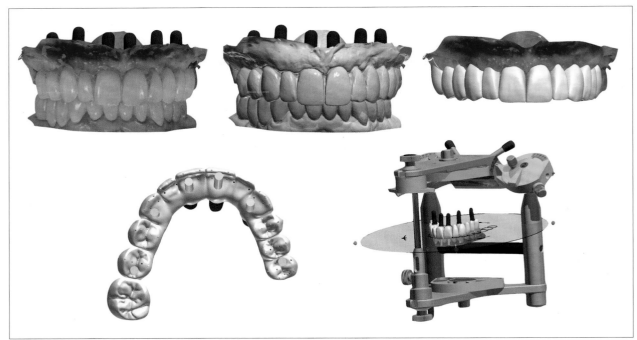

图38　上颌最终种植体支持式修复体的CAD设计

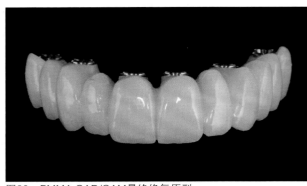

图39　PMMA CAD/CAM最终修复原型

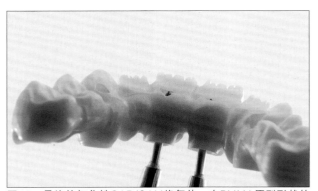

图40　最终的氧化锆CAD/CAM修复体，在PMMA原型形状的基础上，减少了瓷层的颊面和切缘空间

上颌最终修复体

　　种植体植入3个月后，软组织轮廓完整，呈现出理想的突度，获得了最佳的美学效果。对种植体固位的PMMA桥体、上颌基台（SRA scanbody；Institut Straumann AG）、下颌修复体和咬合关系（Trios；3Shape）进行数字化印模。以PMMA临时修复体为参照，设计了一种全牙弓种植体支持的结构，改善了牙齿的形状和位置。然后在虚拟𬌗架中对数字结构进行功能检查（图38）。导出文件，并铣削加工了新的PMMA修复体。清洁后，将金属界面（Institut Straumann AG）粘接到PMMA支架（Multilink；Ivoclar Vivadent）的修复体连接中。在患者的口腔中，安装新的PMMA修复体，并进行了完整的功能、美学和语音分析（图39）。使用PMMA结构来检查每个临床细节，然后将其转换为最终的修复材料；进行了微小的修改。批准后，修改了虚拟设计，从颊面和切缘减去1.5～2mm。与最初的设计相比，没有改变𬌗面。创造颊侧和切缘空间，来为陶瓷的堆积留出足够的空间。输出修改后的虚拟结构并在氧化锆中研磨（Katana；KurarayNoritake）（图40）。将PMMA

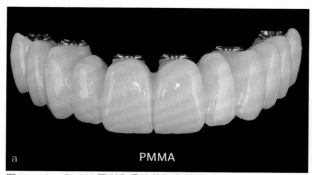

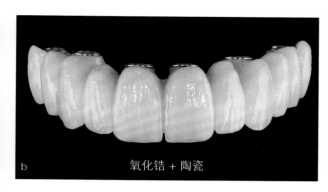

图41a，b　PMMA原型和最终的氧化锆/陶瓷CAD/CAM修复

和氧化锆修复体转运到技工室进行陶瓷贴面，使用硅橡胶导板将PMMA形状转移到氧化锆牙桥上（e.max Ceram；Ivoclar Vivadent）（图41）。将金属界面（Institut Straumann AG）粘接到修复体连接处。检查患者口腔中的最终修复体，并将其拧到SRA基台上。并没有进行咬合修改。将修复体螺钉拧紧至35N·cm。使用PTFE塞和复合树脂（Tetric-N；Ivoclar Vivadent）封闭螺纹孔。将一体式氧化锆CAD/CAM全冠粘接在上颌右侧第二磨牙（Multilink；Ivoclar Vivadent）上（图42～图49）。在第3、7、15、30天对患者进行随访，没有发现并发症的情况下，然后在第6个月、12个月和18个月时进行随访以进行维护，也未发现并发症。

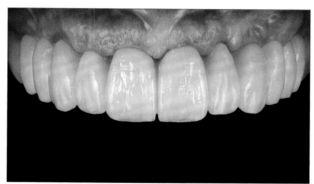

图42　上颌修复体戴牙后7天随访

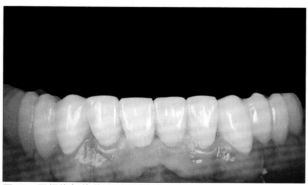

图43　下颌修复体戴牙后7天随访

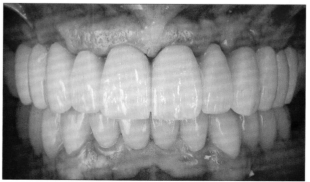

图44　7天后随访的咬合关系

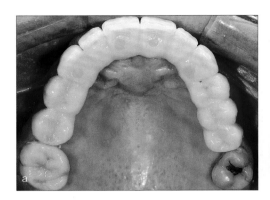
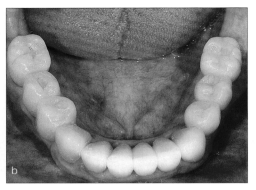

图45a，b　4天后随
访，上颌和下颌修复
体的殆面观

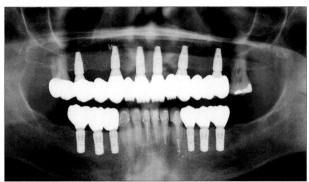

图46　最后的全景片显示修复治疗的不同组成部分

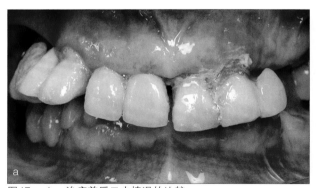
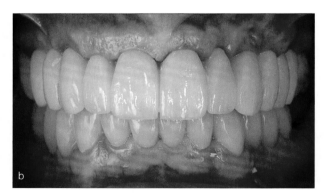

图47a，b　治疗前后口内情况的比较

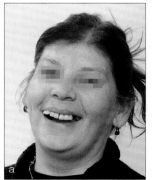
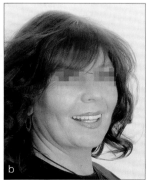

图48a，b　治疗前后口外情况的比较

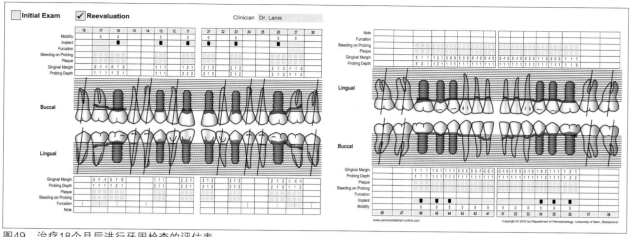

图49　治疗18个月后进行牙周检查的评估表

讨论

计算机引导的种植体植入便于通过个性化手术导板（Bornstein，2014；Lanis，2015b；Jokstad，2017）进行详细的手术计划和准确的种植体植入。这项技术还可以实现一种侵入性较小的、不翻瓣的外科手术（Arısan，2013；Lin，2014）。计算机辅助计划允许在实际手术之前可视化相当多的手术和修复体数据，帮助根据修复体计划执行准确的手术过程（Brodala，2009；Becker，2009；Lanis等，2017）。

在本病例中，这项技术的使用不仅有助于非侵入性和精确的种植体植入，而且还产生了基于投影的种植体位置的临时修复的功能性设计。临时修复体在种植体上的正确就位取决于数字化手术设计和实际手术结果之间的相关性。因此，必须要使用计算机生成的手术导板（Neumeister，2018）。设计、打印和固定手术导板的每一个细节，无论是在模型上还是在口内，都应该仔细考虑。此外，预先设计的修复体结构还应考虑患者的适当清洁以及临床探查和维护的能力。

已有文献表明，在骨结合的早期阶段，立即负荷的全牙弓修复体的折断可能会使一些种植体负荷过重，导致早期失败（Tarnow等，1997；Jaffin等，2004；Misch等，2004；Maló等，2005；Widmann 和Bale，2006；Leighton和Carvajal，2013；Gallucci，2014）。因此，为了确保修复体在骨结合过程中的完整性，在决定使用夹板技术和修复材料之前，应该考虑几个因素。建议在选择合适的材料和修复体设计时，应考虑患者的牙周生物学类型、对颌牙的类型、种植体的数量分布、修复体的设计以及连接件的高度和宽度（De Bruyn，2014）。

在目前的情况下，PMMA被选为即刻负荷功能的临时材料，这是基于材料的美学和生物力学特性，同时也因为在铣削之前可以进行数字化设计（Chung，2011）。CAD的多功能性允许定制设计和制造铣削的一体式PMMA结构，以优化修复体的结构特征。在数字化设计阶段，充分考虑连接桥体的高度和宽度（Sanz-Sánchez，2015）。

3D打印正在给制造业带来革命性的变化。针对不同组件和产品的个性化制造工艺正在改变我们消费服务和产品的方式。在种植牙科领域，3D打印有助于创建不同的原型、组件和设备，帮助更快、更安全地计划和实施临床程序（Alharbi，2017；Matta，2017）。在目前的情况下，数字化设计的3D打印工作模型正如计算机引导手术的技术报道的，传统工作模型相比节省了相应时间。此外，CAD/CAM制造的模型，减少了不同材料之间的相互作用和传统灌模所需的手动过程可能产生的变形（Gillot，2010）。手术前临时修复体的制作总体上更容易、更快、更便宜。

该技术的一个缺点是临时修复体的形状由3D打印模型的连续性决定。模型是由树脂制成的，因此是刚性的，因此不可能制造出具有理想的修复体突起轮廓和软组织匹配的修复体结构。这就是最初设计为盖嵴式桥体形态而之后改为卵圆形的原因。这一缺点可以通过在打印之前数字化修改3D打印模型或在扫描之前手动修改来解决。这将使临时修复获得理想的修复体和软组织轮廓。新颖的打印材料或技术可以帮助克服这种不便。

CAD/CAM及其在牙科领域的应用正在给我们的行业带来革命性的变化。易于管理和存储的信息量正在改变我们的实践方式。它还影响了技工室的工作方式和患者对我们的努力工作的看法。数码摄影、口内扫描仪、技工室扫描仪、CAD软件、铣床和3D打印机与牙科材料的发展相结合，优化了治疗时间、成本和可预期性。在目前的案例中，数字化技术成功地应用于每一个治疗步骤，从最初的评估到最终修复体的交付。它们的应用也促进了患者的理解和参与感。然而，应该遵循严格的修复体和外科原则使用这些强大的工具。

总而言之，数字化技术将对准备充分的临床医生有很大帮助。但它不会拯救那些准备不足的人。

致谢

临床程序和影像

Dr. Orlando Álvarez del Canto – Santiago, Chile Dr. Sofia Kupfer – Santiago, Chile

技工室程序

Dental Technician Victor Romero – Santiago, Chile

13.11 使用传统可摘义齿修复上颌无牙颌和使用 sCAIS固定修复体修复下颌无牙颌

W.-S. Lin, W. Polido, J. R. Charette, D. Morton

一位72岁的男性患者，被转诊到修复诊所，如果可能则进行种植治疗。口内检查为上下颌牙列缺损。临床和影像学检查显示，存在广泛性慢性重度牙周炎，并伴有牙齿松动、龋齿，3颗牙齿进行了直接复合树脂充填。治疗前的根尖放射线片和全景片显示，所有剩余牙存在水平型骨吸收，前牙存在垂直型骨吸收，并证实了全面性龋损的存在。左、右上颌窦气化导致后牙牙槽嵴高度很小（图1和图2）。

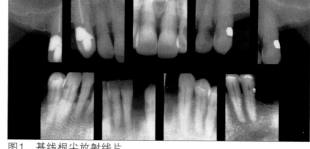

图1　基线根尖放射线片

牙周评估显示上颌探诊深度为4～6mm，在上颌左侧中切牙的近舌侧有一个孤立的9mm深袋。所有牙齿均有牙龈退缩、探诊出血和Ⅰ～Ⅱ度松动。下颌探诊深度为3～4mm，所有牙齿均表现为牙龈退缩、探诊出血和Ⅰ～Ⅱ度松动（图3和图4）。

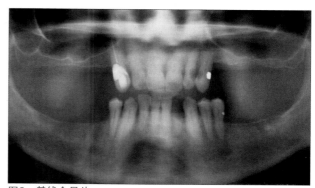

图2　基线全景片

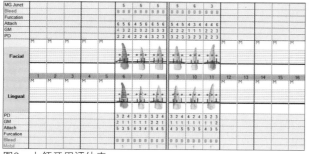

图3　上颌牙周评估表

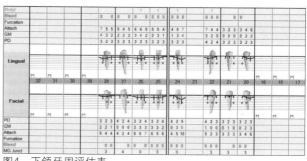

图4　下颌牙周评估表

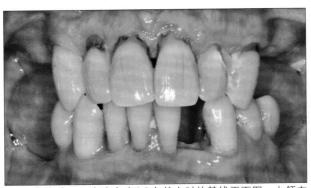

图5　患者处于正中咬合（CO）状态时的基线正面图。上颌左侧侧切牙、尖牙和下颌左侧第二前磨牙分别用复合树脂充填

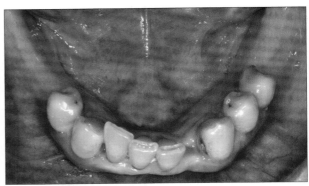

图6　下颌基准𬌗面情况的观察

从患者和诊断牙医那里获得的详细牙科病史显示，患者经历了失败的常规牙科护理，导致牙周病和龋齿的发生，最终导致大部分后牙脱落，并影响剩余的牙列，长期预后较差（图5和图6）。

患者的病史无种植治疗禁忌证。与患者讨论了不同的治疗方案，以及相关的成本、风险和优势，包括传统的全口可摘义齿（CRDP）、种植体支持式覆盖义齿（IOD）和种植体支持的全口固定修复（ICFDP）。患者倾向于固定方案，并接受了一个治疗方案。该方案要求由5颗种植体支持的上颌常规ICFDP。

口内和口外检查证实，现有牙列可以达到所需的咬合垂直距离和稳定的上下颌间关系。无后牙𬌗干扰，而且最大牙尖交错位（MIP）与正中咬合（CO）一致。

患者在现有的颌间关系处接受锥束计算机断层扫描（CBCT）检查。将得到的DICOM（医学数字成像和通信）文件和临床数字化照片转发到牙科技工室（NDX nSequence；Reno, NV, USA），以完成CBCT体积的分割，并使用选择的软件包（Maven Pro；NDX nSequence）进行虚拟诊断和种植设计。基于DICOM文件的第一次评估显示没有额外的病理发现。患者有足够的剩余骨可用于潜在的即刻种植。

分割现有的牙列，以确保CBCT成像过程中的颌间关系与期望的最终咬合位置一致（图7）。

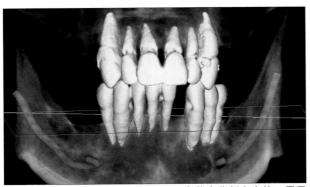

图7　现有牙列（白色）是从DICOM文件中分割出来的，用于确认颌间关系

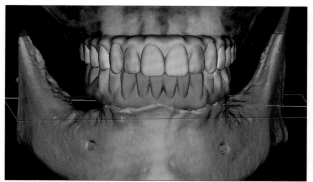

图8 上颌（黄色）和下颌（绿色）虚拟诊断蜡型

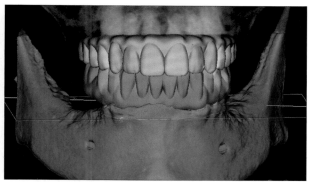

图9 模拟虚拟截骨（橙色）以创建所需的修复体空间

上颌和下颌的虚拟诊断蜡型是以修复为导向的种植体设计而创建的（图8）。进行模拟去骨以获得必要的修复空间（图9），并作为修复体为导向手术计划的一部分（图10）。

诸如TeamViewer（TeamViewer US，FL，USA）之类的在线协作平台允许临床医生与牙科技术人员进行沟通，并接收种植手术计划的即时反馈和验证。

使用DICOM数据集，牙科技师识别并追踪轴面、冠状面和矢状面上的软组织轮廓（图11和图12）。DICOM文件中的软组织追踪不需要口内取模或数字化扫描。对于临时可摘义齿，拔牙后可以使用软衬材料，以更准确地适应软组织。

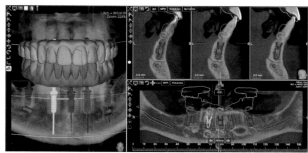

图10 以虚拟修复体为导向的手术计划

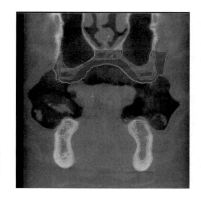

图11 从锥束计算机断层扫描数据识别软组织轮廓（冠状面）

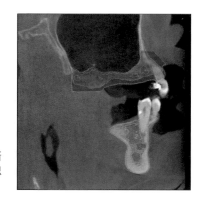

图12 从锥束计算机断层扫描数据识别软组织轮廓（矢状面）

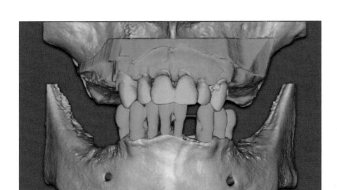

图13　上颌虚拟诊断模型与剩余的牙列和重建的软组织轮廓（绿色）（正面观）

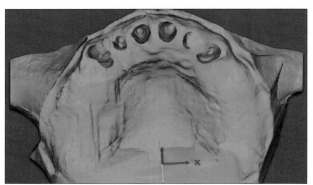

图14　上颌虚拟诊断模型，仅重建软组织轮廓（绿色）（𬌗面观）

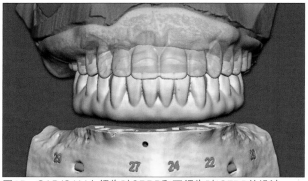

图15　CAD/CAM上颌临时CRDP和下颌临时ICFDP的设计

通过软组织追踪，在CAD/CAM软件（Maven Pro；nSequence）中创建虚拟的上颌诊断模型（图13和图14）。在具有重建的软组织轮廓的虚拟上颌诊断模型上创建义齿基托，并与虚拟诊断牙齿蜡型合并（图15）。

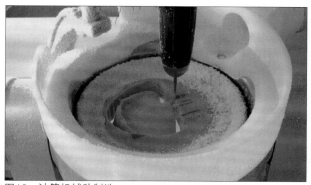

图16 计算机辅助制造

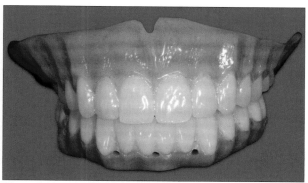

图17 CAD/CAM临时修复体

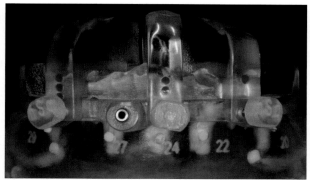

图18 将3个复位夹具重新定位在下颌石膏上的去骨导板（拔牙后牙槽嵴模拟石膏）

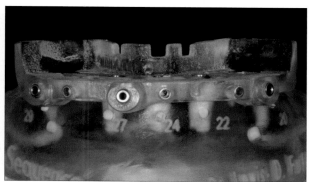

图19 CAD/CAM下颌模型上的去骨导板（模拟模型，去骨后重塑牙槽嵴）

将完成的上颌临时CRDP和下颌临时ICFDP的虚拟设计输出到铣削单元（M5；Zirkonzahn, Gais, Italy），使用预制的PMMA树脂块制造CAD/CAM修复体（图16）。使用轻度聚合的牙色和粉红色树脂（Gradia system；GC America, Alsip, IL, USA）制成研磨的临时修复体，以产生预期的美学效果（图17）。

根据修复体为导向的种植计划，制作了两件式的CAD/CAM手术导板（nSequence Guided Surgery；NDX nSequence），包括去骨导板和种植导板。

拔牙后，在牙槽嵴上安装去骨导板，并用固定钉固定（Guided Anchor Pin；Nobel Biocare, Yorba Linda, CA, USA）。根据CAD/CAM软件（Maven Pro；NDX nSequence）模拟的拔牙后牙槽嵴轮廓设计了3个复位夹具，以便于该去骨导板的正确就位（图18），去骨导板殆面上的平台作为去骨的参考平面（图19）。

在去骨和骨轮廓重塑后，将种植导板组装到去骨导板上，为种植提供指导。

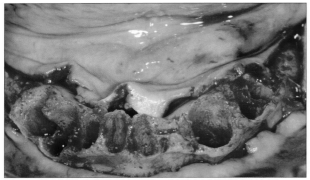

图20　微创拔除余留的下颌牙齿，以避免牙槽嵴过度变形

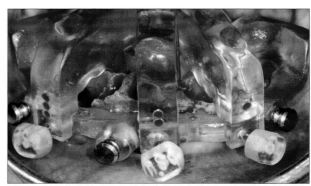

图21　再定位夹具确认了骨复位模板在拔牙后牙槽嵴上的位置

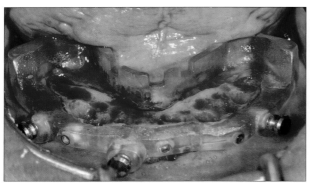

图22　去骨导板指导计划中的骨重塑

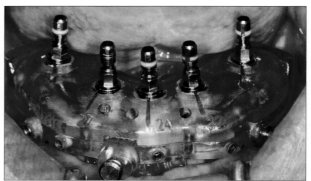

图23　按照CAD/CAM两件式手术导板的指导植入下颌种植体

在手术进行阶段，使用局部麻醉和静脉镇静，拔除剩余的牙齿（图20），将带有3个复位夹具的去骨导板安装到牙槽嵴上，并用固位钉固定，完成计划的骨重塑（图21和图22）。然后将种植钉固定导板安装到去骨导板上。

以35~45N·cm的扭矩下植入了5颗种植体（Soft Tissue Level SLActive，guided RN，4.1mm×10mm或4.1mm×8mm；RN，3.3mm×10mm；Institut Straumann AG，Basel，Switzerland）（图23）。

种植体植入后，以15N·cm的扭矩将5个临时基台（用于临时桥修复体的常规颈八角基台；Institut Straumann AG）拧入种植体。在临时基台上安装了一个预制的聚硅氧烷护罩，以方便多余的树脂流出，并便于重新定位下颌临时ICFDP（图24和图25）。临时基台和下颌临时ICFDP与自凝树脂（Jet Tooth Shade Acrylic；Lang Dental Manufacturing, Wheeling IL, USA）连接。从口中取出下颌临时ICFDP，在牙科技工室进行精修和抛光。取出去骨导板，缝合瓣。以15N·cm的扭矩将下颌临时ICFDP固定到种植体上，用棉球和单组分树脂密封材料（Fermit；Ivoclar Vivadent, Schaan, Liechtenstein）密封螺钉通道（图26）。

在拔除余留的上颌牙齿后，用软衬材料（Coe-Soft；GC America）重新固定CAD/CAM上颌临时CRDP（图27和图28）。

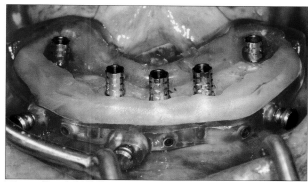

图24 技工室制作的聚硅氧烷护罩放在临时基台上很合适，并位于截骨导板上

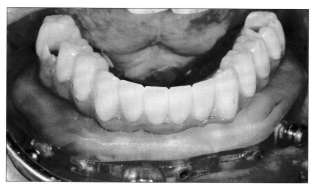

图25 用自凝树脂将CAD/CAM下颌临时ICFDP连接到临时基台上

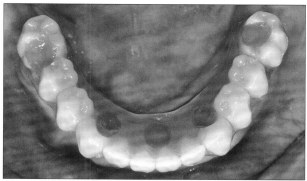

图26 安装好下颌临时ICFDP的𬌗面观

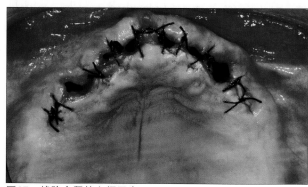

图27 拔除余留的上颌牙齿

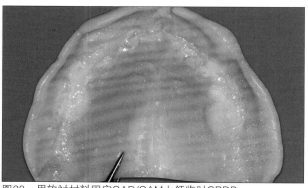

图28 用软衬材料固定CAD/CAM上颌临时CRDP

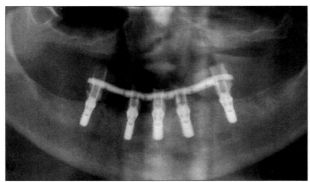

图29 术后全景片显示下颌临时ICFDP在种植体上完全就位

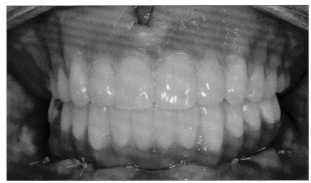

图30 上下颌临时义齿的正面观

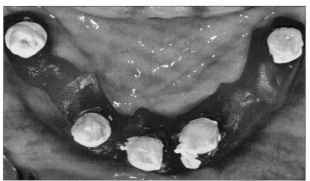

图31 在制取终印模之前，先进行口内的印模帽连接

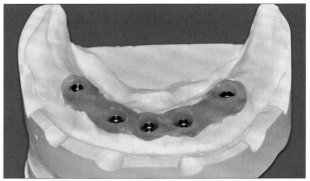

图32 带有种植体替代体和可移除软组织的最终工作模型

种植体的位置通过放射影像评估。患者对临时修复体的美观和功能结果感到满意。医生同时给出了家庭护理说明，规定了软饮食和0.12%葡萄糖酸氯己定漱口水（CHG Oral Rinse；Xttrium Laboratories, Mount Prospect, IL, USA）。安排在1天、1周，然后每4周对患者随访一次，持续12周，并在制取终印模之前进行随访（图29和图30）。

患者在3个月后来复诊，制取上颌和下颌的最终印模。个别托盘是用光固化树脂（Triad VLC；Dentsply Sirona, York，PA, USA）制成的。采用聚硅氧烷印模材料（Virtual XD Heavy Body；Ivoclar Vivadent）制取上颌终印模。在制取下颌终印模之前，用自凝树脂（Pattern Resin；GC America Inc）连接印模帽（图31）。采用开窗印模技术和聚硅氧烷（Virtual XD Heavy Body and Extra Light Body；Ivoclar Vivadent）制取下颌种植体水平终印模。将相应的种植体替代体（RN analog；Institut Straumann AG）连接到印模上，并用Ⅳ型石膏（ResinRock；Whip Mix, Louisville, KY, USA）灌

制模型（图32）。

采用光固化树脂（Triad VLC；Dentsply Sirona）和蜡制作基托及咬合蜡堤，进行咬合记录和面弓转移，并将上颌和下颌最终工作模型固位在𬌗架上（Stratos 300；Ivoclar Vivadent）。

将下颌临时ICFDP重新固定在最终工作模型上，将技工室聚硅氧烷（Sil-Tech；Ivoclar Vivadent）在临时ICFDP和下颌最终模型上的颊侧制作倒模。在技工室操作过程中，使用颊侧倒模记录临时义齿令人满意的矢状空间位置（图33）。

上颌和下颌骨诊断排牙完成，美学、语音和功能临床结果通过试戴得到确认（图34）。

在试戴后，将最终工作模型和诊断性排牙送到牙科技工室（Roy Dental Laboratory；New Albany, IN, USA）。用技工室扫描仪（7Series；Dental Wings, Montreal, Quebec, Canada）扫描下

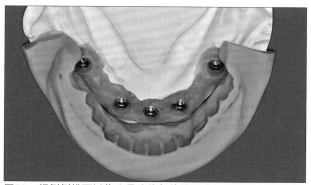

图33　颊侧倒模可以作为最终修复体的牙齿设置过程中的参考

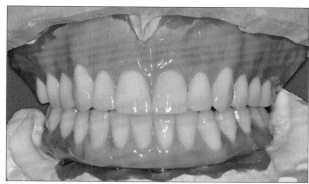

图34　用于最终修复体的上颌诊断性排牙设计

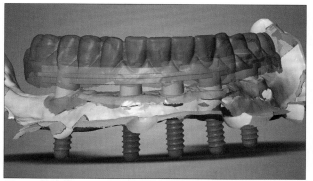

图35　最终的CAD/CAM钛支架设计，蓝色为扫描的诊断性排牙设计

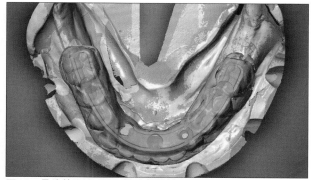

图36　最终的CAD/CAM钛支架设计

颌的最终工作模型和诊断性排牙。使用诊断性排牙的扫描作为参考（DWOS；Dental Wings）来虚拟设计下颌CAD/CAM钛支架（图35和图36）。

将完成的下颌CAD/CAM钛支架放置在最终工作模型上，以验证其精密度和被动就位。由于上颌、下颌诊断性排牙在试戴期间和之后最终确定，因此使用技工室聚硅氧烷（Sil-Tech；Ivoclar Vivadent）制作了新的倒模，以便更准确地将排牙转移到钛支架上。使用该倒模，将诊断性排牙转移到下颌CAD/CAM钛支架上。按照制造商的指示，使用注射成型的自凝树脂（IvoBase High Impact；Ivoclar Vivadent）来制造最终修复体（图37和图38）。

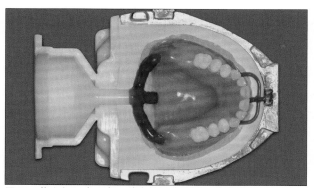

图37　将上颌牙齿固定，并在铸造盒中进行最终铸造

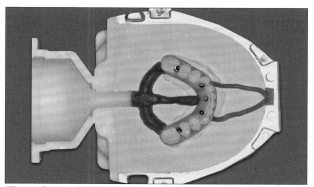

图38　加入下颌设置和CAD/CAM钛支架组装，并在铸造盒中进行最终铸造

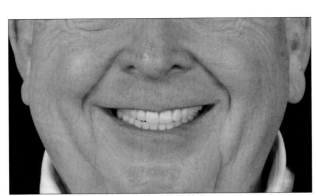

图39　患者在戴入最终修复体时的微笑像

在牙科技工室中将最终修复体在𬌗架上调𬌗，精修并抛光，然后送到临床医生进行试戴。患者确认了最终修复体的美学、发音和功能临床结果。以35N·cm的扭矩将下颌ICFDP固定到种植体上，再次使用棉球和单组分树脂（Fermit；Ivoclar Vivadent）封闭螺钉通道。患者接受家庭护理指导，并被安排每6个月定期进行一次维护预约（图39~图43）。

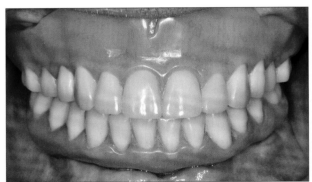

图40　治疗1年后，正中咬合（CO）时的上颌CRDP和下颌ICFDP（正面观）

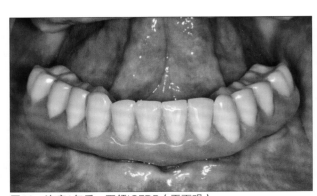

图41　治疗1年后，下颌ICFDP（正面观）

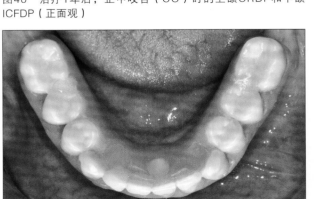

图42　治疗1年后，下颌ICFDP（𬌗面观）

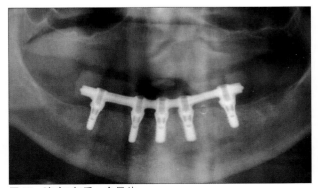

图43　治疗1年后，全景片

讨论

该病例报告了上颌5颗种植体CRDP和下颌ICFDP，用于治疗终末期牙列患者的部分数字化工作流程。在诊断和治疗计划阶段，使用CBCT容积数据来进行静态计算机辅助种植手术（sCAIS）的虚拟计划，并在立即植入和即刻负荷的种植体上生成CAD/CAM上颌临时CRDP和下颌临时ICFDP。采用CAD/CAM钛支架和自凝聚树脂完成下颌的ICFDP。

初步诊断记录采用CBCT成像（不需要常规的诊断印模和口内数字化扫描）。因此，DICOM容积数据集是在临时修复体的虚拟种植设计和CAD中使用的唯一数字诊断记录。

在虚拟种植设计中，放射数据视野（FoV）中的金属修复体会引起散射，影响DICOM数据的准确呈现。来自口内扫描或技工室诊断工作模型扫描的STL文件可以导入并与DICOM文件合并，以提供剩余牙和周围软组织的无散射表面轮廓（Mora等，2014）。合并后的文件将包含明确轮廓的软组织和牙齿，以帮助制订治疗计划以及随后制作光固化成形的诊断模型和牙支持式手术导板（Stapleton等，2014）。

患者只做过几个树脂充填，因此CBCT散射最小。剩余牙列与最终期望的咬合垂直距离以及颌间关系是相容的。骨支持的CAD/CAM手术导板是为sCAIS设计的，因此设计手术导板时不需要基线软组织和牙列的无散射表面轮廓。由于不需要常规的诊断性印模或口内数字化扫描，缩短了治疗时间，提高了整体治疗效率。

在CBCT成像过程中，临床医生将引导患者实现所需的咬合垂直距离（保留现有距离）和颌间关系（最大牙尖交错位）。

在虚拟种植设计中，从DICOM文件中分割余留牙齿，以验证患者是否具有预期的咬合位置。然后将分段的牙列作为计划的最终修复体设计的参考；根据该设置进行模拟去骨和种植计划。

已建议将ICFDP作为无牙颌患者的一种可预期的治疗方式。据报道，基于对患者报告结果的评估，即刻负荷、即刻修复可以提高患者满意度和患者自我感觉的舒适性、功能和美学效果（Dierens等，2009）。尤其是下颌ICFDP显示出10年内高达96%以上的种植体和修复体存活率（Papaspyridakos等，2014）。种植体存活率似乎不受CAD/CAM和传统制造修复体中采用的不同制作技术的影响（Kapos和Evans，2014）。

由于下颌ICFDP与上颌CRDP的对颌关系，大多数患者似乎对上颌CRDP的咀嚼功能和固位感到满意，只有少数患者报告有美学或发音问题（Davis等，2003；Wennerberg等，2001）。此外，无论患者的年龄或悬臂长度如何，下颌ICFDP螺钉相关并发症的可能性都较小（Purcell等，2015）。

在1年的随访中，没有观察到美学、技术工艺或机械方面的并发症。临床和影像学检查显示种植体周软组织和硬组织状况稳定。

致谢

治疗计划和手术程序

Dr. Ryan Lewis – Longmont, CO, USA

Dr. Jack Goldberg – Mexico City, Mexico

Dr. Bryan Harris – Louisville, KY, USA

本次临床病例的一部分先前发表在Charette（2016）上。本篇文章和照片的复制于2017年2月2日获得了《修复牙科杂志》编辑委员会的批准。

13.12　DSD引导下应用固定修复体修复无牙颌

N. Sesma, W. Polido

一位60岁的男性患者，被转诊到巴西圣保罗大学牙科学院口腔修复和种植牙科卓越中心（CEPI）进行种植治疗。病历、临床检查和X线片显示患者有美学和功能问题，多颗牙齿（16-11、21、22、24、25、37、45和48）存在牙周和牙髓问题（17和27）、种植体断裂（46）和咬合紊乱（图1和图2a）。患者报告说他正在接受心血管疾病的治疗。初诊时，牙周探查深度、出血指数和菌斑指数被记录在牙周评估表上（图2b），该表可在

www.periodontalchartonline.com （Department of Periodontology, University of Bern, Switzerland）上获取。

获取常规印模、咬合记录、全景片、照片、视频、口内扫描和模型扫描，以及锥束计算机断层扫描（CBCT），为治疗计划提供数据。在咨询了其他学科的专家后，向患者提出了不同的治疗方案，并制订了以下治疗方案：

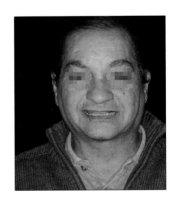

图1　治疗前，面部观察

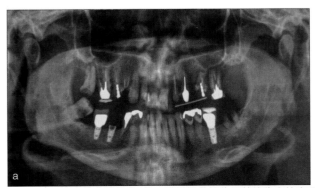

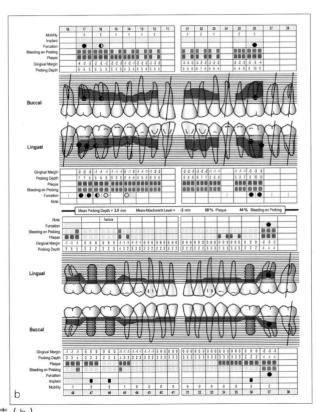

图2a，b　治疗前全景片（a）。牙周及种植体周基线临床检查图表（b）

- **阶段1——预备治疗**。基础牙周治疗，拔除除上颌双侧尖牙以外的所有上颌牙齿，并提供上颌过渡可摘局部义齿。拔除下颌左侧第二磨牙、下颌右侧第二前磨牙、下颌右侧第三磨牙并取出折断的种植体下颌右侧第一磨牙。
- **阶段2——种植计划和手术**。拔牙6个月后：种植计划，拔除上颌双侧尖牙，数字化技术支持的不翻瓣种植体植入，以及戴入即刻负荷的临时全口螺钉固定修复体。
- **阶段3——最后修复**。临时修复体负荷10个月后：计算机辅助设计与计算机制造（CAD/CAM）上颌混合型全口固定修复体。

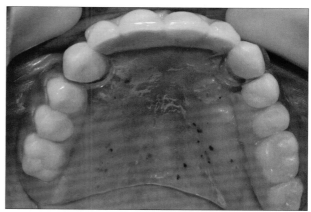

图3　过渡可摘局部义齿（𬌗面观）

阶段 1——预备治疗

临床记录咬合垂直距离（VDO）和正中关系（CR），并将模型固定在半可调𬌗架上。根据计划，保留了牙齿上颌双侧尖牙以支持手术导板，它们的拔除计划在种植手术当天进行。拔除上颌右侧第一磨牙－上颌右侧侧切牙、上颌左侧中切牙、上颌左侧侧切牙、上颌左侧第二前磨牙和上颌左侧第一磨牙后，立即安装上颌可摘局部义齿，以重建

VDO、前牙引导和𬌗平面（图3）。拔除了下颌左侧第二磨牙、下颌右侧第二前磨牙和下颌右侧第三磨牙；取出了断裂的种植体下颌右侧第一磨牙。我们决定将下颌左侧第一磨牙和下颌右侧第二磨牙的种植体与牙冠保留，尽管有边缘性的骨吸收，因为它们有骨结合，临床上可以接受。

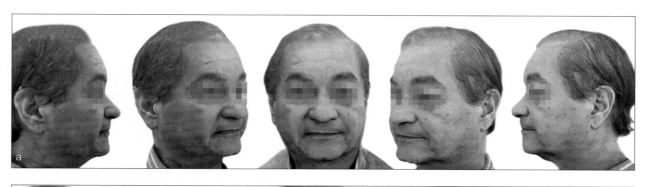

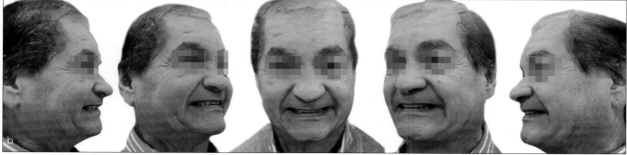

图4a，b　静止面部的3D数字文件（a），勉强欢笑（b）

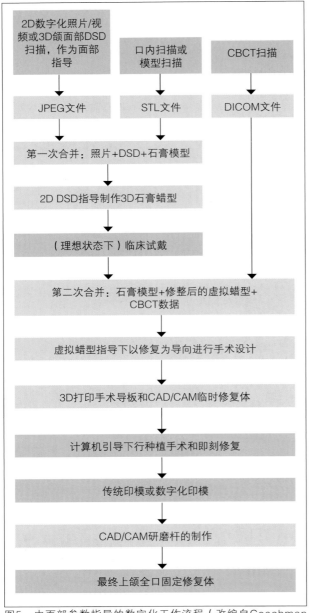

阶段2——种植计划和手术

在准备阶段6个月后，数字临床信息被转移到软件程序（Nemo Smile Design；Nemotec, Madrid, Spain）中。其中包括从智能手机视频导出的数字化照片和屏幕截图、扫描模型的IOS（STL）文件，以及转换为3D STL文件（Remake；Autodesk, San Rafael, USA）（图4a，b）和CBCT扫描（DICOM）文件的口外照片。

建议的数字化工作流程的起点是由面部参数（例如，面部中线、双瞳连线、微笑曲线和微笑高度）指导的数字微笑设计（DSD）（图5）。使用和不使用唇钩拍摄面部正面照片，使相机和患者头部保持静止，以得到相同距离、角度和变形程度的照片。使用Nemo微笑设计软件（Nemotec）对照片进行调整和合并。在微笑的照片上画有面部参考线，并使用唇钩转移到照片上。这些面部参考线指导了2D微笑设计和3D虚拟蜡型（图6和图7）。将扫描的模型叠加在DSD上便于制作蜡型，校正𬌗平面并使牙齿的位置与面部和微笑相协调（图8～图10）。虽然DSD受到摄影过程和2D至3D文件叠加的固有限制，但它是一种有用的设计工具，可帮助做决策，并改善诊断模拟画面，并促进专业人员和患者之间的宣教与沟通。

图5 由面部参数指导的数字化工作流程（改编自Coachman等，2017）。临床就诊用粉红色显示

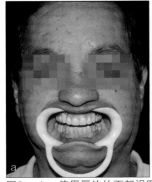
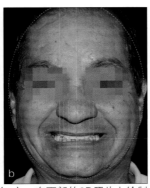

图6a，b 使用唇钩的面部视图（a）。在面部的2D照片上绘制面部参考线以创建微笑框（b）

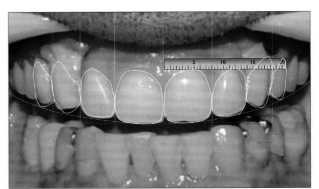

图7 根据从微笑照片到牵拉唇部照片的面部参考线生成2D数字微笑设计

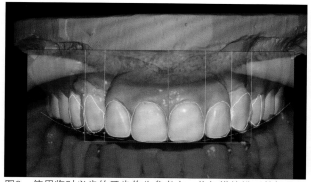

图8 使用临时义齿的牙齿作为参考点，将扫描的模型数据叠加在2D数字微笑设计上

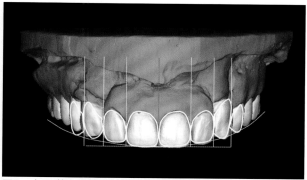

图9 由2D数字微笑设计指导的3D虚拟蜡型扫描模型

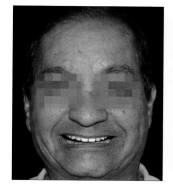

图10 在植入种植体之前，重叠数字化蜡型和面部照片进行数字美学评估

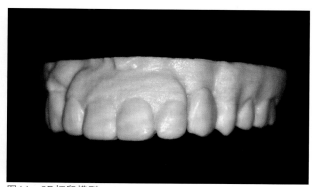

图11 3D打印模型

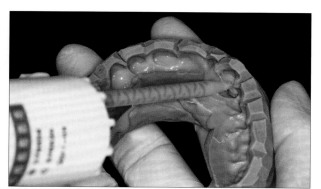

图12 硅橡胶导板和Protemp 4双丙烯基复合树脂（3M Espe, Maplewood, MN, USA）用于诊断性预览

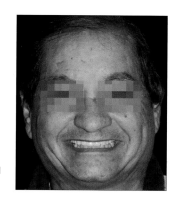

图13 试验修复体与面部和谐

　　将上颌数字化蜡型导出为STL文件进行3D打印。制备了硅橡胶倒模，用于制作试验修复体（图11~图13）。这一临床步骤对美学评估非常有用；然而，这一步骤并不总是可行的（特别是在过敏性皮疹或牙齿排列角度异常的患者中），因为在这种情况下，硅橡胶导板不能正确地匹配剩余的牙齿。

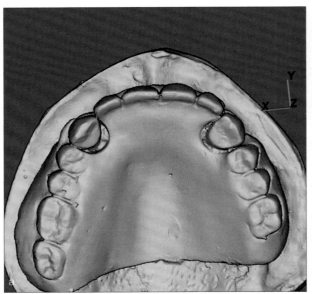

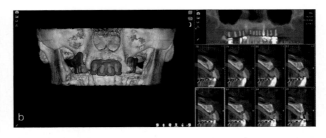

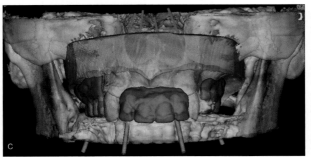

图14a~c　扫描模型的STL（a）。合并解剖（CBCT）和修复体数据（放射线诊断模板）（b）。CBCT和虚拟模型数据的叠加（c）

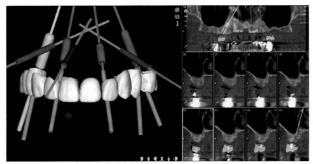

图15　以修复为导向的手术计划

　　一旦患者接受了试验修复体，手术步骤就计划好了。

　　在临时义齿就位时进行印模，并在技工室扫描仪中（7Series；Dental Wings, Montreal, Canada）扫描所得到的模型（图14a）。临时义齿也被用作放射线诊断模板，使用阻射的复合树脂填充义齿。使用双扫描技术进行CBCT扫描：患者在第一次扫描中使用放射线诊断模板进行扫描，在第二次扫描中进行口外放射线诊断模板扫描（图14b）。阻射的基准标记作为数据匹配的参考。使用Nemo Smile Design-DSD软件（Nemo Smile Design；Nemotec），将数据叠加，将模型与虚拟蜡型和CBCT数据合并，并将义齿作为参考点，从而允许以修复为导向的种植体位置设计（图14c和图15）。使用计算机引导的不翻瓣种植手术（Bone Level；Institut Straumann AG, Basel, Switzerland），种植计划提供了4颗种植体的植入，其中两颗在前牙区按轴向植入，两颗远中倾斜的种植体在后牙区植入（Straumann Pro-Arch protocol）。

根据这个计划，在CAD软件包（Nemo Smile Design；Nemotec）中设计了两个手术导板和一个临时义齿（图16a～c）。手术导板是3D打印制作的（Digital Wax；DWS Systems, Vicenza, Italy），CAD/CAM临时义齿是从3D虚拟蜡型（Ceramill Motion2；Amann Girrbach, Pforzheim, Germany）中铣削出来的，所有这些都带有用于在预定位置上的引导锚固钉的套筒（图17）。

在局部麻醉下，在剩余的上颌牙齿上放置第一个牙支持式导板（图18）。该导板用于确保引导锚固钉的位置，以便用于种植体植入的第二个导板（在拔牙后使用）和修复体本身将使用与这些销所指示的相同的位置参考。

拔除上颌双侧尖牙（图19），并根据引导锚固钉来定位黏膜支持式手术导板。在前牙区植入2颗骨水平的种植体（Bone Level RC，4.1mm×8mm；Institut Straumann AG, Basel, Switzerland），另外使用一种不翻瓣入路在上颌骨的后部放置2颗骨水平的种植体（图20）。所有的种植体都表现出很高的植入扭矩和足够的初始稳定性，因此即刻修复是可能的。

在35N·cm的扭矩下，将螺钉固位的基台（SRA；Institut Straumann AG）固定在种植体上。用引导锚固钉将临时修复体固定在口腔中，用自凝丙烯酸树脂将临时钛柱连接到修复体上。

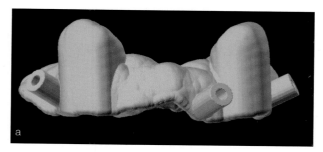

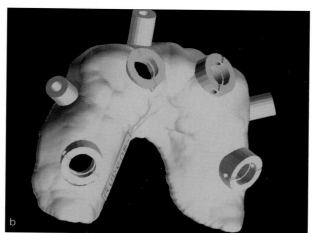

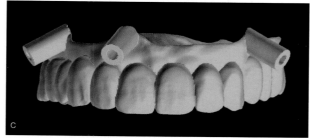

图16a～c 牙支持式手术导板STL图像（a）。黏膜支持式手术导板的STL图像（b）。临时修复体的STL图像（c）

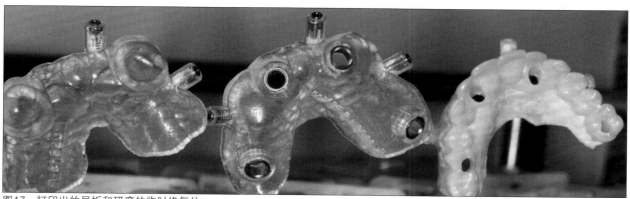

图17 打印出的导板和研磨的临时修复体

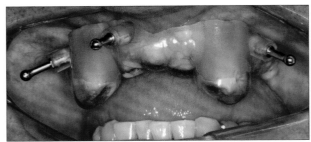

图18 用于确定引导销固钉位置的牙支持式导板

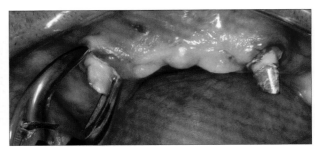

图19 拔除上颌双侧尖牙

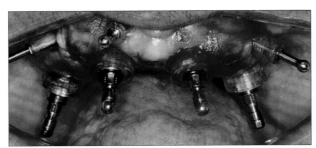

图20 引导不翻瓣种植体植入

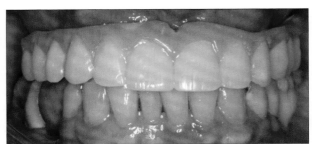

图21 CAD/CAM临时上颌固定修复体（正面观）

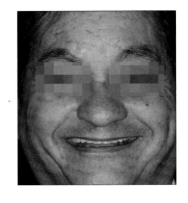

图22 术后的面部视图

将引导锚固钉与义齿中相应的导向套一起去除。检查和调整咬合，以15N·cm的扭矩将修复体拧紧到位之前，对修复体进行抛光（图21）。用聚四氟乙烯胶带和复合树脂封闭螺钉通道，并给予术后指导。临床和放射学影像术后评估（图22～图24）是在10个月内进行的，直到制作出来最终的修复体。

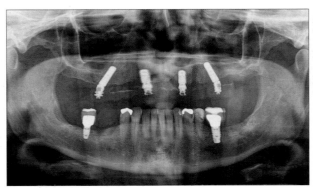

图23 术后X线片

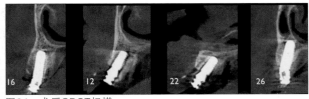

图24 术后CBCT扫描

阶段3——最后修复

在下颌骨，两颗骨水平种植体（Bone Level NC，3.3mm×10mm；Institut Straumann AG）在计算机辅助计划后以常规方式植入在下颌右侧第二前磨牙和下颌右侧第一磨牙（图25）。

下颌种植体植入2个月后，将扫描杆插入种植体（Scan Body；Institut Straumann, AG）使用口内扫描仪（Straumann CARES/Dental Wings；Institut Straumann AG）进行种植体水平的数字化印模。

使用生成的STL文件，对各个牙冠进行数字化设计。一体式氧化锆冠（Prettau；Zirkonzahn, Gais, Italy）由CAM制作，粘接到Variobase基台上，然后螺丝固定到种植体上（图26a，b）。

上颌修复采用常规基台水平印模，种植后10个月制作工作模型。在口内测试和调整了一种试戴蜡型。硅橡胶导板用来评估杆的可用空间（图27a～e）。

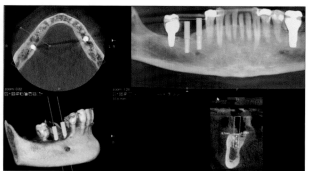

图25　软件辅助下的下颌种植体的手术计划

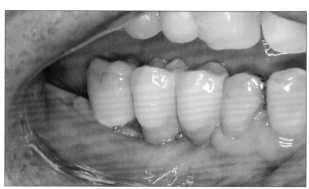

图26a　氧化锆牙冠粘在Variobase基台上，螺丝固定在种植体上

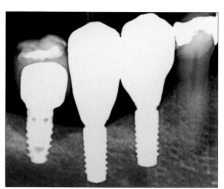

图26b　根尖放射线片

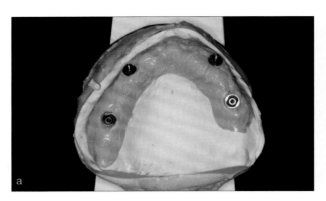

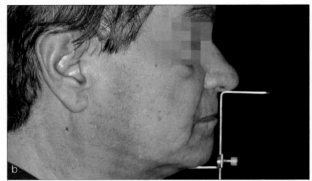

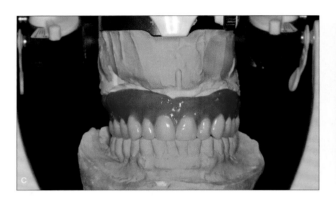

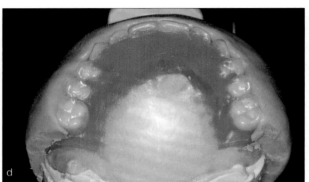

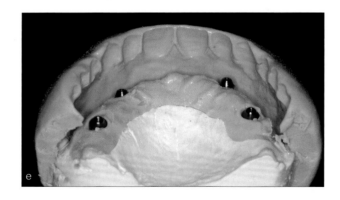

图27a～e 工作模型（a）。临床VDO测量（b）。试戴蜡型（c）。硅橡胶导板（d）。检查杆的空间（e）

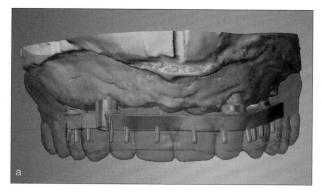

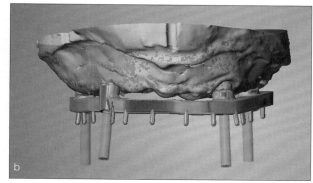

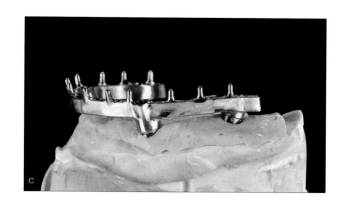

图28a~c　数字化模型（a）。钛杆的CAD（b）。钛杆（c）

用口外技工扫描仪（7Series, Dental Wings, Montreal, Canada）扫描上颌工作模型，制作CAD/CAM铣削钛杆（Straumann Milling Center, Curitiba, Brazil）（图28a~c）。

最后对钛杆上的牙齿进行蜡型试戴，并在技工室进行义齿加工。安装最终的混合型上颌全口固定修复体（图29a~d）。评估正中和侧方咬合接触，以获得均匀分布在整个牙弓上的咬合接触。用聚四氟乙烯胶带和复合树脂密封螺钉通道。与黏膜的微突接触面便于牙线的使用。颊侧翼的伸展正好可以防止漏气和发音困难，而不会影响在家中保持良好的口腔卫生（图29e）。

复查时，可以观察到一些种植体周缘骨吸收，特别是在倾斜种植体的远中，这可能是由于没有金属支架的加固，患者是在使用临时修复体时咬合力分布不充分造成的。患者接受正确的口腔卫生维护指导，并每3个月进行一次临床随访，为期1年。

没有观察到明显的额外骨吸收或临床并发症（图30a~d）。在1年的随访中记录种植体周和牙周指数（图31）。

讨论

牙齿、唇部和面部之间的完美和谐是每一个修复治疗的目标，无论是在传统工作流程中还是在数字化工作流程中都是如此。在前牙修复和全口修复中，治疗计划必须以面部外形为导向，以获得足够的美学和功能效果（Spear和Kokich，2007；Calamia等，2011；Giannuzzi和Motlagh，2015）。

当全口或前牙部分缺失患者修复时，一个巨大的挑战是将面部与最终工作模型联系起来，并制作与面部和谐的蜡型。在数字化工作流程中，挑战仍然是一样的，但现在需要将这些面部参数传输到设计软件中的虚拟模型上。复杂的修复通常与失衡的美学和咬合状况有关，这些情况表现出不可靠的咬合参数，并需要纠正。

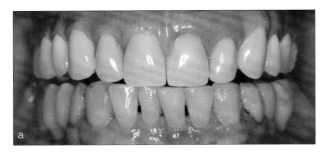

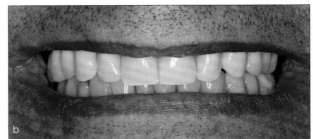

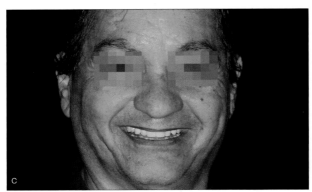

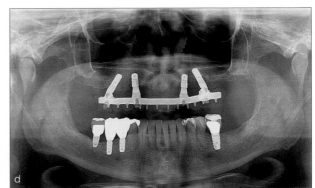

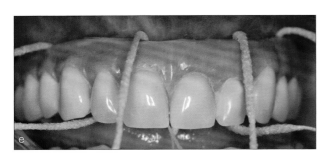

图29a~e 最终的修复。口内观（a）。微笑像（b）。面部视图（c）。放射照片（d）。在家中维持口腔卫生（e）

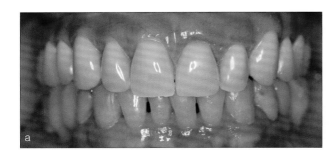

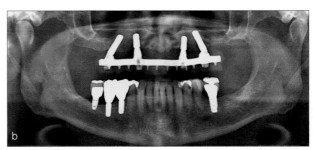

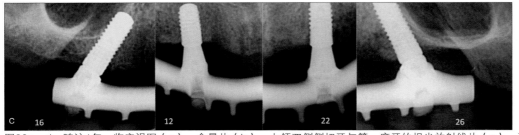

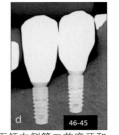

图30a~d 随访1年。临床视图（a）。全景片（b）。上颌双侧侧切牙与第一磨牙的根尖放射线片（c）。下颌右侧第二前磨牙和第一磨牙的根尖放射线片（d）

这种情况的例子可能包括需要拔除所余留牙齿的牙列缺损患者。这是一个具有挑战性的情况，因为只要受损的牙齿还没有拔除，对新修复体的牙齿进行临床评估可能会很困难，甚至是不可能的。在拔牙之前，使用数字资源可能是将来可视化排牙唯一方式。这种虚拟蜡型必须由面部参数指导，并且必须与微笑协调一致，因此使用面部参数法进行设计（Coachman等，2017）。

不同的学者已经报道了不同的临床、外科和修复解决方案，这些解决方案都是由数字化技术辅助的（Stapleton等，2014；Lanis等，2015a；Lewis等，2015；Arunyanak等，2016；Charette等，2016）。3D面部扫描已成功集成到CAD/CAM工作流程中，用于部分和全口修复（Joda和Gallucci，2015；Harris等，2017；Hassan等，2017）以及美学修复（Lin等，2017）。最近的一份共识声明（Hämmerle等，2015）建议：

- 由于引导手术可能会增加不翻瓣手术的精确度，它可能会对老年患者和医疗条件不佳的个人治疗发挥影响。
- 数字化技术可以提供技术、临床和程序方面的优势。
- 只要有可能，多个与患者相关的数据集（例如CBCT、口内和技工室扫描、种植体和修复体的虚拟计划）应该理想地整合在一起，以最大限度地发挥它们的协同诊断价值。

数字治疗模式的进一步科学验证和大规模临床研究，仍然需要理解这项颇有前途的技术对改进成熟完善的传统程序的影响（Joda等，2017a）。

提出的病例的治疗计划包括不同临床阶段的数字和传统工作流程，寻求利用各自的好处。

与传统工作流程一样，记录全面的病历、临床检查、遵循生物学原理以及对相关美学和功能参数的透彻了解，仍然是数字化工作流程成功的关键。

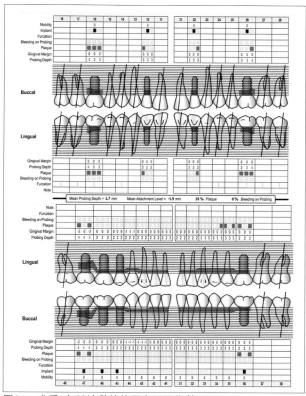

图31　术后1年随访种植体周和牙周指数

致谢

种植计划

Dr. Christian Coachman, Francis Coachman, and Guillermo Manzano － DSD Planning Center, Madrid, Spain

手术程序

Dr. Claudia Riquelme, Fabio Luiz Munhoz, and Tiago Rebelo da Costa‑School of Dentistry, University of São Paulo, São Paulo, Brazil

修复程序

Dr. Dalva Cruz Laganá, Yolanda Natali Raico‑Gallardo, Rosely Cordon, and Nataly Zambrana‑School of Dentistry, University of São Paulo, São Paulo, Brazil

技工室程序

Straumann Group Digital Center － Curitiba, Brazil Schayder Dental Studio － São Paulo, Brazil

13.13 游离带血管腓骨段移植加全口固定修复体修复颌面部缺损

G. Raghoebar, R. Schepers, A. Vissink, M. Witjes

一位43岁的男性患者，被转诊到荷兰格罗宁根大学医学中心口腔颌面外科进行上颌骨二次重建。12年前，他由于上颌骨肉瘤，曾在别处进行过半颌切除术。采用旋髂深动脉皮瓣和前臂桡侧皮瓣修复缺损。然后，患者用牙支持式修复体进行了康复。

患者转诊到我科是因为保留的3颗上颌磨牙由于牙周病和超负荷而变得松动，预后很差（图1和图2）。患者主诉上颌义齿缺乏固位力和稳定性。他身体状况良好，没有定期服药，也不吸烟。他接受了游离血管化骨瓣和种植体支持式上颌覆盖义齿的重建，并给予了书面知情同意。

建议的治疗分为4个阶段。阶段1：包括所需重建的腓骨切除和种植体植入位置的3D虚拟设计。阶段2：包括对腓骨瓣进行预制并通过手术导板植入种植体、数字化种植体印模，以及在种植体周围植皮。阶段3：制作种植体支持式上颌覆盖义齿和腓骨手术导板。阶段4：采用游离的血管化腓骨瓣修复上颌骨缺损，并在上颌适当的咬合位置进行覆盖义齿修复。

阶段1：虚拟计划

3D虚拟治疗计划开始于对患者戴义齿（i-CAT；Imaging Sciences International, Hatfield, PA. USA）的颌面部进行锥束计算机断层扫描（CBCT）。还获得了下肢的高分辨率CT血管造影扫描（Somatom Definition Dual Source；Siemens Healthineers, Forchheim, Germany）。另作下肢数字减影血管造影（DSA），准直0.6 mm，核厚30f（中等光滑）。所有图像均以未压缩的DICOM格式存储。颌面部和腓骨的扫描被导入ProPlan CMF 1.3（Synthes, Solothurn, Switzerland；and Materialise, Leuven, Belgium）中，计划在虚拟环境中重建颌骨缺损。建立颌骨缺损和腓骨的3D模型，对腓骨进行虚拟切割，并计划与缺损相吻合。

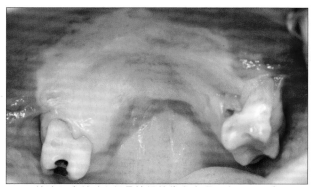

图1 转诊至我科时上颌骨缺损的临床表现。由于牙周病，3颗余留牙都是松动的，并表现出牙龈退缩

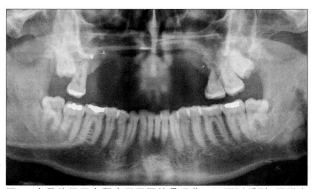

图2 全景片显示余留磨牙周围的骨吸收。还可以看到2颗阻生的磨牙

为了计划对颌牙列和种植体，将虚拟重建文件转换为Simplant Pro 2011（Materalise）。采用CBCT（120kV、5mA、0.3体素大小）分别扫描对颌义齿，并将其作为3D对象导入设计文件。为了创建最佳的排牙，使用义齿作为模型，将虚拟牙齿放置在适当咬合的对颌牙列设置上。在最佳位置计划虚拟种植体（Nobel Speedy，直径4.0mm，长度10~13mm；Nobel Biocare，Göteborg，Sweden）以支持虚拟对颌牙列，创建了腓骨移植和种植体的整体重建计划（图3a）。一个多学科小组（颌面外科医生、整形外科医生、颌面修复医生）判断重建计划在临床上是可行的。在多学科团队的所有成员都同意之后，该文件被转换为ProPlan CMF 1.3以设计导板。

种植体被分配到适当的腓骨节段，并在虚拟切割之前数字化地重新定位到其原始位置（图3b）。此步骤可使预切腓骨中的种植体位置处于最佳计划位置，以实现切割后最佳的义齿固位力。在原始腓骨上，利用3-matic 7.0（Materalise）设计了一套导向钻装置，方便了腓骨内种植体的导向钻和导向攻丝（Nobel guide；Nobel Biocare）。最后，用聚酰胺进行3D打印种植体植入的手术导板，并用伽马射线消毒以供术中使用（图4）。

阶段2： 预制腓骨

在第一步手术中，将种植体植入腓骨，并用皮片覆盖（图4~图8）。首先，掀开腓骨前平面。修剪在计划阶段已经注意到的锋利边缘，以创造一个平坦的表面用于种植，它具有足够的骨外缘厚度。在修整完腓骨顶部后，用微型螺钉（KLS Martin，Tuttlingen，Germany）将手术导板定位并固定在外露的腓骨上（图4）。根据制造商的建议，手术导板包含金属圆柱体，以容纳不同直径的可拆卸套筒，这些套筒的直径与种植位点骨预备的钻针直径相匹配。钻孔后，取出手术导板，对植入部位进行螺丝攻丝。在最小扭矩为35N·cm的情况下植入了6颗种植体（图5）。接下来，使用Lava椅边口内扫描仪C.O.S（3M ESPE，St. Paul，MI，USA）对带扫描基台（Dentsply Sirona，York，PA，USA）的种植体进行行术中光学扫描，以记录准确的位置和角度（图6）。为了检查口内扫描是否足够准确，以制

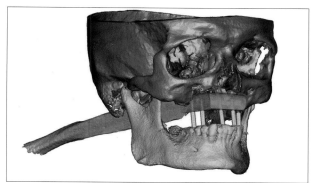

图3a 利用分段腓骨和种植体虚拟重建上颌骨缺损

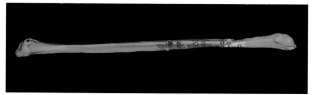

图3b 种植体被分配到适当的腓骨节段，并在虚拟切割之前以数字化地重新定位到其原始位置

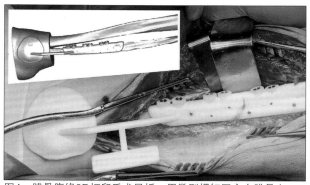

图4 腓骨腹缘3D打印手术导板，用微型螺钉固定在腓骨上

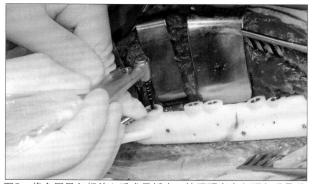

图5 将金属导向杆放入手术导板中，按照预定方向预备腓骨种植位点

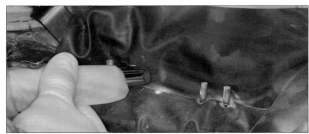

图6 术中对腓骨内的种植体和扫描基台进行光学扫描

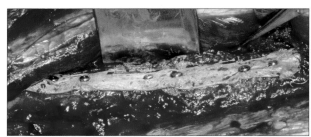

图7 在腓骨植入种植体的区域顶部进行中厚皮片移植

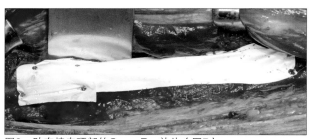

图8 贴在植皮顶部的Gore-Tex补片（图7）

造钛杆，并作为预防失败措施，还通过使用印模帽和传统的软聚醚印模材（Impregum, 3M ESPE）来记录种植体的位置。用中厚皮片覆盖植入的种植体的腓骨（图7），皮片被匹配的Gore-Tex补片覆盖（W.L. Gore and Associates, Flagstaff, AZ, USA）（图8）。创口一期闭合后，种植体和裂开的皮片留待6周愈合时间。

阶段3：上颌覆盖义齿的制作及腓骨手术导板

将扫描基台和最终种植体位置的光学扫描导入ProPlan CMF 1.3软件，并与原始腓骨重建计划进行手动匹配。这样，就创建了一个叠加的融合模型，显示了种植体的准确位置。在用腓骨中的真实种植体位置更新虚拟3D平面后（图9），上颌覆盖义齿的固位杆被虚拟地设计在种植体上（图10）。将设计杆转换为STL文件格式，并由钛切削制成（图11）。

一个3D设计的片状结构将种植体的位置转移到患者的对颌牙列（图12）。这个片状结构代表了重建后修复体占据的空间；因此，可以打印片状结构并用作模型定位器（图13）。为了将数字化设计转换为工作模型以用于传统义齿制造，片状结构也是必需的（图14）。

腓骨手术导板根据（调整后的）虚拟治疗计划执行并打印，使用伽马射线进行灭菌。

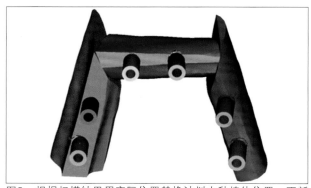

图9 根据扫描结果用实际位置替换计划内种植体位置，更新3D计划

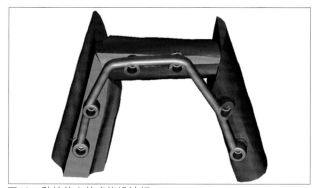

图10 种植体上的虚拟设计杆

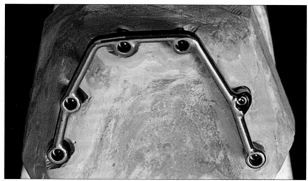

图11 设计杆转换为STL文件格式，并由钛铣削制成

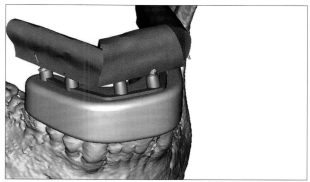

图12 片状结构在下颌牙列顶部放置定位支撑重建上颌骨的3D模型

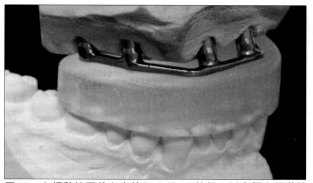

图13 上颌种植覆盖义齿的CAD/CAM钛杆，以方便上颌种植覆盖义齿的制作

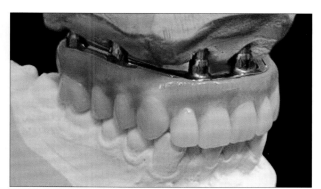

图14 上颌种植覆盖义齿的制作

阶段4： 上颌骨缺损的外科修复

第二步手术计划在预制程序至少6周后进行，以便让种植体有时间进行骨结合。带种植体的腓骨暴露，而腓骨的血管供应保持完好（图15）。手术导板固定在种植体上（图16），截骨术由手术导板（Aesculap microspeed uni；Aesculap, Center Valley, PA, USA）中的套筒引导，使用带有35mm锯片的来复锯进行。截骨后，取下手术导板，将上部结构的螺丝固定到种植体上（图17），用夹子将义齿固定在横杆上（图18）。到目前为止，移植物的血液循环保持完好，以最大限度地减少皮瓣缺血的持续时间。

一旦上颌骨缺损暴露，就开始松解制作游离腓骨移植物（图19）。为了确保移植物在口内缺损中的高度精确匹配，根据计划的结果和手术导板，依据需要塑形口内缺损边缘（图20）。在准备好受区后，将腓骨移植到上颌骨缺损中。植骨由咬合定位夹板引导，用接骨板和单皮质螺钉（KLS Martin）固定。在杆上放置种植体支持式上颌覆盖义齿（图21）。

最后将腓动、静脉与颈部血管连接，将腓骨移植皮片缝合于口腔黏膜。患者在11天后出院了。

临床和影像学随访显示种植体周软硬组织状况稳定（图22～图24）。患者对种植义齿提供的美学效果和功能感到满意。患者被转回转诊科室进行随访和专业维护。

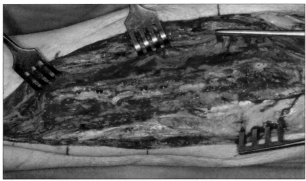

图15 暴露在腓骨的种植体

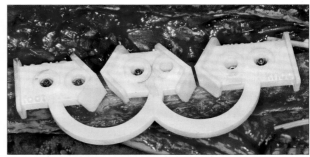

图16 计划好的腓骨手术导板固定在种植体上

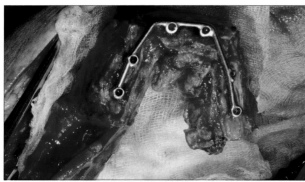

图17 钛杆固定在截骨腓骨内的种植体上

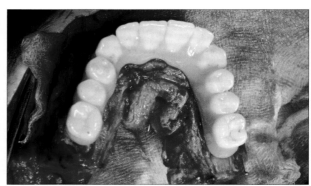

图18 用夹子把义齿固定在杆上

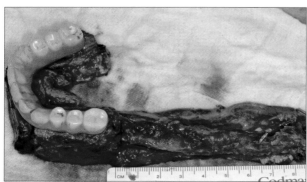

图19 带修复体的腓骨作为游离移植物抬起

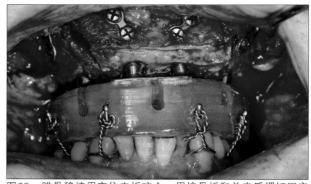

图20 腓骨移植用定位夹板咬合，用接骨板和单皮质螺钉固定在剩余的上颌骨上

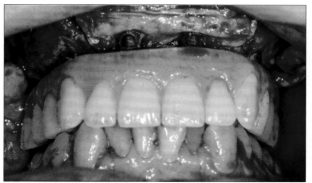

图21 放在横杆上的种植体支持式上颌覆盖义齿

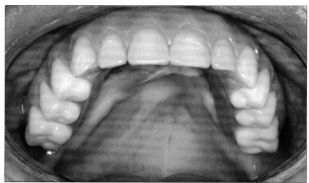

图22 上颌种植覆盖义齿的临床观察（术后1年）

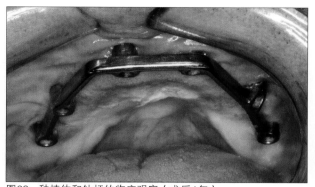

图23 种植体和钛杆的临床观察（术后1年）

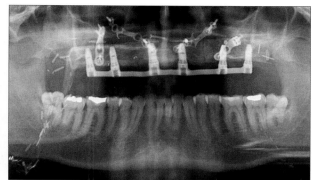

图24 显示微型板、种植体和固位杆的全景片（术后1年）

讨论

数字计划和3D打印虚拟地计划和执行预制腓骨移植物以及牙种植体重建颌面部缺损是一种准确的方法。它根据预制的上部结构（义齿或桥）咬合情况来指导移植物在缺损部位的定位，以达到良好的临床效果。使用预先构建的骨移植进行上颌骨缺损的二次重建，意味着患者必须愿意接受至少两次的手术。

3D计划在预先构建的腓骨重建中的主要优势包括对受区骨缺损的解剖学观察，首选的腓骨切割和设计选择，以及口腔咬合的修复。从咬合开始计划可以实现骨瓣的最佳植入位置，确保种植体植入和修复体修复不会因不正确的种植体或骨定位而受到影响（Rohner等，2003）。

模拟预制病例所需的大部分费力的步骤可以通过3D计划来克服；另一个好处是使用3D打印的腓骨移植物设计结果模型。因此，可以在从下肢获取移植物之前准备好受体部位，这可以缩短缺血持续时间，并保护蒂部不会因为移植物在从供区到缺损受区的操作途中受损。此外，在第一个手术步骤中使用分体皮片在种植体周形成稳定的软组织层有助于获得良好的种植体周健康。

综上所述，对于复杂的重建，结合3D打印手术指南的3D虚拟计划可能会发展成为标准的程序和治疗方法。

致谢

修复体手术

Dr. H. Reintsema – Department of Oral and Maxillofacial

Surgery, University Hospital Groningen, Netherlands

技工室程序

Gerrit van Dijk – Groningen, Netherlands

14 技术和临床建议

C. Evans, G. O. Gallucci, A. Tahmaseb

当考虑将数字化工作流程引入牙科实践时，重要的是要认识到，在临床环境中实现数字化技术将会有一个学习曲线。这条学习曲线涉及技术和临床两个方面。

此外，该领域的技术发展和进步日新月异，对于任何使用数字化工作流程的临床医生来说，致力于软件和硬件升级都将是必不可少的。

技术要点

学习曲线的技术方面与对构成数字化工作流程的不同元素的理解相关，包括为给定的临床情况选择适当的工作流程。选择"开放"或"封闭"的工作流程将确定相关设备、它们的文件格式和可用的软件包。所有利益相关者必须能够共享和可视化虚拟治疗信息，才能充分参与工作流程。数字化工作流程的所有组件必须是软件和硬件兼容的，才能使治疗小组成员访问这些文件。

现在有一些材料、组件和技工室工作流程只有在数字化技术的帮助下才能完成。因此，在选择数字化工作流程的技术时，临床医生必须考虑每个技术组件的优缺点。

数字化印模的理想特征：

- 能够将任何数字化印模文件导出到任何软件包（开放系统）。
- 能够在长跨度内准确捕捉牙齿硬组织和软组织。
- 一根口内扫描探头，足够小，可以接触到口腔的所有区域。
- 获取时间短，能够在潮湿环境中捕获要素。
- 捕捉真彩色的能力。
- 便携性。

CBCT的理想特征：

- 能够将患者的辐射暴露降至最低，这与ALARA的理念一致：
  - 视野的可变性。
  - 与ALARA一致的低曝光模式。
  - 优化的扫描模式。
- 补偿患者运动以减少运动伪影的工具。
- 产生高分辨率图像的最佳像素大小。
- 优化重建软件。

设计软件的理想特征：

- 开放软件系统。
- 轻松的分段功能，允许手动修改。
- 精确的文件匹配功能，具有精细对齐选项。
- 能与CAD/CAM软件沟通。
- 综合牙齿形态数据库。
- 能够导入多个可见图层。
- 综合种植体/基台文库。
- 能够导出手术治疗计划。
- 能够设计和导出手术导板的文件。
- 允许基于设计的植入位置完成虚拟修复体的能力。

CAD/CAM软件的理想特征：

- 开放软件系统。
- 能够与设计软件沟通。
- 丰富的牙齿形态数据库，可完全个性化以供临床使用。
- 能够从台式扫描仪或口腔内扫描仪接收表面扫描文件。
- 能够集成面部扫描。
- 能够以真实色彩融合性设计微笑。
- 为所有类型的种植体修复体提供无限的设计能力，从单冠到复杂的固定和可摘全口义齿解决方案，应有尽有。
- 一种用于设计和制造3D打印模型的建模器。
- 用于咬合分析和设计的虚拟发音工具。
- 庞大的修复体组件数据库。
- 能够导出制造文件。

临床注意事项

数字化技术及其临床应用需要了解当这样的工作流程以最佳方式工作时可以实现的临床益处。

使用数字化工作流程的一个更明显的优势是有可能获得非常详细的术前信息。这些信息不再是静态的，而是允许病例的3D动态可视化。此外，它还允许我们在实际临床干预之前在虚拟环境中预览预期的治疗计划。

无论现场还是远程，让临床和技术团队成员在一个虚拟协作环境中互动交流并将详细的数字信息可视化，这一点可以为患者护理带来许多好处。计划最终结果、预测风险和管理潜在并发症的多学科互动，以及将治疗计划准确转移到临床情况的能力，可能会减少总体治疗时间和成本，提供可预测的临床结果。

但这项技术也存在一些固有的局限性。了解这些局限性以及如何管理局限性将降低错误的风险，从而获得数字化工作流程的最佳效果。此外，在撰写本书时，仍需要传统的模拟技术流程，特别是在完成高度美观的修复时。随着时间的推移，材料领域的未来发展可能会改变这一点。

除了上述技术和软件方面的改进外，很明显，使用的临床硬件还将不断改进。已经实现的进步包括更稳定和更精确地安装钻针导板，消除了工具手柄或连续引导套环之间的差异，从而防止误差倍增，并提供钻针预备的系列化和本地化的方法。

数字化技术已经是现代医学的一部分，特别是牙科的一部分，它们正变得与我们的日常实践密不可分。

正如这本书从头到尾所展示的那样，数字化种植牙科技术正在重塑种植牙科行业。

15 参考文献

References have been listed in the order of (1) the first or only author's last name and (2) the year of publication. Identical short references are distinguished in the text by lowercase letters, which if used are given in parentheses at the end of the respective entry in this list of references.

Starting with this Volume 11 of the ITI Treatment Guide, Digital Object Identifier (DOI) names have been added to the individual references wherever they were available with reasonable effort, to allow readers to check the respective references quickly. For more information, refer to https://www.doi.org.

When entering a DOI name in the search field on that site, make sure not to enter the leading "doi:" or the trailing period. You may also access a reference by pointing your browser to https://doi.org/‹DOI name›, where ‹DOI name› should be replaced with the actual DOI name without the leading "doi:" or the trailing period (e.g., "10.1000/ xyz123").

Abdulmakeed AA, Lim KG, Narhi TO, Cooper LF. Complete-arch implant supported monolithic zirconia fixed dental prostheses: A systematic review. J Prosthet Dent. **2016** Jun; 115(6): 672 – 677.e1. doi: 10.1016/j.prosdent.2015.08.025. Epub 2016 Jan 23.

Abduo J, Lyons K, Bennani V, Waddell N, Swain M. Fit of screw retained fixed implant frameworks fabricated by different methods: a systematic review. Int J Prosthodont. **2011** May – Jun; 24(3): 207 – 220.

Abduo J, Lyons K. Rationale for the use of CAD-CAM technology in implant prosthodontics. Int J Dent. **2013**; 2013:768121. doi: 10.1155/2013/768121. Epub 2013 Apr 16.

Abduo J. Fit of CAD/CAM implant frameworks: a comprehensive review. J Oral Implantol. **2014** Dec; 40(6): 758 – 766. doi: 10.1563/AAID-JOI-D-12-00117.

Abrahamsson I, Berglundh T, Glantz PO, Lindhe J. The mucosal attachment at different abutments. An experimental study in dogs. J Clin Periodontol. **1998** Sep; 25(9): 721 – 727.

Abrahamsson I, Cardaropoli G. Peri-implant hard and soft tissue integration to dental implants made of titanium and gold. Clin Oral Implants Res. **2007** Jun; 18(3): 269 – 274. Epub 2007 Feb 13.

[Academy of Prosthodontics, The]. The Glossary of Prosthodontic Terms; Ninth Edition (GPT9). J Prosthet Dent. **2017** May; 117(5S): e1 – e105. doi: 10.1016/j.prosdent.2016.12.001.

Aghaloo TL, Moy PK: Which hard tissue augmentation techniques are the most successful in furnishing bony support for implant placement? Int J Oral Maxillofac Implants. **2007**; 22 Suppl: 49 – 70. Review. Erratum in: Int J Oral Maxillofac Implants. 2008 Jan – Feb; 23(1): 56.

Ahlers MO, Bernhardt O, Jakstat HA, Kordaß B, Türp JC, Schindler HJ, Hugger A. Motion analysis of the mandible: guidelines for standardized analysis of computer-assisted recording of condylar movements. Int J Comput Dent. **2015**; 18(3): 201 – 223.

Ahmadi RS, Sayar F, Rakhshan V, Iranpour B, Jahanbani J, Toumaj A, Akhoondi N. Clinical and histomorphometric assessment of lateral alveolar ridge augmentation using a corticocancellous freeze-dried allograft bone block. J Oral Implantol. **2017** Jun; 43(3): 202 – 210. doi: 10.1563/aaid-joi-D-16-00042. Epub 2017 Mar 22.

Alharbi N, Wismeijer D, Osman RB. Additive manufacturing techniques in prosthodontics: where do we currently stand? A critical review. Int J Prosthodont. **2017** Sep – Oct; 30(5): 474 – 484. doi: 10.11607/ijp.5079. Epub 2017 Jul 27.

Almasri R, Drago CJ, Siegel SC, Hardigan PC. Volumetric misfit in CAD/CAM and cast implant frameworks: a university laboratory study. J Prosthodont. **2011** Jun; 20(4): 267 – 274. doi: 10.1111/j.1532-849X.2011.00709.x. Epub 2011 Apr 14.

Amin S, Weber HP, Finkelman M, El Rafie K, Kudara Y, Papaspyridakos P. Digital vs. conventional full-arch implant impressions: a comparative study. Clin Oral Implants Res. **2017** Nov; 28(11): 1360 – 1367. doi: 10.1111/clr.12994. Epub 2016 Dec 31.

Andriessen FS, Rijkens DR, van der Meers WJ, Wismeijer DW. Applicability and accuracy of an intraoral scanner for scanning multiple implants in edentulous mandibles: a pilot study. J Prosthet Dent. **2014** Mar; 111(3): 186 – 194. doi: 10.1016/j. prosdent.2013.07.010. Epub 2013 Nov 8.

Antanasova M, Jevnikar P. Bonding of dental ceramics to titanium: processing and conditioning aspects. Current Oral Health Reports. **2016**. doi: 10.1007/ s40496-016-0107-x.

Arısan V, Bölükbaşı N, Öksüz L. Computer-assisted flapless implant placement reduces the incidence of surgery-related bacteremia. Clin Oral Investig. **2013** Dec; 17(9): 1985 – 1993. doi: 10.1007/s00784-012-0886-y. Epub 2012 Dec 6.

Artopoulos A, Buytaert JA, Dirckx JJ, Coward TJ. Comparison of the accuracy of digital stereophotogrammetry and projection moiré profilometry for three-dimensional imaging of the face. Int J Oral Maxillofac Surg. **2014** May; 43(5): 654 – 662. doi: 10.1016/j.ijom.2013.10.005. Epub 2013 Nov 10.

Arunyanak SP, Harris BT, Grant GT, Morton D, Lin WS. Digital approach to planning computer-guided surgery and immediate provisionalization in a partially edentulous patient. J Prosthet Dent. **2016** Jul; 116(1): 8 – 14. doi: 10.1016/j.prosdent.2015.11.023. Epub 2016 Feb 9.

Adeyemo WL, Akadiri OA. A systematic review of the diagnostic role of ultrasonography in maxillofacial fractures. Int J Oral Maxillofac Surg. **2011** Jul; 40(7): 655 – 661. doi: 10.1016/j.ijom.2011.02.001. Epub 2011 Mar 5.

Becker W, Goldstein M, Becker BE, Sennerby L, Kois D, Hujoel P. Minimally invasive flapless implant placement: follow-up results from a multicenter study. J Periodontol. **2009** Feb; 80(2): 347 – 352. doi: 10.1902/jop.2009.080286.

Bellanova L, Paul L, Docquier PL. Surgical guides (patient-specific instruments) for pediatric tibial bone sarcoma resection and allograft reconstruction. Sarcoma. **2013**; 2013:787653. doi: 10.1155/2013/787653. Epub 2013 Mar 4.

Beretta M, Cicciu M, Poli PP, Rancitelli D, Bassi G, Grossi GB, Maiorana C. A retrospective evaluation of 192 implants placed in augmented bone: long-term follow-up study. J Oral Implantol. **2015** Dec; 41(6): 669 – 674. doi: 10.1563/aaid-joi-D-14-00123. Epub 2015 Feb 16.

Block MS, Emery RW, Lank K, Ryan J. Implant placement accuracy using dynamic navigation. Int J Oral Maxillofac Implants. **2017** Jan – Feb; 32(1): 92 – 99. doi: 10.11607/jomi.5004. Epub 2016 Sep 19.

Boas FE, Fleischmann D. CT artifacts: causes and reduction techniques. Imaging Med. **2012**; 4(2), 229 – 240.

Bornstein MM, Al-Nawas B, Kuchler U, Tahmaseb A. Consensus statements and recommended clinical procedures regarding contemporary surgical and radiographic techniques in implant dentistry. Int J Oral Maxillofac Implants. **2014**; 29 Suppl: 78 – 82. doi: 10.11607/jomi.2013.g1.

Bower JL, Christensen CM. Disruptive technologies: catching the wave. Harvard Business Review. **1995** Jan – Feb; 73(1); 43 – 53.

Brodala N. ITI Flapless surgery and its effect on dental implant outcomes. Int J Oral Maxillofac Implants. **2009**; 24 Suppl: 118 – 125.

Burke P. Serial stereophotogrammetric measurements of the soft tissues of the face. A case of a girl with mild facial asymmetry from 3 weeks to 10 years of age. Br Dent J. 1983 Dec 10; 155(11): 373 – 379.

Buser D, Chappuis V, Bornstein MM, Wittneben JG, Frei M, Belser UC. Long-term stability of contour augmentation with early implant placement following single tooth extraction in the esthetic zone: a prospective, cross-sectional study in 41 patients with a 5- to 9-year follow-up. J Periodontol. **2013** Nov; 84(11): 1517 – 1527. doi: 10.1902/jop.2013.120635. Epub 2013 Jan 24. (**a**)

Buser D, Chappuis V, Kuchler U, Bornstein MM, Wittneben JG, Buser R, Cavusoglu Y, Belser UC. Long-term stabilty of early implant placement with contour augmentation. J Dent Res. **2013** Dez; 92(12 Suppl): 176S – 182S. doi: 10.1177/0022034513504949. (**b**)

Bush K, Antonyshyn O. Three-dimensional facial anthropometry using a laser surface scanner: validation of the technique. Plast Reconstr Surg. **1996** Aug; 98(2): 226 – 235.

Buzayan M, Baug MR, Yunus N. Evaluation of accuracy of complete-arch multiple-unit abutment-level dental implant impressions using different impression and splinting materials. Int J Oral Maxillofac Implants. **2013** Nov – Dec; 28(6): 1512 – 1520. doi: 10.11607/jomi.2958.

Calamia JR, Levine JB, Lipp M, Cisneros G, Wolff MS. Smile Design and treatment planning with the help of a comprehensive esthetic evaluation form. Dent Clin North Am. **2011** Apr; 55(2): 187 – 209, vii. doi: 10.1016/j.cden.2011.01.012.

Carames J, Tovar Suinaga L, Yu YC, Pérez A, Kang M. Clinical advantages and limitations of monolithic zirconia restorations full arch implant supported reconstruction: case series. Int J Dent. **2015**; 2015:392496. doi: 10.1155/2015/392496. Epub 2015 Jun 1.

Carlsson GE: Dental occlusion: modern concepts and their application in implant prosthodontics. Odontology. **2009** Jan; 97(1): 8 – 17. doi: 10.1007/s10266-008-0096-x. Epub 2009 Jan 29.

Case CS. Some principles governing the development of facial contours in the practice of orthodontia. Columbia Dental Congress. **1893**; 2: 727.

Cassetta M, Giansanti M, Di Mambro A, Calasso S, Barbato E. Accuracy of two stereolithographic surgical templates: a retrospective study. Clin Implant Dent Relat Res. **2013** Jun; 15(3): 448 – 459. doi: 10.1111/j.1708-8208.2011.00369.x. Epub 2011 Jul 11.

Chan HL, Sinjab K, Chung MP, Chiang YC, Wang HL, Giannobile WV, Kripfgans OD. Non-invasive evaluation of facial crestal bone with ultrasonography. PLoS One. **2017** Feb 8; 12(2): e0171237. doi: 10.1371/journal.pone.0171237.

Charette JR, Goldberg J, Harris BT, Morton D, Llop DR, Lin WS. Cone beam computed tomography imaging as a primary diagnostic tool for computer-guided surgery and CAD-CAM interim removable and fixed dental prostheses. J Prosthet Dent. **2016** Aug; 116(2): 157 – 165. doi: 10.1016/j.prosdent.2016.02.004. Epub 2016 Apr 14.

Charette JR, Goldberg J, Harris BT, Morton D, Llop DR, Lin WS. Cone beam computed tomography imaging as a primary diagnostic tool for computer-guided surgery and CAD/CAM interim removable and fixed dental prostheses. J Prosthet Dent. **2016** Aug; 116(2): 157 – 165. doi: 10.1016/j.prosdent.2016.02.004. Epub 2016 Apr 14.

Chiapasco M, Zaniboni M. Clinical outcomes of GBR procedures to correct peri-implant dehiscences and fenestrations: a systematic review. Clin Oral Implants Res. **2009** Sep; 20 Suppl 4: 113 – 123. doi: 10.1111/j.1600-0501.2009.01781.x.

Chung S, McCullagh A, Irinakis T. Immediate loading in the maxillary arch: evidence-based guidelines to improve success rates: a review. J Oral Implantol. **2011** Oct; 37(5): 610 – 621. doi: 10.1563/AAID-D-JOI-10-00058.1.

Ciocca L, Fantini M, De Crescenzio F, Corinaldesi G, Scotti R. Direct metal laser sintering (DMLS) of a customized titanium mesh for prosthetically guided bone regeneration of atrophic maxillary arches. Med Biol Eng Comput. **2011** Nov; 49(11): 1347 – 1352. doi: 10.1007/s11517-011-0813-4. Epub 2011 Jul 21.

Coachman C, Paravina RD. Digitally enhanced esthetic dentistry—from treatment planning to quality control. J Esthet Restor Dent. **2016** Mar; 28 Suppl 1: S3 – 4. doi: 10.1111/jerd.12205.

Coachman C, Calamita MA, Coachman FG, Coachman RG, Sesma N. Facially generated and cephalometric guided 3D digital design for complete mouth implant rehabilitation: A clinical report. J Prosthet Dent. **2017** May; 117(5): 577 – 586. doi: 10.1016/j.prosdent.2016.09.005. Epub 2016 Nov 9.

D'Apuzzo N. Overview of 3D surface digitization technologies in Europe. In: Corner BD, Li P, Tocheri M, editors. Three-dimensional image capture and applications VII. Proc SPIE 6056. San Jose, Calif.: **2006**.

D'haese J, Ackhurst J, Wismeijer D, De Bruyn H, Tahmaseb A. (2017) Current state of the art of computer-guided implant surgery. Periodontol 2000. **2017** Feb; 73(1): 121 – 133. doi: 10.1111/prd.12175.

Davis DM, Packer ME, Watson RM. Maintenance requirements of implant-supported fixed prostheses opposed by implant-supported fixed prostheses, natural teeth, or complete dentures: a 5-year retrospective study. Int J Prosthodont **2003** Sep – Oct; 16: 521 – 523.

Dawood A, Marti Marti B, Sauret-Jackson V, Darwood A. 3D printing in dentistry. Br Dent J. **2015** Dec; 219(11): 521 – 529. doi: 10.1038/sj.bdj.2015.914.

De Bruyn H, Raes S, Ostman PO, Cosyn J. Immediate loading in partially and completely edentulous jaws: a review of the literature with clinical guidelines. Periodontol 2000. **2014** Oct; 66(1): 153 – 187. doi: 10.1111/prd.12040.

de Farias TP, Dias FL, Galvao MS, Boasquevisque E, Pastl AC, Albuquerque Sousa B. Use of prototyping in preoperative planning for patients with head and neck tumors. Head Neck. **2014** Dec; 36(12): 1773 – 1782. doi: 10.1002/hed.23540. Epub 2014 Jan 29.

De Marco AC, Jardini MA, Lima LP. Revascularization of autogenous block grafts with or without an e-PTFE membrane. Int J Oral Maxillofac Implants. **2005** Nov – Dec; 20(6): 867 – 874.

De Santis E, Lang NP, Favero G, Beolchini M, Morelli F, Botticelli D. Healing at mandibular block-grafted sites. An experimental study in dogs. Clin Oral Implants Res. **2015** May; 26(6): 516 – 522. doi: 10.1111/clr.12434. Epub 2014 Jun 12.

Deli R, Galantucci LM, Laino A, D'Alessio R, Di Gioia E, Savastano C, Lavecchia F, Percoco G. Three-dimensional methodology for photogrammetric acquisition of the soft tissues of the face: a new clinical-instrumental protocol. Prog Orthod. **2013** Sep 20; 14: 32. doi: 10.1186/2196-1042-14-32.

Bona AD, Pecho OE, Alessandretti R. Zirconia as a Dental Biomaterial. Materials (Basel). **2015** Aug 4; 8(8): 4978 – 4991. doi: 10.3390/ma8084978.

Di Giacomo GA, Cury PR, de Araujo NS, Sendyk WR, Sendyk CL. Clinical application of stereolithographic surgical guides for implant placement: preliminary results. J Periodontol. **2005** Apr; 76(4): 503 – 507.

Di Giacomo GA, da Silva JV, da Silva AM, Paschoal GH, Cury PR, Szarf G. Accuracy and complications of computer-designed selective laser sintering surgical guides for flapless dental implant placement and immediate de nitive prosthesis installation. J Periodontol. **2012** Apr; 83(4): 410 – 419. doi: 10.1902/jop.2011.110115. Epub 2011 Aug 5.

Dierens M, Collaert B, Deschepper E, Browaeys H, Klinge B, De Bruyn H. Patient-centered outcome of immediately loaded implants in the rehabilitation of fully edentulous jaws. Clin Oral Implants Res. **2009** Oct; 20(10): 1070 – 1077. doi: 10.1111/j.1600-0501.2009.01741.x. Epub 2009 Aug 30.

Eliasson A, Wennerberg A, Johansson A, Ortorp A, Jemt T. The precision of fit of milled titanium implant frameworks (I-Bridge) in the edentulous jaw. Clin Implant Dent Relat Res. **2010** Jun 1; 12(2): 81 – 90. doi: 10.1111/j.1708-8208.2008.00131.x. Epub 2008 Dec 3..

Ender A, Mehl A. Full arch scans: conventional versus digital impressions—an in-vitro study. Int J Comput Dent. **2011**; 14(1): 11 – 21.

Ersoy AE, Turkyilmaz I, Ozan O, McGlumphy EA. Reliability of implant placement with stereolithographic surgical guides generated from computed tomography: clinical data from 94 implants. J Periodontol. **2008** Aug; 79(8): 1339 – 1345. doi: 10.1902/jop.2008.080059.

Esposito M, Grusovin MG, Felice P, Karatzopoulos G, Worthington HV, Coulthard P. Interventions for replacing missing teeth: horizontal and vertical bone augmentation techniques for dental implant treatment. Cochrane Database Syst Rev. **2009** Oct 7; (4):CD003607. doi: 10.1002/14651858.CD003607. pub4.

Farman AG. Applying DICOM to dentistry.; J Digit Imaging. **2005** Mar; 18(1): 23 – 27. doi: 10.1007/s10278-004-1029-z. Epub 2004 Nov 25.

Ferrari M, Vicji A, Zarone F. Zirconia abutments and restorations: From Laboratory to clinical investigations. Dent Mater. **2015** Mar; 31(3): e63 – 76. doi: 10.1016/j.dental.2014.11.015. Epub 2015 Jan 7.

Figliuzzi M, Mangano FG, Fortunato L, De Fazio R, Macchi A, Iezzi G, Piattelli A, Mangano C. Vertical ridge augmentation of the atrophic posterior mandible with custom-made, computer-aided design/computer-aided manufacturing porous hydroxyapatite scaffolds. J Craniofac Surg. **2013** May; 24(3): 856 – 859. doi: 10.1097/SCS.0b013e31827ca3a7.

Flügge TV, Att W, Metzger MC, Nelson K. Precision of dental implant digitization using intraoral scanners. Int J Prosthodont. **2016** May – Jun; 29(3): 277 – 283. doi: 10.11607/ijp.4417.

Flügge T, Derksen W, Te Poel J, Hassan B, Nelson K, Wismeijer D. Registration of cone beam computed tomography data and intraoral surface scans - A prerequisite for guided implant surgery with CAD/CAM drilling guides. Clin Oral Implants Res. **2017** Sep; 28(9): 1113 – 1118. doi: 10.1111/clr.12925. Epub 2016 Jul 20.

Fokas G, Vaughn VM, Scarfe WC, Bornstein MM. Accuracy of linear measurements on CBCT images related to presurgical implant treatment planning: a systematic review. Clin Oral Implants Res. **2018** Oct; 29 Suppl 16: 393 – 415. doi: 10.1111/clr.13142.

Gallucci GO, Bernard JP, Bertosa M, Belser UC. Immediate loading with fixed screw-retained provisional restorations in edentulous jaws: the pickup technique. Int J Oral Maxillofac Implants. **2004** Jul – Aug; 19(4): 524 – 533.

Gallucci GO, Morton D, Weber HP. Int J Oral Maxillofac Implants. Loading protocols for dental implants in edentulous patients. **2009**; 24 Suppl: 132 – 146.

Gallucci GO, Benic GI, Eckert SE, Papaspyridakos P, Schimmel M, Schrott A, Weber HP. Consensus statements and clinical recommendations for implant loading protocols. Int J Oral Maxillofac Implants. **2014**; 29 Suppl: 287 – 290. doi: 10.11607/jomi.2013.g4.

Gallucci GO, Finelle G, Papadimitriou DE, Lee SJ. Innovative approach to computer-guided surgery and fixed provisionalization assisted by screw-retained transitional implants. Int J Oral Maxillofac Implants. **2015** Mar – Apr; 30(2): 403 – 410. doi: 10.11607/jomi.3817.

Gärtner C, Kordaß B. The virtual articulator: development and evaluation. Int J Comput Dent. **2003** Jan; 6(1): 11 – 24.

Giannuzzi NJ, Motlagh SD. Full mouth rehabilitation determined by anterior tooth position. Dent Clin North Am. **2015** Jul; 59(3): 609 – 621. doi: 10.1016/j.cden.2015.03.004.

Gillot L, Noharet R, Cannas B. Guided surgery and presurgical prosthesis: preliminary results of 33 fully edentulous maxillae treated in accordance with the NobelGuide protocol. Clin Implant Dent Relat Res. **2010** May; 12 Suppl 1: e104 – e113. doi: 10.1111/j.1708-8208.2010.00236.x. Epub 2010 Apr 23.

Gimenez-Gonzalez B, Hassan B, Özcan M, Pradíes G. An in vitro study of factors influencing the performance of digital intraoral impressions operating on active wavefront sampling technology with multiple implants in the edentulous maxilla. J Prosthodont. **2017** Dec; 26(8): 650 – 655. doi: 10.1111/jopr.12457. Epub 2016 Mar 2.

Gross MD. Occlusion in implant dentistry. A review of the literature of prosthetic determinants and current concepts. Aust Dent J. **2008** Jun; 53 Suppl 1: S60 – S68. doi: 10.1111/j.1834-7819.2008.00043.x.

Guerrero ME, Jacobs R, Loubele M, Schutyser F, Suetens P, Steenberghe D. State-of-the-art on cone beam CT imaging for preoperative planning of implant placement. Clin Oral Investig. **2006** Mar; 10(1): 1 – 7. Epub 2006 Feb 16.

Guess PC, Att W, Strub JR. Zirconia in fixed implant prosthodontics. Clin Implant Dent Relat Res. **2012** Oct; 14(5): 633 – 645. doi: 10.1111/j.1708-8208.2010.00317.x. Epub 2010 Dec 22.

Hajeer MY, Millett DT, Ayoub AF, Siebert JP. Applications of 3D imaging in orthodontics: part I. J Orthod. **2004** Mar; 31(1): 62 – 70.

Hamalian TA, Nasr E, Chidiac JJ. Impression materials in fixed prosthodontics: influence of choice on clinical procedure. J Prosthodont. **2011** Feb; 20(2): 153 – 160. doi: 10.1111/j.1532-849X.2010.00673.x. Epub 2011 Feb 1.

Hämmerle CHF, Cordaro L, van Assche N, Benic GI, Bornstein M, Gamper F, et al. Digital technologies to support planning, treatment and fabrication processes and outcome assessments in implant dentistry. Summary and consensus statements. The 4th EAO consensus conference 2015. Clin Oral Implants Res. **2015** Sep; 26 Suppl 11: 97 – 101. doi: 10.1111/clr.12648.

Harris BT, Montero D, Grant GT, Morton D, Llop DR, Lin WS. Creation of a 3-dimensional virtual dental patient for computer-guided surgery and CAD-CAM interim complete removable and fixed dental prostheses: A clinical report. J Prosthet Dent. **2017** Feb; 117(2): 197 – 204. doi: 10.1016/j.prosdent.2016.06.012. Epub 2016 Sep 22.

Hassan B, Nijkamp P, Verheij H, Tairie J, Vink C, van der Stelt P, van Beek H. Precision of identifying cephalometric landmarks with cone beam computed tomography in vivo. Eur J Orthod. **2013** Feb; 35(1): 38 – 44. doi: 10.1093/ejo/cjr050. Epub 2011 Mar 29.

Hassan B, Gimenez Gonzalez B, Tahmaseb A, Greven M, Wismeijer D. A digital approach integrating facial scanning in a CAD-CAM workflow for complete-mouth implant-supported rehabilitation of patients with edentulism: A pilot clinical study. J Prosthet Dent. **2017** Apr; 117(4): 486 – 492. doi: 10.1016/j.prosdent.2016.07.033. Epub 2016 Oct 27.

Hebel KS, Gajjar RC. Cement-retained versus screw-retained implant restorations: achieving optimal occlusion and esthetics in implant dentistry. J Prosthet Dent. **1997** Jan; 77(1): 28 – 35.

Holst S, Blatz MB, Bergler M, Goellner M, Wichmann M. Influence of impression material and time on the 3 dimensional accuracy of implant impressions. Quintessence Int. **2007** Jan; 38(1): 67 – 73.

Horner K, Islam M, Flygare L, Tsiklakis K, Whaites E. Basic principles for use of dental cone beam computed tomography: consensus guidelines of the European Academy of Dental and Maxillofacial Radiology. Dentomaxillofac Radiol. 2009 May; 38(4): 187 – 195. doi: 10.1259/dmfr/74941012.

Huang H, Chai J, Tong X, Wu HT. Leveraging motion capture and 3D scanning for high-fidelity facial performance acquisition. ACM Trans Graph. **2011** Jul; 30(4): 74:1 – 74:10.

International Organization for Standardization. ISO 12836:2012: Dentistry — Digitizing devices for CAD/CAM systems for indirect dental restorations — Test methods for assessing accuracy. Geneva: ISO; **2012**.

International Organisation for Standardization. ISO 12836:2015: Dentistry — Digitizing devices for CAD/CAM systems for indirect dental restorations — Test methods for assessing accuracy. Geneva: ISO; **2015**.

Ismail SF, Moss JP, Hennessy R. Three-dimensional assessment of the effects of extraction and nonextraction orthodontic treatment on the face. Am J Orthod Dentofacial Orthop. **2002** Mar; 121(3): 244 – 256.

Jacobs R, Salmon B, Codari M, Hassan B, Bornstein MM. Cone beam computed tomography in implant dentistry: recommendations for clinical use. BMC Oral Health. **2018** May 15; 18(1): 88. doi: 10.1186/s12903-018-0523-5.

Jaffin RA, Kumar A, Berman CL. Immediate loading of dental implants in the completely edentulous maxilla: a clinical report. Send to Int J Oral Maxillofac Implants. **2004** Sep – Oct; 19(5): 721 – 730.

Jemt T: Three dimensional distortion of gold allot castings and welded titanium framework. Measurements of precision of fit between complete implant prostheses and the master casts in routine edentulous situations. J Oral Rehabil. **1995** Aug; 22(8): 557 – 564.

Jemt T, Bäck T, Petersson A. Precision of CNC-milled titanium frameworks for implant treatment in the edentulous jaw. Int J Prosthodont. **1999** May – Jun; 12(3): 209 – 215.

Joda T, Brägger U. Complete digital workflow for the production of implant-supported single-unit monolithic crowns. Clin Oral Implants Res. **2014** Nov; 25(11): 1304 – 1306. doi: 10.1111/clr.12270. Epub 2013 Oct 8.

Joda T, Brägger U. Digital vs. conventional implant prosthetic workflows: A cost/time analysis. Clin Oral Implants Res. **2015** Dec; 26(12): 1430 – 1435. doi: 10.1111/clr.12476. Epub 2014 Sep 2. (**a**)

Joda T, Gallucci GO. The virtual patient in dental medicine. Clin Oral Implants Res. **2015** Jun; 26(6): 725 – 726. doi: 10.1111/clr.12379. Epub 2014 Mar 26. (**b**)

Joda T, Brägger U. Time-efficiency analysis comparing digital and conventional workflows for implant crowns: A prospective clinical crossover trial. Int J Oral Maxillofac Implants. **2015** Sep – Oct; 30(5):1047 – 1053. doi: 10.11607/jomi.3963. (**c**)

Joda T, Brägger U. Time-efficiency analysis of the treatment with monolithic implant crowns in a digital workflow: A randomized controlled trial. Clin Oral Implants Res. **2016** Nov; 27(11): 1401 – 1406. doi: 10.1111/clr.12753. Epub 2016 Jan 6.

Joda T, Ferrari M, Gallucci GO, Wittneben JG, Brägger U. Digital technology in fixed implant prosthodontics. Periodontol 2000. **2017** Feb; 73(1): 178 – 192. doi: 10.1111/prd.12164. (**a**)

Joda T, Ferrari M, Brägger U. Monolithic implant-supported lithium disilicate (LS2) crowns in a complete digital workflow: A prospective clinical trial with a 2-year follow-up. Clin Implant Dent Relat Res. **2017** Jun; 19(3): 505 – 511. doi: 10.1111/cid.12472. Epub 2017 Jan 16. (**b**)

Jokstad A. Computer-assisted technologies used in oral rehabilitation and the clinical documentation of alleged advantages—a systematic review. J Oral Rehabil. **2017** Apr; 44(4): 261 – 290. doi: 10.1111/joor.12483. Epub 2017 Feb 27.

Jung RE, Schneider D, Ganeles J, Wismeijer D, Zwahlen M, Hämmerle CH, Tahmaseb A. Computer technology applications in surgical implant dentistry: s systematic review. Int J Oral Maxillofac Implants. **2009**; 24 (Suppl): 92 – 109.

Jung RE, Fenner N, Hämmerle CH, Zitzmann NU. Long-term outcome of implants placed with guided bone regeneration (GBR) using resorbable and non-resorbable membranes after 12 – 14 years. Clin Oral Implants Res. **2013** Oct; 24(10): 1065 – 1073. doi: 10.1111/j.1600-0501.2012.02522.x. Epub 2012 Jun 15.

Kapos T, Evans C. CAD/CAM technology for implant abutments, crowns, and superstructures. Int J Oral Maxillofac Implants. **2014**; 29 Suppl: 117 – 136. doi: 10.11607/jomi.2014suppl.g2.3.

Karl M, Holst S. Strain development of screw-retained implant- supported fixed restorations: Procera implant bridge versus conventionally cast restorations. Int J Prosthodont. **2012** Mar – Apr; 25(2): 166 – 169.

Karl M, Taylor TD. Effect of cyclic loading on micromotion at the implant-abutment interface. Int J Oral Maxillofac Implants. **2016** Nov – Dec; 31(6): 1292 – 1297. doi: 10.11607/jomi.5116.

Kau CH, Richmond S, Incrapera A, English J, Xia JJ. Three-dimensional surface acquisition systems for the study of facial morphology and their application to maxillofacial surgery. Int J Med Robot. **2007** Jun; 3(2): 97 – 110.

Kirsch C, Ender A, Attin T, Mehl. Trueness of four different milling procedures used in dental CAD/CAM systems Clin Oral Investig. **2017** Mar; 21(2): 551 – 558. doi: 10.1007/s00784-016-1916-y. Epub 2016 Jul 28.

Klammert U, Vorndran E, Reuther T, Müller FA, Zorn K, Gbureck U. Low temperature fabrication of magnesium phosphate cement scaffolds by 3D powder printing. J Mater Sci Mater Med. **2010** Nov; 21(11): 2947 – 2953. doi: 10.1007/s10856-010-4148-8. Epub 2010 Aug 26.

Klotz MW, Taylor TD, Goldberg AJ. Wear at the titanium-zirconia implant-abutment interface: a pilot study. Int J Oral Maxillofac Implants. **2011** Sep – Oct; 26(5): 970 – 975.

Kökat AM, Akça K. Fabrication of a screw-retained fixed provisional prosthesis supported by dental implants. J Prosthet Dent. **2004** Mar; 91(3): 293 – 297.

Koop R, Vercruyssen M, Vermeulen K, Quirynen M. Tolerance within the sleeve inserts of different surgical guides for guided implant surgery. Clin Oral Implants Res. **2013** Jun; 24(6): 630 – 634. doi: 10.1111/j.1600-0501.2012.02436.x. Epub 2012 Mar 13.

Koralakunte PR, Aljanakh M: The role of virtual articulator in prosthetic and restorative dentistry. J Clin Diagn Res. **2014** Jul; 8(7): ZE25 – 28. doi: 10.7860/JCDR/2014/8929.4648. Epub 2014 Jul 20.

Kordaß B, Gärtner C, Söhnel A, Bisler A, Voss G, Bockholt U, Seipel S: The virtual articulator in dentistry: concept and development. Dent Clin North Am. **2002** Jul; 46(3): 493 – 506, vi.

Lam WY, Hsung RT, Choi WW, Luk HW, Pow EH: A 2-part facebow for CAD-CAM dentistry. J Prosthet Dent. **2016** Dec; 116(6): 843 – 847. doi: 10.1016/j.prosdent.2016.05.013. Epub 2016 Jul 28.

Laney WF, N Broggini, D Buser, DL Cochran, LT Garcia WV Giannobile, E Hjorting-Hansen, TD Taylor: Glossary of Oral and Maxillofacial Implants. Quintessence Publishing, **2017**.

Lanis A, Padial-Molina M, Gamil R, Alvarez del Canto O. Computer-guided implant surgery and immediate loading with a modifiable radiographic template in a patient with partial edentulism: A clinical report. J Prosthet Dent. **2015** Sep; 114(3): 328 – 334. doi: 10.1016/j.prosdent.2015.03.012. Epub 2015 May 23. (**b**)

Lanis A, Álvarez del Canto O. The combination of digital surface scanners and cone beam computed tomography technology for guided implant surgery using 3Shape implant studio software: a case history report. Int J Prosthodont. **2015** Mar – Apr; 28(2): 169 – 178. (b)

Lanis A, Llorens P, Alvarez del Canto O. Selecting the appropriate digital planning pathway for computer-guided implant surgery. Int J Comp Dent. **2017**; 20(1): 75 – 85.

Lazarides A, Erdmann D, Powers D, Eward W. Custom facial reconstruction for osteosarcoma of the jaw. J Oral Maxillofac Surg. **2014** Nov; 72(11): 2375.e1 – 10. doi: 10.1016/j.joms.2014.07.018. Epub 2014 Jul 25.

Le M, Papia E, Larsson C. The clinical success of tooth- and implant supported zirconia-based fixed dental prostheses. A systematic review. J Oral Rehabil. **2015** Jun; 42(6): 467 – 480. doi: 10.1111/joor.12272. Epub 2015 Jan 10.

Lee SJ, Macarthur RX 4th, Gallucci GO. An evaluation of student and clinician perception of digital and conventional implant impressions. J Prosthet Dent. **2013** Nov; 110(5): 420 – 423. doi: 10.1016/j. prosdent.2013.06.012. Epub 2013 Aug 30.

Lee HG, Kim YD. Volumetric stability of autogenous bone graft with mandibular body bone: Cone-beam computed tomography and three-dimensional reconstruction analysis. J Korean Assoc Oral Maxillofac Surg. **2015** Oct; 41(5): 232 – 239. doi: 10.5125/jkaoms.2015.41.5.232. Epub 2015 Oct 20.

Lee JS, Hong JM, Jung JW, Shim JH, Oh JH, Cho DW. 3D printing of composite tissue with complex shape applied to ear regeneration. Biofabrication. **2014** Jun; 6(2): 024103. doi: 10.1088/1758-5082/6/2/024103. Epub 2014 Jan 24.

Lee M, Wu BM. Recent advances in 3D printing of tissue engineering scaffolds. Methods Mol Biol. **2012**; 868: 257 – 267. doi: 10.1007/978-1-61779-764-4_15.

Lehman H, Casap N. Rapid-prototype titanium bone forms for vertical alveolar augmentation using bone morphogenetic protein-2: design and treatment planning objectives. Int J Oral Maxillofac Implants. **2014** Mar – Apr; 29(2):e259 – 264. doi: 10.11607/jomi.te62.

Leighton Y, Carvajal JC. Protocolo protésico de carga inmediata en mandíbula y maxilares desdentados utilizando una cubeta multifuncional ("Protocol [for] immediately loaded prostheses in edentulous jaws using a multifunctional tray"). Int J Odontostomat. **2013**; 7(2): 299 – 304. doi: 10.4067/S0718-381X2013000200021.

Leighton Fuentealba Y, Carvajal Herrera JC. Immediately loaded prosthesis in edentulous jaws using a multifunctional tray protocol. Int J Odontostomat [online], **2013**; 7(2): 299 – 304. doi: 10.4067/S0718-381X2013000200021.

Leticia S, Antonio BM, Ana CD. Impact of abutment material on peri-implant soft tissue color. An in vitro study. Clin Oral Investig. **2017** Sep; 21(7): 2221 – 2233. doi: 10.1007/s00784-016-2015-9. Epub 2016 Nov 22.

Lewis SG, Llamas D, Avera S. The UCLA abutment: a four-year review. J Prosthet Dent. **1992** Apr; 67(4): 509 – 515.

Lewis RC, Harris BT, Sarno R, Morton D, Llop DR, Lin WS. Maxillary and mandibular immediately loaded implant-supported interim complete fixed dental prostheses on immediately placed dental implants with a digital approach: a clinical report. J Prosthet Dent. **2015** Sep; 114(3): 315 – 322. doi: 10.1016/j. prosdent.2015.03.021. Epub 2015 Jun 3.

Li H, Adams B, Guibas LJ, Pauly M. Robust single-view geometry and motion reconstruction. ACM Trans Graph. **2009** Dec; 28(5): 175:1 – 175:10.

Li J, Hsu Y, Luo E, Khadka A, Hu J. Computer-aided design and manufacturing and rapid prototyped nanoscale hydroxyapatite/polyamide (n-HA/PA) construction for condylar defect caused by mandibular angle ostectomy. Aesthetic Plast Surg. **2011** Aug; 35(4): 636 – 640. doi: 10.1007/s00266-010-9602-y. Epub 2010 Oct 23.

Liang X, Jacobs R, Hassan B, Li L, Pauwels R, Corpas L, Souza PC, Martens W, Shahbazian M, Alonso A, Lambrichts I. A comparative evaluation of cone beam computed tomography (CBCT) and multi-slice CT (MSCT). Part I: On subjective image quality. Eur J Radiol. **2010** Aug; 75(2): 265 – 269. doi: 10.1016/j. ejrad.2009.03.042. Epub 2009 May 1. (**a**)

Liang X, Lambrichts I, Sun Y, Denis K, Hassan B, Li L, Pauwels R, Jacobs R. A comparative evaluation of cone beam computed tomography (CBCT) and multi-slice CT (MSCT). Part II: On 3D model accuracy. Eur J Radiol. **2010** Aug; 75(2): 270 – 274. doi: 10.1016/j.ejrad.2009.04.016. Epub 2009 May 6. (**b**)

Lin GH, Chan HL, Bashutski JD, Oh TJ, Wang HL. The effect of flapless surgery on implant survival and marginal bone level: a systematic review and meta-analysis. J Periodontol. **2014** May; 85(5): e91 – e103. doi: 10.1902/jop.2013.130481. Epub 2013 Oct 23.

Lin WS, Harris BT, Phasuk K, Llop DR, Morton D. Integrating a facial scan, virtual smile design, and 3D virtual patient for treatment with CAD-CAM ceramic veneers: A clinical report. J Prosthet Dent. **2018** Feb; 119(2): 200 – 205. doi: 10.1016/j. prosdent.2017.03.007. Epub 2017 Jun 13.

Linkevicius T, Apse P. Influence of abutment material on stability of peri-implant tissues: a systematic review. Int J Oral Maxillofac Implants. **2008** May – Jun; 23(3): 449 – 456.

Linkevicius T, Vaitelis J. The effect of zirconia or titanium as abutment material on soft peri-implant tissues: a systematic review and meta-analysis. Clin Oral Implants Res. **2015** Sep; 26 Suppl 11: 139 – 147. doi: 10.1111/clr.12631. Epub 2015 Jun 13.

Löe H, Silness J. Periodontal disease in pregnancy. Acta Odontologica Scandinavica. **1963** Dec; 21: 533 – 551.

Lops D, Stellini E, Sbricoli L, Cea N, Romeo E, Bressan E. Influence of abutment material on peri-implant soft tissues in anterior areas with thin gingival biotype: a multicentric prospective study. Clin Oral Implants Res. **2017** Oct; 28(10): 1263 – 1268. doi: 10.1111/clr.12952. Epub 2016 Oct 3.

Lorenzana ER, Allen EP. The single-incision palatal harvest technique: a strategy for esthetics and patient comfort. Int J Periodontics Restorative Dent. **2000** Jun; 20(3): 297 – 305.

Loubele M, Bogaerts R, Van Dijck E, Pauwels R, Vanheusden S, Suetens P, Marchal G, Sanderink G, Jacobs R. Comparison between effective radiation dose of CBCT and MSCT scanners for dentomaxillofacial applications. Eur J Radiol. **2009** Sep; 71(3): 461 – 468. doi: 10.1016/j.ejrad.2008.06.002. Epub 2008 Jul 18.

Lübbers HT, Medinger L, Kruse A, Grätz KW, Matthews F. Precision and accuracy of the 3dMD photogrammetric system in craniomaxillofacial application. J Craniofac Surg. **2010** May; 21(3): 763 – 767. doi: 10.1097/SCS.0b013e3181d841f7.

Maal TJ, Plooij JM, Rangel FA, Mollemans W, Schutyser FA, Bergé SJ. The accuracy of matching three-dimensional photographs with skin surfaces derived from cone-beam computed tomography. Int J Oral Maxillofac Surg. **2008** Jul; 37(7): 641 – 646. doi: 10.1016/j.ijom.2008.04.012. Epub 2008 Jun 9.

Maestre-Ferrín L, Romero-Millán J, Peñarrocha-Oltra D, Peñarrocha-Diago MA. Virtual articulator for the analysis of dental occlusion: An update. Med Oral Patol Oral Cir Bucal. **2012** Jan 1; 17(1): e160 – 163.

Maló P, Rangert B, Nobre M. All-on-4 immediate-function concept with Brånemark System implants for completely edentulous maxillae: a 1-year retrospective clinical study. Clin Implant Dent Relat Res. **2005**; 7 Suppl 1: S88 – S94.

Maló P, de Araújo Nobre M, Borges J, Almeida R. Retrievable metal ceramic implant-supported fixed prostheses with milled titanium frameworks and all-ceramic crowns: retrospective clinical study with up to 10 years of follow-up. J Prosthodont. **2012** Jun; 21(4): 256 – 264. doi: 10.1111/j.1532-849X.2011.00824.x. Epub 2012 Feb 19.

Mangano F, Zecca P, Pozzi-Taubert S, Macchi A, Ricci M, Luongo G, Mangano C. Maxillary sinus augmentation using computer-aided design/computer-aided manufacturing (CAD/CAM) technology. Int J Med Robot. **2013** Sep; 9(3): 331 – 338. doi: 10.1002/rcs.1460. Epub 2012 Sep 7.

Mansoor A, Bagci U, Foster B, Xu Z, Papadakis GZ, Folio LR, Udupa JK, Mollura DJ. Segmentation and image analysis of abnormal lungs at CT: current approaches, challenges, and future trends. Radiographics. **2015** Jul – Aug; 35(4): 1056 – 1076. doi: 10.1148/rg.2015140232.

Matta RE, Bergauer B, Adler W, Wichmann M, Nickenig HJ. The impact of the fabrication method on the three-dimensional accuracy of an implant surgery template. J Craniomaxillofac Surg. **2017** Jun; 45(6): 804 – 808. doi: 10.1016/j.jcms.2017.02.015. Epub 2017 Feb 20.

Maveli TC, Suprono MS, Kattadiyil MT, Goodacre CJ, Bahjri K: In vitro comparison of the maxillary occlusal plane orientation obtained with five facebow systems. J Prosthet Dent. **2015** Oct; 114(4): 566 – 573. doi: 10.1016/j.prosdent.2015.02.030. Epub 2015 Jun 30.

Mertens C, Löwenheim H, Hoffmann J. Image data based reconstruction of the midface using a patient-specific implant in combination with a vascularized osteomyocutaneous scapular flap. J Craniomaxillofac Surg. **2013** Apr; 41(3): 219 – 225. doi: 10.1016/j.jcms.2012.09.003. Epub 2012 Oct 13.

Misch C, Bidez MW. Occlusal considerations for implants-supported prostheses: implant-protected occlusion. In: Misch C, editor. Dental Implant Prosthetics. San Louis: Elsevier Mosby; **2005**. 472 – 510.

Miyanaji H, Zhang S, Lassell A, Ali Zandinejad A, Yang L: Optimal process parameters for 3D printing of porcelain structures. Procedia Manufacturing. **2016**; 5: 870 – 887. doi: 10.1016/j.promfg.2016.08.074.

Modabber A, Gerressen M, Stiller MB, Noroozi N, Füglein A, Hölzle F, Riediger D, Ghassemi A. Computer-assisted mandibular reconstruction with vascularized iliac crest bone graft. Aesthetic Plast Surg. **2012** Jun; 36(3): 653–659. doi: 10.1007/s00266-012-9877-2. Epub 2012 Mar 7.

Mora MA, Chenin DL, Arce RM. Software tools and surgical guides in dental-implant-guided surgery. Dent Clin North Am. **2014** Jul; 58(3): 597–626. doi: 10.1016/j.cden.2014.04.001.

Moss JP, Linney AD, Lowey MN. The use of three-dimensional techniques in facial esthetics. Semin Orthod. **1995** Jun; 1(2): 94–104.

Nakamura K, Kanno T, Milleding P, Örtengren U. Zirconia as dental implant abutment material: a systematic review. Int J Prosthodont. **2010** Jul–Aug; 23(4): 299–309.

Neumeister A, Schulz L, Glodecki C. Investigations on the accuracy of 3D-printed drill guides for dental implantology. Int J Comput Dent. **2017**; 20(1): 35–51.

Nkenke E, Zachow S, Benz M, Maier T, Veit K, Kramer M, Benz S, Häusler G, Neukam FW, Lell M. Fusion of computed tomography data and optical 3D images of the dentition for streak artefact correction in the simulation of orthognathic surgery. Dentomaxillofac Radiol. **2004** Jul; 33(4): 226–232.

Ortorp A, Jemt T. Clinical experiences of CNC-milled titanium frameworks supported by implants in the edentulous jaw: 1-year prospective study. Clin Implant Dent Relat Res. **2000**; 2(1): 2–9.

Ortorp A, Jemt T. CNC-milled titanium frameworks supported by implants in the edentulous jaw: a 10-year comparative clinical study. Clin Implant Dent Relat Res. **2012** Mar; 14(1): 88–99. doi: 10.1111/j.1708-8208.2009.00232.x. Epub 2009 Aug 17.

Paniz, G, Stellini E, Meneghello R, Cerard Ai, Gobbato EA, Bressan E. The precision of fit of cast and milled full-arch implant-supported restorations. Int J Oral Maxillofac Implants. **2013** May–Jun; 28(3): 687–693. doi: 10.11607/jomi.2990.

Papaspyridakos P, Mokti M, Chen CJ, Benic GI, Gallucci GO, Chronopoulos V. Implant and prosthodontic survival rates with implant fixed complete dental prostheses in the edentulous mandible after at least 5 years: a systematic review. Clin Implant Dent Relat Res. **2014** Oct; 16(5): 705–717. doi: 10.1111/cid.12036. Epub 2013 Jan 11.

Papaspyridakos P, Gallucci GO, Chen CJ, Hanssen S, Naert I, Vandenberghe B. Digital versus conventional implant impressions for edentulous patients: accuracy outcomes. Clin Oral Implants Res. **2016** Apr; 27(4): 465–472. doi: 10.1111/clr.12567. Epub 2015 Feb 13.

Papaspyridakos P, Rajput N, Kudara Y, Weber HP. Digital workflow for fixed implant rehabilitation of an extremely atrophic edentulous mandible in three appointments. J Esthet Restor Dent. **2017** May 6; 29(3): 178–188. doi: 10.1111/jerd.12290. Epub 2017 Mar 18.

Papaspyridakos P, Kang K, DeFuria C, Amin S, Kudara Y, Weber HP. Digital workflow in full-arch implant rehabilitation with segmented minimally veneered monolithic zirconia fixed dental prostheses: 2-year clinical follow-up. J Esthet Restor Dent. **2018** Jan; 30(1): 5–13. doi: 10.1111/jerd.12323. Epub 2017 Aug 9.

Peñarrocha-Oltra D, Agustín-Panadero R, Bagán L, Giménez B, Peñarrocha M. Impression of multiple implants using photogrammetry: description of technique and case presentation. Med Oral Patol Oral Cir Bucal. **2014** Jul; 19(4): e366–e371.

Pettersson A, Kero T, Gillot L, Cannas B, Fäldt J, Söderberg R, Nässtrom K. Accuracy of CAD/CAM-guided surgical template implant surgery on human cadavers: Part I. J Prosthet Dent. **2010** Jun; 103(6): 334–342. doi: 10.1016/S0022-3913(10)60072-8.

Pettersson A, Komiyama A, Hultin M, Nässtrom K, Klinge B. Accuracy of virtually planned and template guided implant surgery on edentate patients. Clin Implant Dent Relat Res. **2012** Aug; 14(4): 527–537. doi: 10.1111/j.1708-8208.2010.00285.x. Epub 2010 May 11.

Pjetursson BE, Asgeirsson AG, Zwahlen M, Sailer I. Improvements in implant dentistry over the last decade: comparison of survival and complication rates in older and newer publications. Int J Oral Maxillofac Implants. **2014**; 29 Suppl: 308–324. doi: 10.11607/jomi.2014suppl.g5.2.

Plaster U. Mastering the occlusal plane. Inside Dental Technology. **2014** Jan; 5(1).

Pruksakorn D, Chantarapanich N, Arpornchayanon O, Leerapun T, Sitthiseripratip K, Vatanapatimakul N. Rapid-prototype endoprosthesis for palliative reconstruction of an upper extremity after resection of bone metastasis. Int J Comput Assist Radiol Surg. **2015** Mar; 10(3): 343 – 350. doi: 10.1007/s11548-014-1072-2. Epub 2014 May 20.

Purcell BA, McGlumphy EA, Yilmaz B, Holloway JA, Beck FM. Anteroposterior spread and cantilever length in mandibular metal-resin implant-fixed complete dental prostheses: a 7- to 9-year analysis. Int J Prosthodont. **2015** Sep – Oct; 28(5): 512 – 518. doi: 10.11607/ijp.4172.

Raico Gallardo YN, da Silva-Olivio IRT, Mukai E, Morimoto S, Sesma N, Cordaro L. Accuracy comparison of guided surgery for dental implants according to the tissue of support: a systematic review and meta-analysis. Clin Oral Implants Res. **2017** May; 28(5): 602 – 612. doi: 10.1111/clr.12841. Epub 2016 Apr 8.

Rangel FA, Maal TJ, Bergé SJ, van Vlijmen OJ, Plooij JM, Schutyser F, Kuijpers-Jagtman AM. Integration of digital dental casts in 3-dimensional facial photographs. Am J Orthod Dentofacial Orthop. **2008** Dec; 134(6): 820 – 826. doi: 10.1016/j.ajodo.2007.11.026.

Rangel FA, Maal TJ, Bronkhorst EM, Breuning KH, Schols JG, Bergé SJ, Kuijpers-Jagtman AM. Accuracy and reliability of a novel method for fusion of digital dental casts and cone beam computed tomography scans. PLoS One. **2013**; 8(3): e59130. doi: 10.1371/journal.pone.0059130. Epub 2013 Mar 20.

Ras F, Habets LL, van Ginkel FC, Prahl-Andersen B. Method for quantifying facial asymmetry in three dimensions using stereophotogrammetry. Angle Orthod. **1995**; 65(3): 233 – 239.

Rasia-dal Polo M, Poli PP, Rancitelli D, Beretta M, Maiorana C. Alveolar ridge reconstruction with titanium meshes: a systematic review of the literature. Med Oral Patol Oral Cir Bucal. **2014** Nov 1; 19(6): e639 – e646. doi: 10.4317/medoral.19998.

Rohner D, Jaquiery C, Kunz C, Bucher P, Maas H, Hammer B Maxillofacial recon- struction with prefabricated osseous free flaps: a 3-year experience with 24 patients. Plast Reconstr Surg. **2003** Sep; 112(3): 748 – 757.

Rompen E, Domken O, Degidi M, Pontes AE, Piattelli A. The effect of material characteristics, of surface topography and of implant components and connections on soft tissue integration: a literature review. Clin Oral Implants Res. **2006** Oct; 17 Suppl 2: 55 – 67.

Rosati R, De Menezes M, Rossetti A, Sforza C, Ferrario VF. Digital dental cast placement in 3-dimensional, full-face reconstruction: a technical evaluation. Am J Orthod Dentofacial Orthop. **2010** Jul; 138(1): 84 – 88. doi: 10.1016/j.ajodo.2009.10.035.

Sanz-Sánchez, Sanz-Martín, Figuero E, Sanz M. Clinical efficacy of immediate implant loading protocols compared to conventional loading depending on the type of the restoration: a systematic review. Clin Oral Implants Res. **2015** Aug; 26(8): 964 – 982. doi: 10.1111/clr.12428. Epub 2014 Jun 11.

Sanz-Sánchez I, Sanz-Martín I, Carrillo de Albornoz A, Figuero E, Sanz M. Biological effect of the abutment material on the stability of peri-implant marginal bone levels: a systematic review and meta-analysis. Clin Oral Implants Res. **2018** Oct; 29 Suppl 18: 124 – 144. doi: 10.1111/clr.13293. Epub 2018 Jun 15.

Schepers RH, Kraeima J, Vissink A, Lahoda LU, Roodenburg JL, Reintsema H, Raghoebar GM, Witjes MJ. Accuracy of secondary maxillofacial reconstruction with prefabricated fibula grafts using 3D planning and guided reconstruction. J Craniomaxillofac Surg. **2016** Apr; 44(4): 392 – 399. doi: 10.1016/j.jcms.2015.12.008. Epub 2016 Jan 6.

Schlee M, Rothamel D. Ridge augmentation using customized allogenic bone blocks: proof of concept and histological findings. Implant Dent. **2013** Jun; 22(3): 212 – 2088. doi: 10.1097/ID.0b013e3182885fa1.

Schrott A, Riggi-Heiniger M, Maruo K, Gallucci GO. Implant loading protocols for partially edentulous patients with extended edentulous sites—a systematic review and meta-analysis. Int J Oral Maxillofac Implants. **2014**; 29 Suppl: 239 – 255. doi: 10.11607/jomi.2014suppl.g4.2.

Shah N, Bansal N, Logani A. Recent advances in imaging technologies in dentistry. World J Radiol. **2014** Oct 28; 6(10): 794 – 807. doi: 10.4329/wjr.v6.i10.794.

Shi JY, Zhang XM, Qiao SC, Qian SJ, Mo JJ, Lai HC. Hardware complications and failure of three-unit zirconia-based and porcelain-fused-metal implant-supported fixed dental prostheses: a retrospective cohort study with up to 8 years. Clin Oral Implants Res. **2017** May; 28(5): 571 – 575. doi: 10.1111/clr.12836. Epub 2016 Mar 16.

Shillingburg HT, Hobo S, Whitsett LD: Fundamentals of fixed prosthodontics. Quintessence Publishing Co: 2nd ed. **1981**.

Silva NRFA, Sailer I, Zhang Y, Coelho PG, Guess PC, Zembic A, Kohal RJ. Performance of Zironia for Dental Healthcare. Materials (Basel). **2010** Feb; 3(2): 863 – 896. doi: 10.3390/ma3020863.

Simion M, Fontana F. Autogenous and xenogeneic bone grafts for the bone regeneration. A literature review. Minerva Stomatol. **2004** May; 53(5): 191 – 206.

Solaberrieta E, Etxaniz O, Mínguez R, Muniozguren J, Arias A. Design of a virtual articulator for the simulation and analysis of mandibular movements in dental CAD/CAM. Proceedings of the 19th CIRP Design Conference—Competitive Design. Cranfield University: **2009**.

Solaberrieta E, Arias A, Barrenetxea L, Etxaniz O, Mínguez R, Muniozguren J. A virtual dental prosthesis design method using a virtual articulator. Proceedings of the 11th International Design Conference, Dubrovnik, Croatia, May 17 – 20, **2010**. 443 – 452.

Solaberrieta E, Mínguez R, Barrenetxea L, Etxaniz O. Direct transfer of the position of digitized casts to a virtual articulator. J Prosthet Dent. **2013** Jun; 109(6): 411 – 414. doi: 10.1016/S0022-3913(13)60330-3.

Spear FM, Kokich VG. A multidisciplinary approach to esthetic dentistry. Dent Clin North Am. **2007**; 51: 487 – 505, x – xi.

Stapleton BM, Lin WS, Ntounis A, Harris BT, Morton D. Application of digital diagnostic impression, virtual planning, and computer-guided implant surgery for a CAD/CAM-fabricated, implant-supported fixed dental prosthesis: a clinical report. J Prosthet Dent. **2014** Sep; 112(3): 402 – 408. doi: 10.1016/j.prosdent.2014.03.019. Epub 2014 May 13.

Stieglitz LH, Gerber N, Schmid T, Mordasini P, Fichtner J, Fung C, Murek M, Weber S, Raabe A, Beck J. Intraoperative fabrication of patient-specific moulded implants for skull reconstruction: single-centre experience of 28 cases. Acta Neurochir (Wien). **2014** Apr; 156(4): 793 – 803. doi: 10.1007/s00701-013-1977-5. Epub 2014 Jan 18.

Svanborg P, Stenport V, Eliasson A. Fit of cobalt-chromium implant frameworks before and after ceramic veneering in comparison with CNC-milled titanium frameworks. Clin Exp Dent Res. **2015** Oct 26; 1(2): 49 – 56. doi: 10.1002/cre2.9.

Tahmaseb A, van de Weijden JJ, Mercelis P, De Clerck R, Wismeijer D. Parameters of passive fit using a new technique to mill implant- supported superstructures: an in vitro study of a novel three-dimensional force measurement-misfit method. Int J Oral Maxillofac Implants. **2010** Mar – Apr; 25(2): 247 – 257.

Tahmaseb A, De Clerck R, Eckert S, Wismeijer D. Reference-based digital concept to restore partially edentulous patients following an immediate loading protocol: a pilot study. Int J Oral Maxillofac Implants. **2011** Jul – Aug; 26(4): 707 – 717.

Tahmaseb A, De Clerck R, Aartman I, Wismeijer D. Digital protocol for reference-based guided surgery and immediate loading: a prospective clinical study. Int J Oral Maxillofac Implants. **2012** Sep – Oct; 27(5): 1258 – 1270.

Tahmaseb A, Wismeijer D, Coucke W, Derksen W. Computer technology applications in surgical implant dentistry: a systematic review. Int J Oral Maxillofac Implants. **2014**; 29 Suppl: 25 – 42. doi: 10.11607/jomi.2014suppl.g1.2.

Tahmaseb A, Wu V, Wismeijer D, Coucke W, Evans C. The accuracy of static computer-aided implant surgery: a systematic review and meta-analysis. Clin Oral Implants Res. **2018** Oct; 29 Suppl 16: 416 – 435. doi: 10.1111/clr.13346.

Takasaki H. Moiré topography. Appl Opt. **1970** Jun 1; 9(6): 1467 – 1472. doi: 10.1364/AO.9.001467.

Tanner JM, Weiner JS. The reliability of the photogrammetric method of anthropometry, with a description of a miniature camera technique. Am J Phys Anthropol. **1949** Jun; 7(2): 145 – 186.

Tarnow DP, Emtiaz S, Classi A. Immediate loading of threaded implants at stage 1 surgery in edentulous arches: ten consecutive case reports with 1- to 5-year data. Int J Oral Maxillofac Implants. **1997** May – Jun; 12(3): 319 – 324.

Tarnow DP, Cho SC, Wallace SS. The effect of inter-implant distance on the height of inter-implant bone crest. J Periodontol. **2000** Apr; 71(4): 546 – 549.

Thomé E, Lee HJ, Sartori IA, Trevisan RL, Luiz J, Tiossi R. A randomized controlled trial comparing interim acrylic prostheses with and without cast metal base for immediate loading of dental implants in the edentulous mandible. Clin Oral Implants Res. **2015** Dec; 26(12): 1414 – 1420. doi: 10.1111/clr.12470. Epub 2014 Sep 19.

Torabi K, Farjood E, Hamedani S. Rapid prototyping technologies and their applications in prosthodontics, a review of literature. J Dent (Shiraz). **2015** Mar; 16(1): 1 – 9.

Truninger TC, Stawarczyk B, Leutert CR, Sailer TR, Hämmerle CH, Sailer I. Bending moments of zirconia and titanium abutments with internal and external implant-abutment connections after aging and chewing simulation. Clin Oral Implants Res. **2012** Jan; 23(1): 12 – 18. doi: 10.1111/j.1600-0501.2010.02141.x. Epub 2011 Mar 28.

van der Meer WJ, Andriessen FS, Wismeijer D, Ren Y. Application of intra-oral dental scanners in the digital workflow of implantology. PLoS One. **2012**; 7(8): e43312. doi: 10.1371/journal.pone.0043312. Epub 2012 Aug 22.

Van Loon JAW. A new method for indicating normal and abnormal relations of the teeth to the facial lines. Dental Cosmos. **1915**; 57: 973 – 983,1093 – 1101,1229 – 1235.

Venet L, Perriat M, Mangano FG Fortin T. Horizontal ridge reconstruction of the anterior maxilla using customized allogeneic bone blocks with a minimally invasive technique—a case series. BMC Oral Health. **2017** Dec 8; 17(1): 146. doi: 10.1186/s12903-017-0423-0.

Venezia P, Torsello F, Cavalcanti R, D'Amato S. Retrospective analysis of 26 complete-arch implant-supported monolithic zirconia prostheses with feldspathic porcelain veneering limited to the facial surface. J Prosthet Dent. **2015** Oct; 114(4): 506 – 512. doi: 10.1016/j.prosdent.2015.02.010. Epub 2015 Jun 5.

Vigolo P, Givani A, Majzoub Z, Cordioli G. A 4-year prospective study to assess peri-implant hard and soft tissues adjacent to titanium versus gold-alloy abutments in cemented single implant crowns. J Prosthodont. **2006** Jul – Aug; 15(4): 250 – 256.

Waasdorp JA, Reynolds MA. Allogeneic Block Grafts: A Systematic Review, Int J Oral Maxillofac Implants. **2010** May – Jun; 25(3): 525 – 531.

Wakasugi-Sato N, Kodama M, Matsuo K, Yamamoto N, Oda M, Ishikawa A, Tanaka T, Seta Y, Habu M, Kokuryo S, Ichimiya H, Miyamoto I, Kito S, Matsumoto-Takeda S, Wakasugi T, Yamashita Y, Yoshioka I, Takahashi T, Tominaga K, Morimoto Y. Advanced clinical usefulness of ultrasonography for diseases in oral and maxillofacial regions. Int J Dent. **2010**; 2010:639382. doi: 10.1155/2010/639382. Epub 2010 Apr 27.

Welander M, Abrahamsson I, Berglundh T. The mucosal barrier at implant abutments of different materials. Clin Oral Implants Res. **2008** Jul; 19(7): 635 – 641. doi: 10.1111/j.1600-0501.2008.01543.x. Epub 2008 May 19.

Wennerberg A, Carlsson GE, Jemt T. Influence of occlusal factors on treatment outcome: a study of 109 consecutive patients with mandibular implant-supported fixed prostheses opposing maxillary complete dentures. Int J Prosthodont. **2001** Nov – Dec; 14: 550 – 555.

Wesemann C, Muallah J, Mah J, Bumann A. Accuracy and efficiency of full-arch digitalization and 3D printing: A comparison between desktop model scanners, an intraoral scanner, a CBCT model scan, and stereolithographic 3D printing. Quintessence Int. **2017**; 48(1): 41 – 50. doi: 10.3290/j.qi.a37130.

Widmann G, Bale RJ. Accuracy in computer-aided implant surgery—a review. Int J Oral Maxillofac Implants. **2006** Mar – Apr; 21(2): 305 – 313.

Widmann G, Stoffner R, Schullian P, Widmann R, Keiler M, Zangerl A, Puelacher W, Bale RJ. Comparison of the accuracy of invasive and noninvasive registration methods for image guided oral implant surgery. Int J Oral Maxillofac Implants. **2010** May – Jun; 25(3): 491 – 498.

Wismeijer D, Mans R, van Genuchten M, Reijers HA. Patients' preferences when comparing analogue implant impressions using a polyether impression material versus digital impressions (intraoral scan) of dental implants. Clin Oral Implants Res. **2014** Oct; 25(10): 1113 – 1118. doi: 10.1111/clr.12234. Epub 2013 Aug 14.

Wong KV, Hernandez A. A review of additive manufacturing. International Scholarly Research Network, Mechanical Engineering. **2012:** Article ID 208760, 10 pages. doi:10.5402/2012/208760.

Zembic A, Bösch A, Jung RE, Hämmerle CH, Sailer I. Five-year results of a randomised controlled clinical trial comparing zirconia and titanium abutments supporting single implant crowns in canine and posterior regions. Clin Oral Implants Res. **2013** Apr; 24(4): 384 – 390. doi: 10.1111/clr.12044. Epub 2012 Oct 2.

Zhang L, Snavely N, Curless B, Seitz SM. Spacetime faces: high resolution capture for modeling and animation. ACM Trans Graph. **2003** Aug; 23(3): 548 – 558.

Zhou LB, Shang HT, He LS, Bo B, Liu GC, Liu YP, Zhao JL. Accurate reconstruction of discontinuous mandible using a reverse engineering/computer-aided design/ rapid prototyping technique: a preliminary clinical study. J Oral Maxillofac Surg. **2010** Sep; 68(9): 2115 – 2121. doi: 10.1016/j.joms.2009.09.033. Epub 2010 Jun 12.

Zitzmann NU, Kovaltschuk I, Lenherr P, Dedem P, Joda T. Dental students' perceptions of digital and conventional impression techniques: a randomized controlled trial. J Dent Educ. **2017** Oct; 81(10): 1227 – 1232. doi: 10.21815/JDE.017.081.